中医良方集

吴康健　　吴宇超　◎　编著

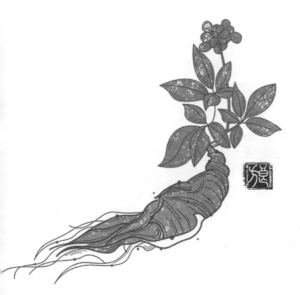

江西科学技术出版社

图书在版编目（CIP）数据

中医良方集 / 吴康健，吴宇超编著. — 南昌：江
西科学技术出版社，2020.1
ISBN 978-7-5390-7211-1

Ⅰ.①中… Ⅱ.①吴… ②吴… Ⅲ.①验方－汇编
Ⅳ.①R289.5

中国版本图书馆CIP数据核字（2020）第023073号

国际互联网（Internet）地址：
http://www.jxkjcbs.com
选题序号：ZK2019454
图书代码：B20016-101

中医良方集

吴康健　吴宇超　编著

出版发行	江西科学技术出版社
社址	南昌市蓼洲街2号附1号
	邮编：330009　电话：(0791)86623491　86639342(传真)
印刷	浙江新华印刷技术有限公司
经销	各地新华书店
开本	889mm×1194mm　1/32
字数	244千字
印张	9.75
版次	2020年1月第1版　2020年1月第1次印刷
书号	ISBN 978-7-5390-7211-1
定价	56.00元

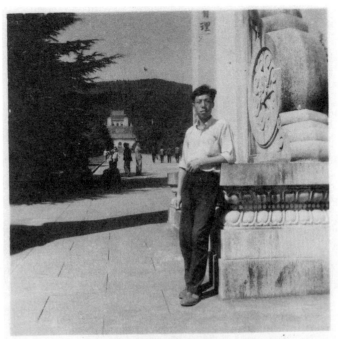

意气风发

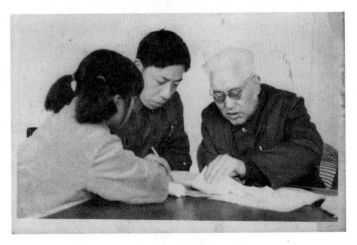

师承马莲湘

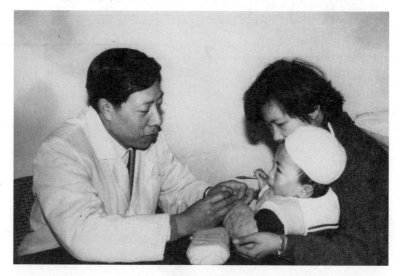

送医下乡

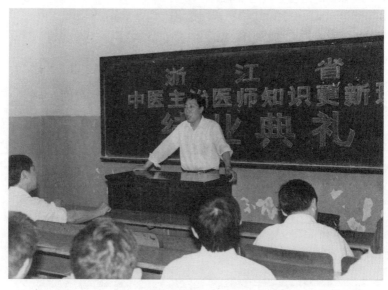

教书育人

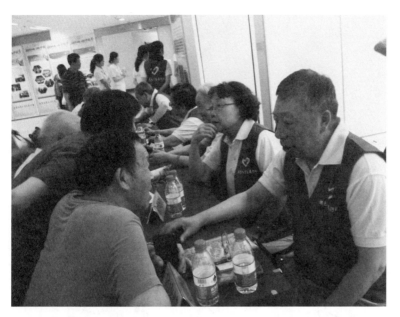

热心公益

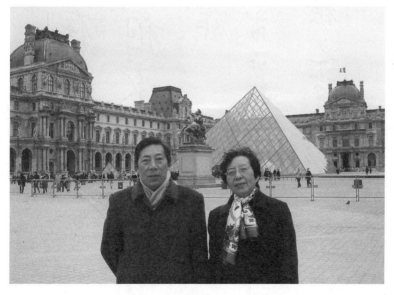

行万里路

中医良方贵在真
橘井薪火志相承

为吴康健教授大作

刘甫而题

王烈 九秩之岁

第三届国医大师、长春中医药大学、儿科专家王烈教授　题词

总　序

　　中医学的发展源远流长,从《黄帝内经》开始,已有2000多年的历史。在悠悠历史长河中,中医药群贤辈出、代代传人。新中国成立后,在中国共产党的领导下,中医药事业蓬勃发展。1959年6月,浙江创办了浙江中医学院,吴康健教授有幸成为第一届毕业生。1995年9月,他又被母校——浙江中医学院聘为客座教授。

　　吴教授是我风雨同舟50年的先生。他勤奋好学、成绩优秀,毕业后,师从中医儿科专家马莲湘恩师,勤勤恳恳、学以致用,26年如一日,不仅继承了马老师在儿科及肾科的中医经验,并且始终秉持马老师一丝不苟、刻苦钻研的学术精神,成为马老师医学医德的传承弟子,即"马氏儿科"传人(见马莲湘老师的长子马嘉汉所撰《湖州中医往事》一书)。吴教授还在中医诊治中探索开展科研工作,在我省率先应用电子计算机模拟马莲湘教授诊治肾炎的软件开发,1980年通过省级鉴定,撰写的论文于1982年获浙江省中医学会优秀论文奖。

　　在教学战线26年中,吴教授可谓"桃李满天下",有的成为中医专家教授,有的成为中医战线上的领导,在北京工作的研究生学生,如今已成为博士生导师,是所在医院的肾病学科带头人。吴教授在门诊、带教学生期间,始终贯彻"以病人为中心、全心全意为病人服务"的宗旨,他一直坚持"处方合理、选药便宜、效果显著"的处方原则,深受病人的称赞与欢迎。

　　吴教授的心中始终怀揣着病人,不论刮风下雨,坚持40年门诊日早上8点前就坐诊;不管多累多饿,他都坚持诊完最后一位病人才休息;即使自己生病在床,他依然硬撑起来为惊厥小儿实施诊治;始终急病人所急、想病人所想,面对哭闹的幼儿,他会使出各种法宝让幼儿安静下来;

1

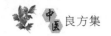

面对沮丧的患者,他会耐心开导、鼓励加油。他常说:"我就是一个普普通通的中医医生,只要病人康复了,就是对我最大的肯定!"

吴教授在从医50多年生涯中,由于中医药学基础扎实,加之自身钻研好学,不断从《伤寒论》《金匮要略》《本草从新》《黄帝内经》等中医名著中吸取精髓,持续跟踪研究儿科内科著名专家的学术经验,通过多年实践逐渐形成独特的治疗理念与开方经验,同时不断拓展研究内容与治疗方向,治疗领域涉足内科、肿瘤科等,取得良好治疗成效。在半个多世纪的从医经历中,吴教授诊断了数万个病例,解决了无数疑难杂症,为病人解除痛苦,重新唤起病人"生"的希望。每当一个疑难病人治疗有进展时,他总会充满喜悦地告诉我,我也深深地被他这种"悬壶济世"的强烈责任感所感动。吴教授从医过程中不仅将中医精髓发扬光大,并积累了丰富的中医儿科内科临床经验,呕心沥血编著《中医良方集》一书,选取了50余年从医经历中的典型病案,为后人留下宝贵的医学财富。

吴教授编著的《中医良方集》分为五篇。第一篇"专病论方",介绍运用中医理论、辨证论治、审证求因、理法方药、治病的方法与经验;第二篇收载"神奇的良方"28篇文章,列举使病人"起死为生、转危为安"的实例;第三篇收载多年来为儿童、成人开具的膏方实例100余例;第四篇收录了部分老前辈应用的单方、验方;第五篇为发表的论文合集。

本书收录的内容详实、疗效显著、经验独到、切合临床,有较强的实践指导价值,相信此书对中医药学术传承将产生积极的推动作用。古人云:"读方三年,便谓天下无病可治,及治病三年,乃知天下无方可用。"熟读本书后,能为年轻中医师架起理论联系实际的桥梁。本书不仅适合青年中医师,也可成为中医传承弟子的良师益友。

陈我菊*

2019年4月于杭州

*陈我菊,主任药师,原浙江省药品检验所副所长。

目 录

第一篇　专病论方 　　　　　　　　　　　　　　**001**

第一章　急性肾炎 …………………………………002

第二章　肾　病 ……………………………………008

第三章　泌尿道感染 ………………………………015

第四章　遗　尿 ……………………………………023

第五章　紫　癜 ……………………………………030

第六章　麻　疹 ……………………………………038

第七章　丹　痧 ……………………………………052

第八章　奶　麻 ……………………………………059

第九章　风　疹 ……………………………………063

第二篇　神奇的良方 　　　　　　　　　　　　　**069**

第一章　神奇的安宫牛黄丸 ………………………070

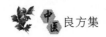

中医 良方集

第二章　十年血尿　一月治愈 …………………074

第三章　草药也能治癌 …………………076

第四章　桂枝汤功能不凡 …………………080

第五章　石苇散治结石名不虚传 …………087

第六章　小青龙汤效如神 …………………093

第七章　异病同治是个宝 …………………096

第八章　十灰散止血有神功 ……………109

第九章　三叉神经痛有克星 ……………123

第十章　中医治疗软瘫 …………………126

第十一章　玉女降蛟龙 …………………128

第十二章　一位老妪获得了新生 …………132

第十三章　克奇制胜瘙痒症 ……………133

第十四章　知柏地黄丸能长寿 …………135

第十五章　天龙止痛胜似哌替啶 …………137

第十六章　滋阴平肝制抽动 ……………139

第十七章　生了痔疮使人愁 ……………142

第十八章　扁桃体大如鸡蛋能缩小 ………145

第十九章　泄泻分寒热,用药要适当 ………147

第二十章　三子养亲汤格外亲 …………150

第二十一章　潮热盗汗湿淋淋 …………152

第二十二章　治疗干燥症的门径 …………154

第二十三章　中医治疗眩晕病有窍门 ……156

第二十四章　治小恙　防大病 …………158

第二十五章　治疗尿毒症创新法 …………160

第二十六章　生了口疮口难开 …………162

第二十七章　中药＋照光治好胃淋巴肉瘤 …164

第二十八章　痫症小发作的治疗 …………167

第二十九章　中医能治胆囊息肉 …………169

第三十章　风疹的中医治疗 ……………171

第三篇　膏方验方集　　　　　　　　　　　　**173**

第一章　哮喘 …………………………………174

第二章　咳嗽 …………………………………177

第三章　气血不足 ……………………………180

第四章　青春痘 ………………………………181

第五章　亚健康 ………………………………182

第六章　肩周炎 ………………………………215

第七章　头晕 …………………………………216

第八章　子宫肌瘤 ……………………………217

第九章　颈椎病 ………………………………218

第十章　腰痛 …………………………………221

第十一章　高血压 ……………………………223

第十二章　白细胞减少症 ……………………225

第十三章　心悸 ………………………………226

第十四章　低血糖 ……………………………227

第十五章　糖尿病 ……………………………228

第十六章　耳鸣 ………………………………229

第十七章　鼻炎 ………………………………230

第十八章　甲减 ………………………………231

第十九章　口腔溃疡 …………………………232

第二十章　坐骨神经痛 ………………………233

第二十一章　泄泻 ……………………………234

第二十二章　前列腺增生 ……………………235

第二十三章　失眠 ……………………………236

第二十四章　甲状腺结节 ……………………237

第二十五章　胆结石 …………………………238

第二十六章　脾肾两亏 ………………………239

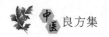

第二十七章　咽喉炎 241

第二十八章　腹泻 242

第四篇　古方验方新传　243

第一章　外用方 244

第二章　内服方 250

第五篇　论文集　265

慢性肾炎辨证施治与免疫关系的探讨 266

电子计算机与继承老中医经验 271

应用电子计算机对肾炎辨证施治的研究 274

紫癜证的辨证施治 277

陈复正的《幼幼集成》 281

谈谈儿科实习中的"难"和"易" 285

小儿血尿的治疗 289

临床话肾病 292

《小儿卫生总微论方》作者之小识 294

肾病论治发微 295

后　记　300

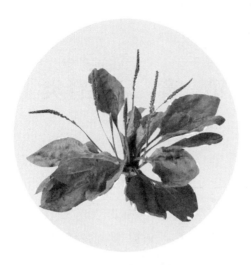

第一篇 / 专病论方

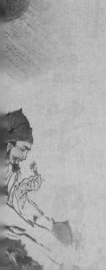

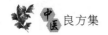

第一章　急性肾炎

概　述

急性肾炎是以浮肿、少尿、血尿、甚则眩晕、头痛等症为主要临床表现的一种疾病。因小儿腠理疏松,卫外不固,肾气不足,易为外邪所侵,伤及脏腑,导致水液不能循经而布,发为本病。本病为小儿时期的常见疾病之一,好发于3～12岁的儿童,四季均可发病。

《灵枢·水胀》:"水始起也,目窠上微肿,如新卧起之状,其颈脉动,时咳,阴股间寒,足胫肿,腹乃大,其水已成矣。"这与急性肾炎水肿先从眼睑开始,继则延及全身,伴有咳嗽等症相类似,所以急性肾炎属于祖国医学中"水肿"或"水气"范畴。后世将此水肿称之为"阳水"。如《证治汇补·水肿》:"阳水外因涉水冒雨或兼风寒暑气。"《类证治裁·肿胀》云:"因湿热浊滞致水肿者为阳水。"急性肾炎多数由于感受风寒暑邪或湿热疮毒而成。

急性肾炎早期多属实热证,后期多属虚寒证。早期多属邪盛正实,以祛邪为主,治疗历代应用发汗、利尿、逐水等法,基本遵循《内经》所谓"开鬼门""洁净府"的方法。所谓"开鬼门"即发汗利水,使邪从表而解;所谓"洁净府"即清利小便,使邪从卜焦而解。但是近年来着重清热解毒,治疗上有较大进展。

病因病理

本病的发生,外因为感受风邪,水湿或疮毒入侵;内因主要是肺、脾、肾三脏功能失常,以致气机失调,水液排泄障碍而发生为水肿。

一、风邪外袭,肺失宣降　肺主一身之气,外合皮毛,风邪外袭,肺失宣降,则不能通调水道,下输膀胱,水液流溢于肌肤、水肿。

二、水湿内停,脾失健运　气候、环境潮湿或涉水冒雨,水湿之气入侵,脾失健运、不能升清降浊,以致水湿溢于肌表、而成水肿。

三、疮毒入侵,内归脏腑　疮毒入侵,湿热壅滞、郁遏肌肤,内归脏腑、肺失通调、脾失转输,肾不能生水,水气横溢,发为水肿。

从上述所看,肾炎水肿的发生与肺、脾、肾三脏关系密切。肺为水上之源,通调水道;脾居中焦,主运化水湿;肾居下焦,主开阖。正如《景岳全书·肿胀》云:"凡水肿等症,乃肺脾肾三脏相干之为病,盖水为至阴,故其本在肾,水化于气,故其标在肺,水惟畏土,故其制在脾。"不过急性肾炎水肿主要病变在肺脾,以肺气不宣为主。

若湿热久蕴,蓄积下焦,热伤血络,则为尿血。此外,湿热化热,热极生风,风火上扰,可见头痛、头晕、眼花、甚至惊厥等邪犯心肝之症。若水气上凌心肺,则见咳嗽、气急、胸闷、心悸、烦躁不安等症。若水毒内闭,则见尿少、甚至尿闭,恶心呕吐、昏迷等症。

辨证论治

一、风邪犯肺　症状　水肿始见眼睑,继及全身,皮肤光亮,小便少或有尿血,或有发热、恶风、咳嗽、全身不舒、舌苔薄白、脉浮。

证候分析

发热恶风、咳嗽——感受风邪、肺失清肃。

眼睑浮肿,继及全身——风邪外袭,肺气不宣,不能通调水道,下

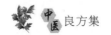

输膀胱,以致水液留于体内,溢于肌肤,发为水肿。

小便短少——水聚肌肤,不走常道,膀胱气化不利。

尿血——湿热蕴于下焦、血络受伤。

舌苔薄白、脉浮——风邪之症。

治法 疏风利水

方药 麻黄连翘赤小豆汤加减:麻黄、连翘、赤小豆、杏仁、茯苓皮,白茅根

方义 方中麻黄发散风寒、宣肺发汗利水;连翘清热解毒;杏仁宣肺化痰利水;赤小豆利水消肿;茯苓皮、白茅根清热利水。

加减 如有表寒者加苏叶、防风疏散风寒;若有咳喘者加桑白皮、葶苈子清肺定喘;若口渴烦躁加石膏以清热,使邪从里而化;若有尿血者加大小蓟;咽红肿者加连翘、黄芩。

二、湿热内侵 症状 尿血、浮肿或浮肿不明显、小便短赤、舌苔黄腻、脉细数。

证候分析

尿血——湿热久蕴、热伤血络所致。

浮肿——湿热内侵、脾失健运、水湿潴留、发为浮肿。

小便短赤——湿热留注膀胱,气化不利。

舌苔黄腻、脉细数——湿热之象。

治法 清热利湿

方药 四苓散加减:猪茯苓、泽泻、车前子、竹叶、白茅根、大小蓟

方义 方中猪茯苓、泽泻、车前子、竹叶、白茅根清热利湿,大小蓟清热止血。

加减 若疮毒所致者加蒲公英、紫花地丁清热解毒;若淋巴结发炎引起者加夏枯草、土贝母清热消炎;或浮肿已无、血尿不清者可选用小蓟饮子加减,生地炭、大小蓟、旱莲草、藕节炭、白茅根、茯苓、泽泻等凉血止血。

三、脾肺气虚 症状 面色少华、倦怠乏力、胃纳不香,舌苔薄

腻、脉细软,尿检有红细胞。

证候分析

面色少华、倦怠乏力——在疾病后期,正气未复、肺脾两虚。

胃纳不香——生化之源虚弱、脾气未旺。

舌苔薄腻,脉细软——脾虚有湿,气血未复。

治法 健脾益气

方药 参苓白术散加减:党参、白术、扁豆、陈皮、山药、茯苓、炒米仁

方义 本方中党参、白术、扁豆、山药健脾益气,茯苓、炒米仁、陈皮健脾开胃化湿。

加减 表虚有汗者加玉屏风散固表止汗,少数舌红少津属阴虚者可选用六味地黄丸养阴补肾。

四、变证 在疾病过程中,少数病情严重者,可发生变证。邪陷心肝,症见头痛头晕、恶心呕吐、甚至惊厥,致使肝阳上亢、肝风内动,治以平肝潜阳。常用药物:龙胆草,珍珠母,牡蛎,姜半夏,羚羊角片。水气上凌心肺,症见呼吸短促、上腹部闷痛、面色灰白、发绀,烦躁不安,舌苔白腻、脉细数无力。此系心阳不振,治拟温阳救逆。常用药物:党参、附子、牡蛎、五味子。水毒内闭:如见尿闭,甚或头晕、恶心、呕吐、昏迷、舌苔腻、脉弦或烽,可用温胆汤合附子泻心汤加减,如制半夏、陈胆星、竹茹、大黄、附子、黄连、干姜等,并配合各种措施,积极抢救。

其他治疗

一、单验方

1. 白茅根60克,鸡内金15克,白术15克,广陈皮3克,生姜皮9克,同时葱熨脐部,治愈小儿重症水肿。(摘自《上海中医药杂志》,

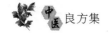

1964(3):17)

2. 每日用半边莲50克,煎三次分服,治疗小儿急慢性肾炎有一定疗效,服药后三天水肿及血尿症状完全消失。

3. 旱莲草、白茅根、苍耳草各10克治疗急性肾炎有效。

预防与护理

1. 积极预防和治疗各种感染,预防感冒。

2. 发病早期应卧床休息,待血压恢复正常,其他症状消退,或基本消失,可下床活动。

3. 水肿期应限制食盐及水摄入,对早期尿少的病儿,应予无盐饮食,至其小便增多,水肿消退,可给低盐饮食,以后逐渐增加。

文献选录

《小儿卫生总微论方·肿病论》:"小儿肿病有二。一者气肿,因脾胃虚而气攻腹。腹胀误行转药下之,致虚气上附于肺,行入四肢面目而作肿也。疳气亦然。二者水肿,因上焦烦渴,饮水无度,脾胃虚而不能约制其水,肾反乘脾,土随水行,上附于肺,肺主皮毛,脾主四肢,故水流走于四肢皮肤而作肿也;甚则肾水浸浮于肺,则生大喘,为难治也。"

《幼幼集成·肿满证治》:"治肿当分上下。《经》曰:面肿者风,足肿者湿。凡肿自上而起者,皆因于风,其治在肺,宜发散之,参苏饮合五皮饮。"又云:"肿自下而起者,因于肾虚水冷。或因于脾气受湿,宜渗利之。"故仲景云:"治湿不利小便,非其治也,宜五苓散加防己、槟榔。""一身尽肿者,或胎禀不足,卒冒风寒。或因疟痢脾虚,皆能作肿。轻者胃苓丸,重者加味胃苓丸。"凡小儿之肿在表,头痛身热,此风寒在表,宜微汗之,五苓散少加麻黄、葛根、苏叶、杏仁以发之。若无身热,五苓散加肉桂。膀胱气化,小便利而肿消矣。

结 语

急性肾炎发病的原因以风、湿、热居多。若风邪犯肺,症见面目先肿,继则波及全身,肿前有表证。表证分风寒、风热之不同。风寒所致的证风发热畏寒咳嗽,舌苔薄白,脉浮,小便不利,可用麻黄连翘赤小豆汤加减,也可用越婢汤。我们认为,用越婢汤时一定要有表实证,发热轻,恶寒重,骨节酸痛,使阳气外达,调整三焦气化功能以消水肿。如果来势缓者,表证不足者也不宜用。表虚证汗出恶风而水肿不退者,可选用防己黄芪汤;阳虚脉迟者,即应发表也当慎用,以越婢加术汤为妥。所以麻黄连翘赤小豆汤、越婢汤、越婢加术汤、防己黄芪汤,四方之中,各有异同。若由风热所致,症见发热、咽红、乳蛾红肿、口渴、舌苔薄黄,脉浮数,大便秘、小便短少,治宜清热化湿,方用四苓散加银花、连翘、黄芩、玄参等清热解毒之品。临床上每有浮肿已退,表证也解,唯血尿不愈,如果形体壮实的话,可用清热凉血方、选用小蓟饮子加减。形体虚弱的话,以健脾摄血为主。如有变证当以对症治疗为主。

此外饮食调理也十分重要,早期浮肿尿少时除忌盐外,荤腥亦应限制,饮水量亦应限制。长期忌盐亦非所宜。一般浮肿消失,尿量正常,血压平稳,可逐步增加食盐,以至恢复到常人一般饮食。

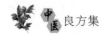

第二章 肾 病

概 述

肾病综合征,简称肾病,其临床特点是全身浮肿,大量蛋白尿,低蛋白血症,高胆固醇为主要表现,同时伴有身不热,口不渴,形寒身乏,皮肤苍黄,头发稀疏不泽,呈现正虚邪实,阴盛阳虚的症候,故属于祖国医学中"阴水"范畴。正如《类证治裁·肿胀》:"因肺脾肾虚致水溢者为阴水。"《诸病源候论·水通身肿候》进一步指出"水病者,由肾脾俱虚故也。肾虚不能宣通水气,脾虚又不能制水,故水气盈溢,渗液皮肤,流通四肢,所以通身肿也"。说明该病全身水肿明显,病程较长,后世谓"阴水"。由于脾肾二脏俱虚所致,治疗应健脾补肾为正法。

肾病是儿科中常见病,发病仅次于急性肾炎。浮肿经治疗可以消退,但往往要复发。预后较急性肾炎为差。

病因病理

禀赋不足,肾脾素亏,或久病体虚,是本病发生的内在原因。所以肾病总由脾肾亏损,内脏功能失调,气化失司,三焦壅滞,水道不通,泛溢成肿。正如《景岳全书》"水肿证以精血皆化为水多属虚败。"具体可分以下三个方面。

一、脾虚水肿 脾主运化,脾虚则健运失职,脾阳虚不能为胃运其津液,聚而成湿,积而成水,溢于四肢身躯,发为水肿。

二、**肾虚水泛** 小儿稚阴稚阳之体,脏腑娇嫩,形体未充,由于小儿肾气不足。肾阳虚则水无所主,阴气弥漫,水湿泛溢,故生水肿。

三、**肝肾阴虚** 部分脾肾阳虚患者,又出现肝肾阴虚症状,如潮热、面红、头晕、舌红,这是阳损及阴,导致肝肾阴虚,肾水不能养肝,以致肝肾俱病。

此外,脾肾功能由虚入损,使肾分清泌浊的功能严重丧失,脾的运化功能衰败,导致人之气血日渐耗损,最后形成阴阳二虚亏损之证。正气虚衰每易外邪侵袭,水肿加重,同时出现肺经症状者,本着急者治其标的原则,首先祛邪宣肺,通利水道。

辨证论治

水肿证以精血皆化为水,多属虚败,治以温补脾肾为正法,故在临床上以调理脾肾为主。但有时卒冒风寒或湿困中焦,虚中挟实,不可一味使用参芪之辈。肿胀之病,多为标实本虚,泻之不可,补之无功,最为危候。

一、**脾虚水肿** 症状 面色萎黄,下肢浮肿较甚,按之凹陷,纳少腹胀,四肢不温,大便稀,小便少,舌苔白腻,脉濡缓。

证候分析

水肿——脾虚失运,不能运化水湿,水溢为肿。

面色萎黄——脾虚不能散布精微和无以资生气血。

四肢不温——脾阳虚,阳气不达四肢。

腹胀——脾虚水湿之气停滞中焦,气滞不行。

纳少,大便稀,小便少,舌苔白腻,脉濡缓——均为脾虚有湿之象。

治法 健脾利湿

方药 参苓白术散合五皮饮:党参、白术、猪苓、茯苓皮、泽泻、陈皮、大腹皮、砂仁、生姜皮

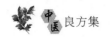

方义 参术苓山药健脾益气,猪苓泽泻化湿利水,五皮饮主要利水消肿,二方合用达到健脾利湿的作用。

加减 若四肢发凉,加桂枝,温阳健脾,行气利水。若湿郁化热,定见口腻口苦,心烦失眠,脘闷食欲不振,口干而饮水不多,尿少色深,大便不畅,舌苔白腻,脉滑数者,宜清热利湿,四苓散加减。若水肿严重,而体质尚壮实者,可考虑短期逐水法,选用清代钱镜湖的《辨证奇闻》中决水汤,即车前子100克,茯苓100克,王不留行25克,肉桂1克,赤小豆9克,水煎服。钱氏指出,一剂小便如注不绝;二剂而肿胀尽消矣,至脐凸,手掌无纹,用此方可救也。惟是服此方,必禁盐一月,倘不能禁,则又胀矣。

二、肾虚水肿 症状 面色㿠白,全身浮肿,按之如泥,小便短少,舌胖淡,苔薄白,脉沉细。

证候分析

水肿——命门火衰,不能温化输布水液,水无所主而泛溢肌肤,则浮肿益甚,按之如泥。

腹大脐凸,阴囊肿大——三焦水道阻塞,水湿盈溢,通身浮肿。

面色㿠白——脾肾俱虚,气血亏损,精血匮竭。

肢冷畏寒——阳虚火衰,不能温煦逆体。

小便短少——肾阳虚衰,膀胱不能气化津液。

舌胖淡,苔薄白,脉沉细——阳虚有水之象。

治法 温阳利水

方药 济生肾气丸加减:干地黄、萸肉、山药、泽泻、茯苓、肉桂、制附片、车前子、牛膝。

方义 本方是肾气丸加车前子、牛膝而成。肾气丸是温补肾阳的方剂,达得"益火之源,以消荫翳"的目的,凡是虚劳腰痛、脚气、消渴、阳痿以及老人喘咳确属肾阳不足的,都可应用本方。肾虚腰重脚肿,小便不利者,本方更宜之。

小便不利者加椒目;呕吐重者可用炮姜,温中降逆;若腹泻大便不化加补骨脂、肉豆蔻,补肾固涩;头晕气短可加红参、鹿角胶,温补气血。

三、肝肾阴虚 症状 面色潮红,舌红少苔,眩晕,心烦不安,手足心热,脉弦数。

证候分析

面色潮红,手足心热,心烦不安,舌红脉弦数——阴虚不能制阳,虚火内动。

眩晕头昏——肾阴不足,脑髓空虚,机体失于濡养。

治法 滋阴降火

方药 知柏地黄丸加减。

方义 知柏地黄丸是地黄丸加知母、黄檗。地黄丸是壮水之主,以制阳光,是补肾水亏损。知柏地黄丸滋阴降火,适宜于阴虚火旺之候,本证极为相宜。

其他治疗

一、单验方

1. 玉米须、车前草、连钱草、益母草、白茅根、鹿衔草、徐长卿,以上任选两种煎服,也可以与中药配合一起用,常用量50克到200克。

2. 明党参、大蓟根、米仁根、鸭跖草各50克,煎服。此方对减少尿蛋白有一定作用。

3. 乌鱼一条,赤豆一斤,煮熟后食用,不加食盐。(摘自《中医儿科学》四版教材)

4. 猫须草干草30克,水煎代茶饮,治疗肾病有效。(摘自广西中医药,1980(2):48)

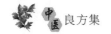

预防与护理

1. 注意保护患儿,要寒暖合适,避免受寒,防止感冒,对业已发生的感染,应积极治疗。注意饮食有节,以免损伤脾胃。

2. 患儿浮肿时,应卧床休息,限制体力活动,饮食应含足够的蛋白质,肿剧时钠盐应予以限制。

文献选录

《幼科发挥·脾所生病》:经云。诸湿肿满。皆属脾土。

肿病

肿有二。经云。面肿曰风。足肿曰水。凡肿自上起者。皆因于风。治在肺。宜发散之。所谓开鬼门者是也。鬼门。汗孔也。参苏饮合五皮饮主之。

肿自下起者。因于肾虚。宜渗利之。所谓洁净府。是利其小便也。故仲景云。治湿不利小便,非其治也。宜五苓散加槟榔主之。

有一身尽肿者。宜胃苓五皮汤主之。经郁则折之。谓上下分消。以去其湿。发汗利小便。此方是小儿者。胃苓丸煎五皮汤送下。

胃苓丸　此家传十三方也。

苍术(泔浸)、厚朴、陈皮、猪苓、泽泻、白术、茯苓各一两;甘草、官桂、草果仁各三钱。右为末。水面丸麻子大。米饮下,此小儿常用之药。随病换引。

先翁治小儿肿。只用胃苓丸正方,顺收长流水。辰灯芯煎汤送下。每日午时。用五加皮煎汤。抱儿于房内无风处浴之。浴罢上床,令睡一觉。以薄被盖之。得微汗佳。如是肿消而止。未有不效者。

五皮汤

桑白皮、陈皮、生姜皮、茯苓皮、大腹皮,水煎。

经纪万邦瑞女。二十七岁。病肿甚异。寅后午前,上半身肿。

午后丑前。下半身肿。上下尽消。〔小便难。诸医不能治。请予治之。予曰。经云身半已上。天之阳也。宜发其汗。使清阳出上窍也。身半已下。地之阴也。宜利小便。使浊阴出下窍也。正上下分消。以去其〕湿之法。唯半夜阴户肿。不得小便。此又当从肝经求之。盖厥阴肝经之脉。丑时起于足上。环阴器。又肝病者。则大小便难。用胃苓五皮汤。发汗利小便也。内有茯苓。所以伐肾肝之邪。木得精而枯。又以辛散其肝经之水。以温肾之真寒也。连服十一剂，而肿尽消去矣。

子奉先翁之教。凡肿微者。只用胃苓丸本方治之。如面肿甚者。胃苓丸本方内。加紫苏叶二钱。苦葶苈一钱隔纸炒。以去肺经之风。足肿甚者。本方内加汉防己二钱。牵牛炒取头末一钱。共为丸。灯芯煎汤下。吾有一二门人。不守先训。专用葶苈牵牛为治肿之药。随消随肿。杀儿甚多。累吾之德。虽禁之不能阻也。

湖广右布政使孙。隆庆丁卯。入场监试。为书经礼记总裁。有小姐病。留全司中调理。小姐误食菱角伤脾。面肿而喘。夫人忧之。命余进药。余立一方。用钱氏异功散。加藿香叶以去脾经之湿。紫苏叶以去肺经之风。一剂而安。场罢后公出。见其方。谓全曰。此方甚好。取笔札令舍人孙环书记之。

《证治准绳》："饮食之忌，惟盐酱鲊，湿面皆味咸，能溢水者并其他生冷毒物亦宜戒之，重则半载，轻者二月，须脾胃平复，肿消气实，然后予饮食中施以烧盐稍投，则其疾自不再作。"

《幼幼集成·肿满证治》："凡小儿患肿，切须忌盐，盐助水邪，服之愈甚，必待肿消之后，以盐煅之，少少用之。"

结　语

本病初起水肿可持续数周至数月，能自行消退，又能自行复发，每发一次，水肿加重一次，反复发作，最后水肿甚剧导致腹大如箕，脐凸如瘤，足肿如槌，胞肿成缝，囊肿如球，全身呈凹凸陷性水肿，所以

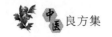

又称泥肿。

本病的主要征候为全身浮肿，由于水液运行失常，水湿停留在肌肤内脏所致。其致病原因，主要由于脾肾二脏的亏损。在正常情况下脾主运化，可将饮食的精微输布全身，而在脾虚的情况下，谷反为湿，水反为滞，水湿内溢肌肤，发为浮肿。而肾主一身之气，司开合，主气化，当肾阳虚衰时，不但影响脾的运化水湿功能，而且由于本身不能温化水湿，失去了分清泌浊的功能，表现为小便中有大量蛋白质外流，肾摄纳之功也失去了，精微外流，相反水湿潴留于体内的为水肿。虽然脾肾二脏功能失调，是引起本病发生的主要原因，但二者之间又有主次之分，总的来说以肾为关键，脾居第二，尤其到疾病的后期，温补肾阳较之健脾益气更重要，所以古人之健脾不如温肾。在水肿十分严重时健脾利水已无济于事了，必须温阳化气，方能消肿。

本病不但肌肤浮肿，在胸腹均有水液，表现为咳嗽气急，腹大腹胀，脐凸脐疝，腹痛呕吐，胃纳不振，水肿日久，引起营养不良，全身皮肤呈蜡样发白，头发稀疏而干燥。水肿消退后，形体消瘦。

由于小儿脏腑娇嫩，形气未充，无论在物质基础和生理功能上均未臻完善，因此在用药时注意分寸，特别是峻攻峻下之剂在疾病初期可获水肿消退一时之快，但对小儿更易导致脾阳大伤，正气愈衰，水肿复起更为严重，虽一时一效，决非善策，只有补脾肾之阳，扶正固本，参以渗利，不急不躁，方可收效。

这类患者服用激素甚为普遍，往往见有面潮红，舌红脉滑数，胃口大增，以舌、脉、证等方面来看，是助阳太过，而致阴伤，因此治疗要养阴清热，投用知柏地黄丸可收效。

第三章 泌尿道感染

概　述

　　泌尿道感染,又称尿路感染,是肾、肾盂、输尿管、膀胱、尿道(以上总称尿路)受细菌感染而引起的炎症病变。临床以尿频(小便次数增多)、尿急(小便来势快又不能忍耐)、尿痛、排尿困难或伴有发热恶寒为主要临床表现。但是婴幼儿,局部症状不明显,往往以突然高热、呕吐、腹泻、抽筋为主要症状,所以在临诊时要仔细审辨,以免延误病情。

　　本病的致病菌主要是大肠杆菌,它可以直接或间接侵犯尿路,导致发病。本病是小儿时期的常见病,婴幼儿发病率较高,女孩可多于男孩。临床有急性尿路感染和慢性尿路感染之分。急性期较易治疗,病程超过六个月者为慢性,病情迁延,容易反复。

　　根据本病的临床表现,尿路感染属于祖国医学中"淋证"范畴。正如《景岳全书·淋浊》:"淋之为病,小便痛涩滴沥,欲去不去,欲止不止者是也。"非常形象地描述了尿路感染的临床表现。然而淋证有五,即热淋、血淋、石淋、气淋、寒淋。所谓热淋,是因湿热聚于下焦,膀胱气化不利所致;所谓血淋,多因热结下焦,灼伤脉络,血渗脉外所致;所谓石淋,肾为热所乘,热熬津液,水结聚为砂石;所谓寒淋,因邪客于下焦,寒凝气滞所致;所谓气淋,肝失疏泄,气滞不畅所致。小儿虽有五淋,但以热淋居多。正如《景岳全书·淋浊》:"淋之初病,无不由乎热剧,无容辨矣。"又如《丹溪心法·淋四十三》云:"淋病有五,皆属乎热。",所以本病急性期属实证、热证,慢性期属虚中挟实,虚是肾

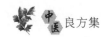

虚,实是膀胱有热。正如《诸病源候论·淋病诸候》云:"诸淋者由肾虚而膀胱热故也。""肾虚则小便频数,膀胱热则水下涩,数而且涩则淋沥不宣,故谓之淋。"故在治疗上急性期应以清热化湿为主,慢性期应以补肾健脾渗湿为宜。

病因病理

本病的发生是由于感染湿热之邪。湿热之邪可由膀胱本身湿热蕴结所致,也可从其他脏腑下注而来。其病理主要是湿热蕴结下焦,膀胱气化失司所致。《素问·灵兰秘典论》:"膀胱者,州都之官,津液藏焉,气化则能出矣。"今湿热蕴结膀胱,则膀胱气化不行,即可见小便不利,若膀胱失其约束,又可见尿频尿急。肾与膀胱一脏一腑,互为表里。肾虚外邪乘虚而入。致尿道不利,易成湿热蕴结膀胱,引起膀胱病变。若膀胱蓄热,亦必然熏蒸于肾,引起脏腑之病。具体来说,可分如下三方面。

一、膀胱湿热 天气炎热之时,久坐湿热之地,或小儿嬉戏,常穿开裆裤,不洁之物污染下焦,侵犯膀胱,致使膀胱气化失司,从而导致尿频、尿急、尿痛的发生。

二、脾胃积热 由于小儿饮食不能自节,寒温不能自调,护理稍有不周,容易致伤脾胃,导致脾胃积滞,积而化热,湿热之邪蕴结中焦,下注膀胱。

三、肝胆郁热 湿热之邪,可由脏至腑,亦可由腑至脏,因此,肝胆郁热不能疏泄,而热移膀胱。

辨证论治

疾病初起,邪正相搏,表现为发热,恶寒,尿频尿急尿痛,排尿困难;而慢性期,疾病迁延,时发时愈。婴幼儿虽无局部症状,但全身症状明显,往往突然高热寒颤,烦躁不安,可伴有恶心呕吐等症状。

一、急性期

（一）膀胱湿热

症状　尿频尿急尿痛,排尿困难,小便短赤,少腹胀痛,婴幼儿尿时哭闹不安,舌苔黄腻,脉细数。

证候分析

尿频尿急尿痛,排尿困难,小便短赤——膀胱湿热蕴结,气化不利。

少腹胀痛——气机阻滞、不通则痛。

婴幼儿尿时哭闹——尿时疼痛所致。

舌苔黄腻,脉细数——湿热内盛之象。

治法　清热化湿

方药　八正散加减:瞿麦、萹蓄、木通、焦栀、车前子、滑石(包)、淡竹叶、生大黄。

方义　本方为清湿热通水道之方,用瞿麦、萹蓄二味为君,二药为利小便逐水湿之峻药。用生大黄、栀子为臣,二药皆苦寒之品,栀子能祛三焦之热,生大黄有泄热之功,佐以车前子、滑石二味,加强渗湿泄热,而以甘草、木通为使,常热利尿,泻三焦之火,而主治茎中痛。

加减　若见血淋者,生大黄更不能少,因为大黄能入血分,能清血分之热;若阴虚潮热者去生大黄,加生地、赤芍、丹皮、天冬,养阴清热;若内热甚者,黄檗、知母亦可加入,清其内热。

（二）脾胃积热

症状　持续高热,汗出热不退,口渴欲饮,尿频尿急尿痛,口臭便秘,小便短赤,舌苔黄腻,脉数。

证候分析

高热,汗出热不退——阳明热甚,迫液外泄。

口渴欲饮——阳明热伤津液,引水自救。

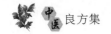

尿频尿急尿痛——脾胃湿热,下注膀胱,膀胱气化失司,水道不利。

口臭便秘——食滞不化,脾胃积热。

舌苔黄腻、脉数——脾胃积热之象。

治法 清热通腑 利尿通淋

方药 导赤散加减:生地、黄连、黄檗、大黄、木通、甘草梢。

方义 本方由导赤散、调胃承气汤相合加减而成。黄连、黄檗、生地、木通泻小肠积热,大黄泻阳明腑实,邪去诸症可愈。

加减 口渴热甚汗出者加石羔、知母,以清阳明胃热;口臭纳呆加保和丸消食化滞。

(三)肝胆郁热

症状 发热恶寒,口苦纳呆,小便频急短赤,尿时疼痛,烦躁不安,舌苔黄腻,脉细数或指纹紫。

证候分析

发热恶寒,口苦纳呆——邪热郁于肝胆,肝胆不能疏泄。

烦躁不安——热忧心神。

小便频急短赤疼痛——肝胆郁热下注膀胱,膀胱气化不利。

舌苔黄腻,脉细数或指纹紫——肝胆郁热之象。

治法 清利肝胆 泻火解毒

方药 龙胆泻肝汤加减:龙胆草、山栀、黄芩、柴胡、生地、泽泻、甘草梢、车前草。

方义 本方是清泻肝胆湿热的方剂,凡淋病初起,小便频急短赤疼痛,本方有效。龙胆草泻肝胆实火,以柴胡为肝使,以甘草缓肝急,佐以黄芩、山栀、车前草、泽泻之品,以利湿热。本方大苦大寒,中病即止。龙胆草用量宜轻,约1～2克。

加减 呕吐者加竹茹;高热烦躁者加牛黄清心丸。

二、慢性期

每逢体虚或感冒之后,又出现小便频急,腰酸乏力,病情反复,迁延日久。

(一) 肾虚而膀胱有热

症状　腰酸腰痛,倦怠乏力,小便不畅有时尿频尿急尿痛,舌苔薄腻,脉濡数。

证候分析

腰酸腰痛——肾虚。

倦怠乏力——久病体虚,气血不足。

小便不畅或尿频尿急尿痛——膀胱湿热未清。

舌苔薄腻,脉濡数——下湿湿热未清。

治法　补肾化湿

方药　六味地黄丸合导赤散化裁。生地、山药、泽泻、丹皮、萸肉、茯苓、车前草、萹蓄、竹叶、黄连

方义　六味地黄丸以滋补肾阴为主,加上导赤散清膀胱湿热,虚中挟实,补中兼清。

加减　有腰酸者加川断、桑寄生、杜仲等补肾强腰。小便混浊加忍冬藤、淡竹叶,清热化湿。

(二) 肾阴不足

症状　低热盗汗,咽干唇燥,面潮红,小便不畅,舌质红,脉细数。

证候分析

低热,面潮红——肾阴不足,虚火上炎。

盗汗——气阴两虚,气虚不能欲阴,阴虚生内热,迫液外泄。

咽干唇燥——阴虚津液不能上承。

小便不畅——余邪未清。

舌质红,脉细数——阴虚内热所致。

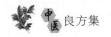

治法 滋阴清热,佐清湿热

方药 知柏地黄丸加减知母、黄檗、生地、泽泻、茯苓、甘草梢、石苇。

方义 本方为六味地黄丸加知母、黄檗而成,适用于阴虚火旺,热烦盗汗。黄檗为肾经要药,生用降火,盐制下行,黄檗与知母,退热除蒸。本方扶正为主,佐以驱邪。

加减 乏力者加党参、麦冬、五味子益气养心,若有腰酸痛者加川断、桑寄生益肾强腰。

其他治疗

一、单验方

1. 土茯苓30克,生甘草9克,煎汤服。
2. 车前草30克,蒲公英30克,忍冬藤30克,煎服
3. 碧玉散30克(包)煎服或开水冲,作茶饮。

二、针灸治疗

1. 取穴:肾俞、三阴交、耳上肾上腺区,每日一次。
2. 取穴:中极、关元、三阴交、膀胱俞等强刺激。

预防与护理

婴儿护理很重要,每次大便后清洗臀部,注意不要污染前阴,尿布要经常清洗,并用开水烫洗,小儿用的手巾及盆应与大人分开,不可用洗脚后的水洗臀部,尽早不穿开裆裤。一旦感染,要彻底治疗,防止复发。早期注意休息,饮食宜清淡,多饮开水。注意保暖,防止复发。

文献选录

《医宗金鉴·淋证门》

诸淋皆缘寒热湿,下移膀胱溲无时,水道涩滞常作痛,寒热石血随证医。

冷气入胞成寒淋,小便闭塞胀难禁,淋漓不断腹隐痛,五苓倍桂小茴神。

膀胱蓄热淋证成,十味导赤有奇功,小腹胀满大便结,急服八正莫少停。

湿热蓄久石淋成,溲如沙石茎中疼,轻者须用葵子散,重者八正可相从。

血淋心热伤血分,尿血同出茎中疼,清利须用小蓟饮,茎中痛甚五淋从。

结　语

引起本病原因是湿热。湿热是什么?在这里湿热就是各种细菌(其中以大肠杆菌居多)感染之后出现的临床症状,祖国医学据此来辨别寒热虚实。由于护理不周,往往污染而发病。而污染途径大致有三:

1. 上行性感染:细菌感染从尿道和膀胱进入,有时逆流上行,侵入输尿管、肾盂及肾脏,尤其多见于婴幼儿。

2. 血行性感染:上下呼吸道、胃肠道,皮肤感染都有可能成为原发病灶,细菌可随血液进入肾脏。这种病人虽属少见,但病情严重。

3. 淋巴道感染:肠道与肾脏有淋巴管相通,尤其在阑尾与右肾之间有淋巴管通过肾周围的脂肪组织中,故右肾感染机会较多。

尿路感染中最常见的疾病有肾盂肾炎和膀胱炎等。急性肾盂肾

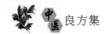

炎,由于年龄不同症状也不同。例如新生儿期几乎难于发现泌尿道症状,可无体温升高,以吐泻、惊厥、黄疸等为主要症状。婴幼儿期,泌尿系统局部症状不明显,而往往以突然高热开始,体温升到40℃,持续1～2天,伴有腹泻,甚至惊厥。到了儿童时期便会出现典型的尿路感染症状。急性膀胱炎可见尿频、尿急、尿痛、血尿、发热等症。婴幼儿表现为排尿时哭吵。

泌尿道感染是现代医学的病名,它属于祖国医学中淋证范畴,而淋证又有五种(见文献选录)。所以学习时,首先要把中医知识弄清楚,再从现代医学角度来考虑,把纵向联系和横向联系搞清楚,才能达到融会贯通,学有成效。

第四章　遗　尿

概　述

　　遗尿是指三周岁以上的小儿睡眠中经常自遗于床，醒后方觉得一种疾病。遗尿又名尿床或遗溺。

　　三周岁以下的婴幼儿，由于脏腑娇嫩，形气未充，经脉未盛，神志怯弱，肾气不足，排尿的正常习惯尚未养成。这个时期的遗尿属于正常生理情况，不属病态。学龄儿童也因白天嬉戏过度，偶然有遗尿，也不属病态。三周岁以后，不能自主排尿，睡时经常遗尿，且反复发作，轻者一夜一次，重者可一夜数次，则为病态。

　　遗尿，多自幼得病，但也有在病后得之。遗尿可为一时性，也有持续数月不愈者，极少数遗尿者延续到成年。遗尿长期不愈，严重影响小儿的身体健康，容易产生自卑感，且对小儿的智力、体格发育均有影响。所以遗尿虽不属大病，也必须及时治疗。

病因病理

　　遗尿的原因是多方面的。例如受惊、疲劳，骤变环境，有寄生虫，父母照顾不周，卫生习惯不良，体弱多病，每易遗尿。所以治疗遗尿之前，首先要找出原因，做到有的放矢，才能收到效果。

　　一、肾气不足，膀胱虚冷　肾为先天、主水，下通于阴，职司二便。肾与膀胱互为表里，若肾气不足，膀胱虚冷，膀胱气化功能失调、

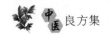

闭藏失司,不能制约水道而遗尿。正如《灵枢·九针篇》云:"膀胱不约为遗尿",《诸病源候总论·遗尿候》亦云:"遗尿者,此由膀胱虚冷,不能约于水,故也。"所以肾气不足,膀胱虚冷是遗尿的重要原因。

　　二、肺脾气虚,膀胱失约　肺主一身之气,有通调水道,下输膀胱的作用。脾主运化,饮入于胃,经过脾的运化,上归于肺,通调水道,下输膀胱,从而保持正常的排尿生理。当久失养,导致肺脾气虚时,肺气虚弱,治节不行,脾气虚弱,气虚下陷,无权约束水道,则成遗尿。正如《金匮翼·小便不禁》云:"有肺脾气虚,不能约束水道而病不禁者,金匮所谓上虚不能制下者也。"这种情况多数是病后形成的遗尿。

　　三、肝经郁热,失于疏泄　肝喜条达,主疏泄。若肝经郁热,郁而不化或湿热下注,移热于膀胱而致遗尿。

　　四、习惯性遗尿　这是由于父母照顾不周,幼小时任其自遗,没有养成按时排尿的习惯,日久形成遗尿。

辨证论治

　　首先应尽可能找出病因,详细询问病史,做必要的体格检查,从中找出致病的原因,以便对症下药。

　　其次要区别病理性遗尿和习惯性遗尿。所谓习惯性遗尿,是由于父母照顾不周所致,虽有遗尿,但形体壮实,面色红润、精神活泼、舌脉正常,二便亦调。所谓病理性遗尿,虽有轻重之分,但伴有不同程度的贫血,面色不华,形体消瘦、精神萎顿,形寒肢冷,食欲不振,小便清长,大便溏薄,舌质淡红,脉细无力,只要稍加辨别,即可区分。

　　一、肾气不足,膀胱虚冷　症状　面色㿠白、形体消瘦,每晚睡中遗尿、神疲乏力、智力发育迟缓,甚至形寒身冷,小便清长,舌质淡红,脉细无力。

　　证候分析

　　睡中遗尿——肾气虚弱,膀胱虚冷,不能制约。

面色苍白,神疲乏力,形寒身冷,小便清长——肾阳虚,阳气不能充身,不能温阳化水。

智力发育迟缓——肾虚则髓海不足,脑失所养。

舌质淡红,脉细无力——也是肾虚所致。

治法 温肾固摄

方药 缩泉丸加味:益智仁、乌药、怀山药、菟丝子、苁蓉、补骨脂。

方义 本方温肾固摄,益智仁辛温气香,益脾胃而和中,温肾阳而暖下,故能治遗尿。乌药温化膀胱,山药健脾益气。

加减 加菟丝子、苁蓉、补骨脂温补肾阳,以暖肾与膀胱,肾与膀胱得温而寒自去,膀胱得暖而气化,故能治遗尿。

二、脾肺气虚 **症状** 面色苍黄,少气懒言,每晚遗尿,食欲不振,大便溏薄,常有自汗,舌质淡红,脉缓。

证候分析

睡中遗尿——脾肺气虚、气虚下陷、制约无权。

面色苍黄,少气懒言,舌质淡红,脉缓——脾胃为后天之本,生化之源,脾胃虚弱,导致肺气亦虚。脾肺气虚,则生化之源不济,气血皆不足所致。

食欲不振,大便溏薄——脾主运化,脾虚则运化失司,生化之源不旺。

常有自汗——肺虚不能固表。

治法 益气固摄

方药 补中益气汤加减:党参、黄芪、白术、当归、升麻、山药、益智仁、五味子。

方义 本方补中益气,肺脾双补。方中党参、白术、山药、升麻升阳益气,当归合黄芪,调补气血。

加减 加益智仁,固摄小便;加五味子,收敛肺气。若熟睡太深,不易叫醒者,加菖蒲,清心醒神。大便稍薄者,加炮姜,温脾助运。

三、肝经湿热 **症状** 遗尿,其尿腥臊,小便短赤,性情急躁,或

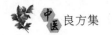

夜间梦语龅齿,唇红苔黄,脉细数有力。

证候分析

遗尿——肝经湿热,移注膀胱,膀胱不约。

尿腥臊,尿短赤——湿热蕴结膀胱,热灼津液。

性情急躁——肝经郁热化火,肝火偏亢。

梦语龅齿——肝火内扰心神。

唇红苔黄,脉细数有力——表明内热较重。

治法　清热泻肝

方药　龙胆泻肝汤加减:龙胆草、黄芩、山栀、木通、泽泻、车前子、生地、当归、柴胡、生甘草。

方义　本方主要治肝胆湿热,若非湿热则不能投用,否则害人不浅。龙胆草、栀子、黄芩,泻肝胆实火,其中龙胆草苦寒甚剧,用时剂量宜轻。木通、泽泻、车前子清利湿热,柴胡调达肝气,甘草调和诸药。

加减　加生地养阴润燥,久病不愈,身体消瘦,虽有湿热内蕴,见舌质红,表明阴已伤,改用知柏地黄丸,以滋阴降火。

此外,习惯性遗尿,主要纠正不良卫生习惯,加强教育。

其他治疗

一、单验方

1. 麻黄3克、白芍9克、煅龙骨15克、煅牡蛎12克、桑螵蛸12克、五味子1.5克、枳壳9克,一日一剂。

2. 甘麦大枣汤加桑螵蛸、益智仁、菟丝子,治疗两个月。

3. 桑螵蛸30克、覆盆子30克、五味子1.5克、煅龙牡各15克、巴戟9克。

4. 夜尿散用补骨脂、五味子、桑螵蛸、菟丝子各15克,益智仁12克,覆盆子30克。

二、针　灸

1. 刺夜尿点(在掌面小指第二关节横纹中点处)、百会、关元、中枢、三阴交,针后加灸,或配关元、中枢,针后以针点为中心加拔火罐。

2. 新穴"尿控",穴位:手掌面,小指第一节横纹中点处。刺法:以0.5～1寸毫针,直刺3～5毫米,令患者得气(即酸、胀、麻感觉),留针5～15分钟,中间轻揉一次。一般一次见效。为巩固疗效,一周后复针一次。

3. 取关元、气海、三阴交,配合谷、神门、百会。手法有输刺、分刺、丰刺等。

4. 取关元、气海、三阴交、合谷四穴,用补法。

5. 中极、膀胱俞、关元、气海、肾俞。手法:烧山火刺法,以得气为度。

三、推　拿

1. 每日下午揉丹田、摩腹、揉龟尾,较大儿童可横捏肾俞、八髎,以热为度。

2. 按摩治疗主要以补肾俞、脾俞,重按轻抬盲俞、补关元、补中极、补三阴交,双捏两踝骨,按大敦穴。

预防与护理

1. 自幼开始培养其按时排尿的卫生习惯。

2. 积极预防和治疗引起遗尿的原因。

3. 给予安慰和教育,避免产生消极和悲观情绪。与医生配合,接受治疗。

4. 白天不可嬉戏过度,以免疲劳,容易发生遗尿。

5. 晚餐后禁止喝水,临睡前令儿小便。入睡后定时唤醒排尿,养成合理的生活习惯。

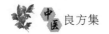

6. 不让患儿仰面平卧,可用布带系于腰部扎成一结,使其仰卧时感觉到不适而转为侧卧。训练月余,便可见效。

文献选录

《婴童类萃·遗尿论》:"小儿遗尿者,乃膀胱虚冷不能禁约,故尿自出也。夫肾主水,下通于阴,小便者津液之余也。膀胱为津液之腑,因虚弱内寒不能约制,其尿出而不禁,故云遗尿也。又有尿床者,亦由膀胱虚冷,夜间不禁,小便睡中自出谓之尿床。宜用温补之药即效"

《幼科释谜·大小二便》:"刘完素曰:遗尿不禁者,为冷。肾主水。膀胱为津液之腑。肾与膀胱俱虚,而冷气乘之。故不能拘制其水。出而不禁,谓之遗尿。睡中自出者,名尿床。"

结　语

小儿的排尿功能,随着年龄的增长而不断发育以至成熟。出生后最初几个月的排尿纯属反射性的,到5~6个月时条件反射逐渐形成,开始先在睡醒时会表示排尿,到半岁以后可以训练对排尿的管制。所以早期对小儿排尿的管制,不但能令小儿养成良好卫生习惯,更重要的是训练其大脑,促使大脑对排尿的控制,对小儿智能的发育很有好处。有的家长不懂得训练排尿的重要性,晚上贪睡,任其小孩自尿,日久便成遗尿症。

了解不同年龄一日内排尿次数,对训练小儿排尿机能也有一定意义。下面是各年龄小儿24小时排尿次数:

出生~5天	4~5次
6天~10天	20~25次
6个月~1岁	15~16次
2~3岁	10次左右
4~8岁	6~7次

治疗小儿遗尿,首先通过询问,弄清原因,选择适当的治疗手段。治疗遗尿要有耐心,不可急躁。遗尿虽是小病,有时也会难于取效,碰到这种情况,多动脑筋,多研究治疗方案。

对青少年或成人遗尿者,更要谨慎,并替患者保密,保护患者身心健康不受影响。

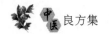
中医良方集

第五章 紫 癜

概 述

　　紫癜是以皮下出现瘀点、瘀斑,压之不褪色,并有黏膜、内脏、关节出血为特征的出血性疾病。

　　紫癜属于血证范畴,中医古籍中所载的"葡萄疫""斑毒""肌衄"与本证有相似之处。如《诸病源候论·患斑毒病候》:"斑毒之病,是热气入胃,而胃主肌肉,其热挟毒蕴积于胃,毒气熏发于肌肉,状如蚊蚤所啮,赤斑起,周匝遍体。"又如《医宗金鉴·外科心法要诀·葡萄疫》:"此证多因婴儿感受疫疠之气,郁于肌肤,凝结而成大小青紫斑点,色状若葡萄,发于遍身,惟腿胫居多。"又如《医宗金鉴·杂病心法》云:"九窍出血名大衄,鼻出鼻衄脑如泉,耳目出血耳目衄,肤出肌衄齿牙宣。"

　　引起紫癜的原因很多,主要由于患儿体质虚弱,脏腑气血亏损,肾气不足,或外邪诱发,以致血不循经,溢于脉外,渗于肌肤之间而为病。本证早期多属血热实证,治当清热解毒,凉血止血;慢性多见阴虚火旺之证,治当滋阴降火;长期反复出血,多见正虚不能摄血,治当补虚;临床亦有虚实夹杂者,治疗又当虚实兼顾;若有外邪者,先清外邪为先。

病因病理

一、感受外邪　本病的致病原因很多,感受外邪是其中一个重要原因。外邪有风热、湿热之分。外邪与气血相搏,灼伤脉络,血渗于脉外,留于肌肤,则生紫癜;郁于肠胃则腹痛便血;灼伤下焦之络则见尿血;瘀滞在关节内则关节肿痛。

二、热毒内盛　热毒之邪,深入血分,壅遏脉络,迫血离经,发于肌肤则为紫癜;上壅清窍,损伤络脉,则吐血齿血;热毒下注,损伤下焦则便血、尿血。如果热邪鸱张,血热内扰心神,可见烦躁不安,神昏不清,若失血过多,气随血亏,可见面色苍白,大汗淋漓,四肢厥冷虚脱之证。

三、气血亏损　疾病反复发作,迁延不愈,导致脏腑气血亏损。或由脾虚不能摄血,或由肾阴不足,虚火上炎,以致血不循经而发病。

《灵枢·决气》:"中焦受气取汁,变化而赤,是谓血。"说明血是水谷精微变化而成,是人体生命活动源泉。而运血者是气,载气者是血,气血相济,是不可须臾相离的关系,只能相得,不能相失,二者同循行于经脉中,以和调五脏,洒陈六腑,注入经络,濡养全身。

心主血,脾统血,脾气足则生化有源,心血充盈。心脾两脏与人体气血的生化有密切关系。血得寒则凝涩,得热则流散。若因外邪或热毒内盛,壅遏脉络,迫血妄行,溢出常道,以致血从肌肤腠理溢出,少则成点,多则成片,瘀积皮下,使皮肤呈现紫色小点或瘀斑,这就是"紫癜"。疾病初起,热盛而不虚,故多属热证实证,如疾病反复发作,迁延日久,由于热盛伤阴,阴精亏耗,表现阴虚火旺之证;反复长期出血,出血既多,气随血耗,而致气血两亏,气不摄血,血溢脉外。由于血渗于脉外,留滞于肌肉脏腑之间,故有不同程度的气滞血瘀症状。

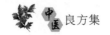

辨证论治

一、外感风热型 症状 发病一般较急,可有全身不适、发热、食欲不振等现象。起病方式多样,一般以紫癜反复发作为常见,紫癜好发于下半身,尤以下肢和臀部为多,颜面较鲜红,血疹或红斑,大小形态不一,可以融合成片,面部微肿,或伴恶心呕吐、腹痛、便血、尿血等症,舌质红,苔薄腻,脉浮数。

证候分析

发热,全身不适,下肢紫癜——感受风热之邪,灼伤脉络。

面部微肿,局部瘙痒——风热夹湿。

恶心呕吐——风热之邪,影响脾胃升降,升降失司。

腹痛便血——血渗于肠胃,血瘀气滞。

尿血——湿热久蕴,灼伤下焦脉络。

关节肿痛——瘀血阻滞于关节。

治法 祛风清热,凉血止血

方药 加味清毒饮加减:荆芥炭、炒防风、大力子、银花、连翘、生地、赤芍、丹皮、生甘草。

方义 银花、连翘、大力子、荆芥炭、炒防风祛风清热,生地、赤芍、丹皮凉血止血,生甘草解毒。

加减 恶心呕吐加姜半夏,竹茹;皮肤瘙痒加蝉衣、地夫子;面有微肿加车前子、茯苓皮;血尿加大小蓟、生地炭;关节肿痛加牛膝、米仁、赤小豆。

表证已解,紫癜亦已消失,唯有镜检血尿,可选用生地炭、鲜茅根、大小蓟、茯苓、旱莲草、藕节炭等凉血止血,若病久脾气已虚,见有面色萎黄乏力等证,宜扶脾止血,可选用孩儿参、白术、淮山药、荠菜花、仙鹤草、白芨片、红枣等。

二、血热妄行型 症状 发病较急,皮肤瘀点或瘀斑,颜色深紫,量多成片,或伴有衄血,或有血尿,血色鲜红,面赤心烦口渴便秘,或腹痛或发热,舌质红绛,舌苔薄黄,脉象滑数。

证候分析

瘀点瘀斑,色红量多——热毒壅盛,灼伤脉络,迫血妄行。

衄血、吐血——热毒内盛,血随火升,上出清窍。

发热口渴,心烦便秘,舌质红,脉滑数——热毒内盛之象。

腹痛便血——邪郁肠胃,损伤脉络所致。

尿血——热下注膀胱。

治法　清热解毒,凉血止血

方药　犀角地黄汤加减:犀角、生地、赤芍、丹皮、玄参、黄芩、紫草、阿胶。

方义　犀角清心凉血;生地凉血养阴;配赤芍、丹皮凉血止血,使血止而不留瘀,玄参、黄芩、紫草清热凉血;阿胶养阴止血。

加减　热重,酌加银花、连翘以透表清热;鼻衄加鲜芽根、侧柏叶以凉血止血;腹痛便血加蒲黄炭、煨木香、地榆炭、荆芥炭、红枣以理气化瘀止痛;血尿酌加大小蓟、旱莲草以养阴清热止血。

如兼见口渴喜冷饮、汗出,脉洪大者,属胃热亢盛,可加白虎汤;如见烦渴便秘,舌苔黄燥,脉沉实者,属阳明腑实证,可加用大黄、黄芩、黄连之类。

出血量多者,可加藕节、地榆、茜草炭、十灰丸等以止血。大量出血而见脉微细、面色苍白、四肢厥冷、大汗淡漓等阳虚欲脱之象者,急服独参汤以益气固脱。

三、气不摄血型　症状　紫癜反复发作,瘀点或瘀斑色较淡,病程较长,面色不华,神疲乏力,头晕心慌或腹隐痛,大便隐血试验阳性,唇舌淡红,脉象细软。

证候分析

紫癜反复发作——久病不愈,气虚不能摄血,脾虚不能统血

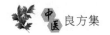

所致。

面色不华,神疲乏力——失血过多,营养失调。

紫癜色淡,唇舌淡红,脉象细软——气血虚弱的表现。

头晕心慌——失血过多,血虚不能养心。

治法 补气摄血

方药 归脾汤加减:党参、炒白术、熟地、炙黄芪、当归、炒白芍、旱莲草、甘草。

方义 方中四君子汤健脾益气;合黄芪、当归补气生血;配远志、枣仁、龙眼肉、茯神养血宁心;佐木香醒脾理气,补血不滞,姜枣调和脾胃;诸药合用,具有健脾益气、养心补血之功。

加减 衄血者,加侧柏炭、鲜茅根以凉血止血;血尿者加阿胶(烊冲)、乌梅炭、血余炭养阴止血;便血加云南白药、煨木香、地榆炭运气止血。

如病程长久,紫斑色淡,面色㿠白,肢冷便溏,舌质淡胖,脉沉细无力者,为脾肾虚寒,可加肉苁蓉、熟附子等温补脾肾之药。

四、阴虚火旺型 症状 皮肤紫癜,下肢尤甚,时发时止,伴有头晕、耳鸣,低热盗汗,面色淡红,手足心热,舌红少津,脉象细数。

证候分析

头晕耳鸣——肾阴不足,髓海空虚。

低热盗汗,手足心热——阴虚,阴不恋阳,虚火上炎。

舌红少津,脉象细数——阴虚有热之象。

治法 滋阴降火,凉血止血

方药 大补阴丸加味:生熟地(各)、制首乌、知母、龟板、麦冬、茜草炭、黄檗、阿胶(烊冲)。

方义 生熟地、麦冬、制首乌、龟板、阿胶滋补肾阴;知母、黄檗清热降火;茜草炭有止血活血、止而不瘀、活而不破的作用。

加减 盗汗多者加牡蛎(先煎)、红枣潜阳和营;低热、手足心热重者选加地骨皮、陈青蒿子、胡黄连、银柴胡、鳖甲养阴清热;头晕重者加珍珠母(先煎)、熟女贞、旱莲草以养阴平肝。

　本病出血后,瘀血内阻,证见瘀斑或血肿严重,腹有症块,舌色青紫,且出血难止者,可酌加云南白药或参三七,或桃仁、红花等活血祛瘀之品;气血瘀滞于关节之脉络而见关节肿痛者加牛膝、防己、炙乳香等;气血血滞于肠络,中焦气机阻遏而腹痛者,加延胡索、煨木香,或蒲黄炭、五灵脂。

其他治疗

一、单验方

1. 鲜茅根500克,煎汤作茶饮。
2. 红枣10枚,紫草12克,煎汤服。
3. 防己9克,乌梅6克,生甘草6克,红枣10枚,水煎服。
4. 花生衣30克,红枣15枚,水煎服。
5. 赤小豆30克,生米仁30克,红枣5枚,牡蛎30克,生甘草3克,水煎服。

二、针　灸

1. 体针:主穴足三里、曲池,配穴合谷、血海。
2. 耳针:主穴脾、内分泌、肾上腺,配穴肺、枕。

预防与护理

1. 对过敏体质的人,用药应谨慎。
2. 平时多吃红枣,对本病有预防作用。
3. 积极锻炼身体,增强体质,治疗各种慢性疾病。
4. 出血过多时,患者需安静休息,必要时送当地医院抢救治疗。

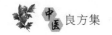

文献选录

《小儿卫生总微论方·血溢论》："小儿诸血溢者,由热乘于血气也。血得热则流溢,随气而上,从鼻出者为鼻衄。从口出者多则为吐血,少则为唾血。若流溢渗入大肠而下者,则为便血;渗入小肠而下者,为溺血。又有血从耳目牙缝、龈舌诸窍等出者,是血随经络虚处着溢,自皮孔中出也。"

《婴童类萃·失血论》："大人失血,心肝二经受病者多;小儿失血,脾胃受伤者多。亦有跌扑内伤者。怒甚气逆,血出于肝。呕血亦出于肝;咯血出于肺;衄血亦出于肺;舌衄出于心,吐血亦出于心,溺血亦出于心;便血出于脾;肠风出于大肠;血淋出于小肠;牙宣出于胃。血者神气也,持之则存,失之则亡。凡治此症,视何经受病,先以顺气为主,降火次之。气顺则血归于经,火降则血自止。小儿纯阳之体,不可妄补,亦不可滥用止剂。失血之脉,沉细者生,浮大牢实者重,手足逆冷者死。"

结　语

紫癜为现代医学病名,一般常见有血小板减少性紫癜与过敏性紫癜两种,均以皮肤、内脏出血为特征。临床鉴别:血小板减少性紫癜多发于黏膜、皮下、内脏;紫癜形态为瘀点、瘀斑、血肿;实验室检查血小板在5万以内,出血时间延长,血块收缩不佳。过敏性紫癜的出血部位,多见于四肢,尤其在下肢伸侧面,具对称性;紫癜形态多为点状出血;实验室检查,血小板计数、出血时间、血块收缩均属正常。

(详见表)

病名	过敏性紫癜	血小板减少性紫癜
出血部位	多见于四肢,尤以下肢伸侧面,具对称性	多见于皮肤、黏膜、内脏
紫癜形态	多见点状出血,高出皮肤,伴荨麻疹样反应	为瘀点、瘀斑、血肿
实验室检查	血小板计数、出血时间、血块收缩均属正常	血小板计数减少,出血时间延长,血块收缩不佳

根据上述情况,诊断并不困难。但当紫癜尚未出现而先有腹痛时,须与急腹症,如阑尾炎鉴别。阑尾炎症见腹痛拒按,甚有者反跳痛明显,腹肌有抵抗。若有便血时与肠套叠相鉴别。肠套叠发生在婴幼儿,患儿啼哭不止,肛门指征有血。关节肿胀疼痛,并有低热与风湿热鉴别。风湿热除关节肿痛低热外,血化验抗"O"、血沉均增高。

本病在儿科临床上,学龄儿童较为多见,尤其过敏性紫癜症状严重病例,常合并肾炎。中医从血证范畴辨证施治,一般初起多属火盛血热,热甚则血不循经而妄行脉外,治疗原则以清热解毒,凉血止血,用犀角地黄汤加味治之。如病程日久不愈,导致脾气虚弱,则无生化气血功能,又无统血摄血功能,以致气不摄血,血溢脉外而见紫癜,病情较重,治宜益气摄血,用归脾汤加减。又有气虚血瘀,为血行脉外,瘀血结于肤腠之间,仍系新血不生,瘀血内停,血行不畅,病情深重可用活血化瘀法。瘀血不去,新血不生,腹痛不止,治宜以四物汤加丹参、蒲黄炭、五灵脂、参三七等,紫癜若见有风热、湿热等症,则酌加祛风清热化湿之品。

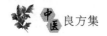

第六章　麻　疹

概述

　　麻疹是小儿常见的一种全身性发疹性传染病。临床以发热三天，遍体出现红色疹点，稍见隆起，扪之碍手，状如麻粒，故名麻疹。中华人民共和国成立前，麻疹几乎两至三年就有一次较大的流行，严重威胁小儿的健康与生命，故称麻疹为儿科四大要证之一。中华人民共和国成立后，由于大力开展预防工作，广泛接种麻疹减毒活疫苗，使本病发病率大大下降，并有效地控制了流行。

　　麻疹的发病年龄，常以半岁至五岁的小儿多见，其中七个月到两岁的发病率最高。成人未出疹者，也难幸免。患过本病以后，很少有二次发病。发病季节多在冬春。

　　麻疹的病名，因地而异。早在《景岳全书·痘疹诠·麻疹》："然其各目有异，在苏松曰沙子，在浙江曰瘄子，在江右湖南曰麻，在山陕曰肤疮、曰粮疮、曰赤疮，在北直曰疹子，名虽不同，其证则一。"

　　麻疹是一种发疹性疾病。有关发疹的情况，早在《内经》就有记载："少阳司天，客胜则丹疹外发。"继后，巢氏《诸病源候论》、孙思邈《千金方》、王焘《外台秘要》等书中均有"发斑""丹疹""赤疹""瘾疹"的记载。但是，那时记载的发疹性疾病，不一定是麻疹。到了宋代，钱乙《小儿药证直诀·疮疹候》指出："面燥腮赤、眼胞亦赤，呵欠烦闷、咳嗽喷嚏、乍凉乍热、手足梢冷……"等为麻疹初热期的描写，比较具体。元代滑伯仁对麻疹甚有研究，在《麻证新书》一书中指出："麻症初潮,疹未见时,必身热恶寒、头痛咳嗽,或吐或呕。或泻或腹痛,或流清涕、喷嚏呵欠,眼泡浮肿、目泪汪汪、腮赤体痛、烦吵不宁,或手掐眉目,……"对麻疹观察十分仔细。明代的鲁伯嗣的《婴童百问》、万全的《家传痘疹世医心法》、王肯堂的《证治准绳幼科》、张景岳的《景岳全书》,对麻疹的阐述更详尽。明龚信的《古今医鉴》和吕坤的《麻疹拾遗》,把历代民间俗称的疮疹、麸疮、痧子、疹子等名称,统称为"麻疹"又指出:"疹细如芝麻,故名麻疹。"到了清代,麻疹著作,像雨后春笋,更加多了。其中谢玉琼《麻科活人全书》可谓集麻科之大成,对麻疹的研究达到了一个新的阶段。

病因病理

　　麻疹病因的认识,有个历史过程。其一是"胎毒"学说。例如《小儿痘疹方论·论痘疹受病之由》:"其母不知禁戒。纵情厚味。好啖辛酸。或食毒物。其气传于胞胎之中,此毒发为疮疹。"又如《小儿卫生总微论方·疮疹论》:"其疮疹乃儿在母胎中之时,食母血秽,滋养儿五脏之气,至生下以后,其毒不拘何时,须当出矣。"其二,天行疫疠之气引发胎毒学说,如《证治准绳幼科》:"虽曰胎毒,未有不由天行也。"古代医家这种"内系胎毒,外感时疫之邪,内外相干,因而发疹"学说比较盛行。其三,经过几百年实践,人们对麻疹发病原因的认识,有了新的突破,完全抛弃了胎毒学说,也抛弃了天行疫病之气引发胎毒学说,提出了"时气"学说。例如:吕坤《麻疹拾遗》:"麻疹之发,多为天行厉气传染,沿门间巷遍地相传。"又如《麻疹会通》:"麻非胎毒,皆属时行,气候喧热,传染而成。"现今认为麻疹由麻疹病毒所致。麻疹病毒由口鼻吸入,主要侵犯肺脾二经。肺主皮毛,麻毒犯肺,伤于肺卫,故发热咳嗽,流涕喷嚏;脾主四肢和肌肉,热兴于脾,外发肌表,而见皮肤疹点磊磊,体倦胞肿,纳少便溏;若麻毒流归于心,与气血相搏,正邪相争,毒透于外,则神倦嗜睡、疹色鲜红;肝经郁热,上熏目窍而目赤畏光,泪水汪汪。

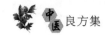

　　若年幼体弱,正气不足或邪毒亢盛,则容易引起麻毒内陷,郁闭于肺,肺失清肃,症见高热不退,咳嗽气急鼻煽,喉间痰鸣;若麻毒炽盛、邪犯心肝,可见高热神皆抽筋。

　　总之,麻疹为阳毒之邪、邪由外侵,内犯太阴、阳明,病位在上中二焦,病变在肺脾二经。病理机转,即由表入里,自卫气至营,先发于阳,后归于阴。到麻疹后期出现耗阴伤液的现象。所以有麻疹"先起于阳,后归于阴"的论述,是符合本病的正常转归的。

辨证论治

　　麻疹的辨证,首先应当辨别顺证、逆证。

　　顺证　是指麻疹发病过程中,呈有发热,但精神安宁,虽有咳嗽,但无气促鼻煽。发热三天,依次出疹,先见于耳后、颈项、头面、胸腹、四肢、手足心,及时收没;疹色红活,分布均匀,逐渐由鲜红转暗红;疹收后热退身凉,精神清爽,咳嗽减少,胃纳增加,渐趋康复。整个病程约9~10天。

　　逆证　麻疹的病程长,变化多,证情复杂。其一,发热三天,报标以后,疹点迟迟不出,此时体温升高,壮热烦躁,咳嗽气急,此为逆证;其二,疹出不畅或暴出暴收,疹色紫暗,稠稀不均,伴有壮热烦躁、咳嗽气促、胸高气粗、喉间痰鸣,甚至口唇发绀,神志不清,四肢抽搐或有呼吸困难,四肢不温,大汗淋漓者,均属逆证;其三,麻疹已退,但壮热不退,烦躁不安等。这是麻毒炽盛,逆传心包,或正衰邪盛,不能透毒外出,麻毒内陷之象。

　　一、麻疹顺证的辩证治疗　麻疹的整个过程,是有阶段性的。根据发病过程中各个不同阶段的症候特点,可分为初热期,见形期、收没期。每期三天左右,整个病程约十天。此三期出现的不同证候,即是它的病程发展规律。三期的治疗,分别采用辛凉透疹、清热解毒、甘寒养阴等法。麻疹的治疗首贵透彻,终贵存阴。三期的治疗原则,既各有重点,又互相联系,不可截然分开。贵在辨证、恰到好处。

（一）初热期 从开始发热,至耳后见疹,三天左右。

症状 发热、咳嗽、鼻塞、流涕、喷嚏、倦怠嗜睡、目胞赤肿、畏光、眼泪汪汪、耳后红筋隐现,在第2~3天内,可在第二白齿处口腔黏膜上有小白点,周围绕以红晕,此为麻疹黏膜斑(费柯氏斑),或见呕吐、腹泻、腮赤唇红、舌质红、舌苔转白,指纹紫、脉浮数。

证候分析

发热微恶寒、鼻塞流涕、咳嗽喷嚏——感染时邪、邪伤肺卫、肺失清肃。

腮赤唇红,眼赤胞肿、小便短赤、脉浮数、指纹紫——麻毒入侵,内热亢盛。

目赤畏光、眼泪汪汪——肝经郁热、上藏目窍。

倦怠嗜睡——麻毒流归于心脾,正邪相争。

腹泻——肺热移于大肠,热毒外达的表现。

治法 辛凉透疹

方药 宣毒发表汤**加减** 荆芥 防风 薄荷 蝉衣 大力子 冬桑叶 前胡 连翘

方义 宣毒发表汤有发表透疹、清热解毒功能,麻疹初起重在发表透疹。荆芥、防风、薄荷,发表;前胡、大力子,宣肺治咳;连翘,清热;酌加蝉衣、桑叶,增加透疹作用。

加减 兼见恶寒、无汗、肢冷,疹出不透、舌苔薄白、脉浮紧等证,则属兼感寒邪,加入辛温之品,如淡豆豉、桎柳、苏叶、芫荽等,严寒季节疹不能出还可用熏法。

（二）见形期 从疹子开始出现起,至疹子出齐止,三天左右。

症状 体热逐渐增高,持续不退,且渐起化燥、鼻流浊涕、眼眵黄浊、咳嗽频频、烦躁不宁、夜寐不安、口渴引饮,疹点逐渐外发,随着疹子外发,体温逐步增高,到皮疹累累,热度达到顶点,舌苔薄黄或黄燥,脉细数,指纹紫。

出疹部位与顺序:先见耳后发际,再及前额、颜面、胸背、腰腹、四

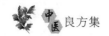

肢,然后手足心出现疹点,即为出齐。疹子的出现,总以阳面为多。若先见四肢而达躯干以及头面过多者为危重症。若头面过少,其他部位稠密者为白面痧,也为危重症。

疹形:高出皮肤,摸之碍手,有颗粒而无根盘。初起稀疏分明,逐渐稠密,互相融合,形成云片。疹与疹之间,可见正常皮肤。

疹色:以红润者为佳。开始颜色鲜艳,红若桃花,继则颜色加深,或呈暗红色。

发潮:一日三潮,三日九潮。每逢早、中、晚时,热度增高,面色焮红,呼吸急促,疹点明显,神烦不安。这种现象,古人称为发潮,是热毒外发的表现。

证候分析

鼻流浊涕,眼眵黄浊——时邪渐起化燥壮热、烦渴。

疹色红,舌质红,舌苔黄,脉洪数,指纹紫——内热炽盛。

皮疹累累——脾主四肢肌肉,热兴于脾,皮疹累累。

咳嗽频频——麻毒内蕴,肺气不宣。

烦躁不宁——热忧心神。

治法 清热透表,佐以解毒

方药 清解透表汤:桑叶、银花、连翘、大力子、蝉衣、薄荷芦根、前胡、杏仁。

方义 本方治疗麻疹初起,发而不透者,桑叶、大力子、蝉衣、薄荷辛凉宣透,银花、连翘清热解毒,杏仁、前胡宣肺化痰,芦根清热解毒。

加减 若见疹出不畅,身热无汗,疹色淡红而暗者,可用芫荽煎汤熏洗,以发散风寒而透疹外出。如症见疹出稠密,疹色紫暗,舌质红绛,壮热不退者,属热毒壅盛,宜用紫草红花饮以清热解毒。若疹色紫赤暗滞,稠密成片,身灼热而烦渴谵妄,为热毒炽盛,宜用化斑汤清气凉营,解热化毒。若症见疹色淡白,隐而不退,面白唇青,形倦神怠、四肢不温,泄泻,舌淡苔白,脉微弱,乃中气不足,不能托毒外出,宜投补中益气汤加红花,以益气和中,活血透疹。

(三)收没期 从疹子开始收没,至疹子完全收没止,三天左右。

症状 疹子按出疹顺序,先出先没,依次逐渐收没,发热亦随之逐减,咳嗽随之减轻,饮食增加,精神好转。疹子收没后的皮肤上,有如糠状脱屑,并留有棕色疤迹。这些疤迹大约十天才完全消失。唇红,舌质红,苔少,脉细数,指纹紫。

证候分析

疹子依次隐没——疹毒已透发完毕。

热退纳增,精神渐复——邪退正复的表现。

舌红唇红,脉细数,指纹辨——麻后伤阴,阴虚内热,余邪未净。

治法 甘寒养阴为主

方药 沙参麦冬汤加减:北沙参、杏仁、川贝、麦冬、天花粉、桑叶、生扁豆。

方义 本方治燥伤肺阴,或热或咳。沙参有南北之分,细小而质坚者为北沙参;粗而质松者为南沙参,主治相同,力南逊于北。

加减 咳嗽明显者加炙兜铃、炙枇叶;胃纳呆者加香谷芽。

二、麻疹逆证

(一)麻毒内闭 麻疹无论在初热期、见形期、收没期,均可能出现麻毒内闭。

症状 高热不退,咳嗽剧烈,气促鼻煽。初热期,麻疹应出不出;见形期麻疹暴出暴收,或疹色紫暗稠密;收没期,疹不收没,热度不退,舌苔转白或转黄,脉浮数。

证候分析

初热期症见高热气急鼻煽,疹出不透——气候严寒或风寒外束,疹毒内陷,肺气郁闭。

见形期症见高热气急鼻煽,疹暴出暴收或疹闭不出——热毒内陷,火热亢盛,灼伤肺阴。

收没期症见疹不收没,热度不退——火灼营阴,肺燥津亏,余邪不清。

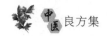

治法 肃肺降逆

方药 麻杏石甘汤加味：生麻黄、生石膏(包)、杏仁、生甘草

方义 麻杏石甘汤主治肺热痰喘。麻黄为辛温发汗之主药，又有止咳平喘作用，水炙、蜜炙能减少温开之性。麻黄配杏仁有止咳平喘作用，配石膏则能泄肺经之热。麻杏石甘汤为治疗各种肺炎之主方。

加减 初热期加牛蒡、连翘、蝉衣、柽柳，加强宣透作用，透疹外出。见形期合入化斑汤加生地，增强解毒作用。收没期合犀角地黄汤出入，进一步凉血解毒。痰多者加天竺黄、鲜竹沥，或吞服猴枣散；口唇发绀，四肢欠温者，合生脉散。

(二)麻毒内陷心包 多因汤毒炽盛，或暴出暴收，或误用攻下，使麻毒内陷，郁蕴化火，熏蒸心包，引动肝风。

症状 高热不退，神志模糊，或神昏谵语，狂躁不安、呕吐、抽风，甚至呼吸微弱，面色苍白，四肢欠温，舌质红绛，舌苔黄干，脉滑数或洪数。

证候分析

高热不退——麻毒热盛，或麻毒暴收，或误用攻下。

神志模糊，或神昏谵语，狂躁不安——麻毒内陷，熏蒸心包，神不守舍。

抽风——热极生风，肝风内动。

呕吐——胃气止逆，胃失和降

呼吸微弱，面色苍白，四肢欠温——心气虚衰，不能温通血脉。

舌质红绛，舌苔黄干，脉滑数或洪数——内热较重，热耗津液。

治法 清热解毒，平肝熄风

方药 犀角地黄汤加减：犀角、生地、丹皮、知母、赤芍、元参、地龙、紫草，另吞紫雪丹或安宫牛黄丸。

方义 犀角地黄汤，清热解毒，凉血散瘀。治外感热病，热入营血心包而致的高热，神志不清、吐血、衄血、便血，发斑发疹，舌质红绛，脉细数。方中犀角除血分之热，是解而散之。因此，凡伤寒、瘟疫、热病为入血分，热毒壅盛，如发黄、发斑、惊狂、谵语、鼻衄、吐血等症,非犀角之解热散毒,则不为功。如犀角地黄汤治热盛血溢的发黄吐衄,紫雪丹治高热不退的神昏惊狂,都用犀牛为主药,配生地、丹皮、赤芍清热凉血。

加减 肺气闭塞、心阳虚衰,症见面色苍白,口唇发绀,呼吸浅足,四肢欠温,宜开宣肺气、温补心阳,用参附汤加减。呼吸微弱,呼多吸少,脉微细欲绝,加麝香、樟脑;还可外用闻鼻或隔姜灸人中、百会、神阙、气海等穴位。如面色青灰,大汗淋漓,四肢厥冷,急宜回阳救道固脱,选用参附龙壮汤加桂圆肉、五味子、山萸肉、干姜、炙甘草等。

(三)麻毒攻喉 **症状** 咳嗽声哑,咽喉肿痛,吞咽不利,心烦不宁,甚至呼吸困难,张口抬肩,舌质红,苔黄、脉浮数。

证候分析

咳嗽声哑,咽喉肿痛,吞咽不利——麻毒炽盛,热毒上攻,搏结咽喉。

心烦不宁——麻毒内闭,扰乱心神,使心无所主。

呼吸困难,张口抬肩——麻毒内闭,肺气闭塞,肺气不能宣降。

舌质红,苔黄,脉浮数——麻毒内热较重,耗阴伤液。

治法 清热解毒,利咽消肿

方药 清咽下痰汤加减:玄参、桔梗、大力子、甘草、贝母、瓜蒌皮、射干 板蓝根 紫草 六神丸

方义 本方具有清热利咽,宣肺化痰的作用。玄参、大力子、贝母、瓜蒌皮清热解毒;桔梗、射干、甘草利咽消肿、宣肺化痰。

加减 高热加安宫牛黄丸,抽搐加羚羊角粉

三、后遗症

(一)麻后潮热 **症状** 麻后潮热,形体消瘦,咳嗽,无力,盗汗或自汗,胃纳未醒,大便不调,或伴腹胀,舌红少苔,脉细数,指纹淡红。

证候分析

麻后潮热——麻后伤阴,肺气受损,阴虚不能和阳,潮热不退。

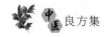

形体消瘦,无力——麻后伤阴,正气未复,脾气未醒。

盗汗或自汗——麻后阴虚或气虚。

胃纳未醒,大便不调,腹胀——麻后脾气未复,气滞不行。

咳嗽——阴伤未复、余邪未净。

舌红少苔,脉细数,指纹淡红——麻后伤阴,虚热未清。

治法 养阴清热以解余毒

方药 地骨皮散加减:地骨皮、知母、银柴胡、麦冬、太子参。

方义 本方养阴清虚热,地骨皮是枸杞之根皮,性味苦而寒,既能除肺火,又能退虚热,适用于骨蒸盗汗、肺热咳嗽、心烦口渴,吐血、尿血等。本方以地骨皮为主药,配知母、银柴胡等,加强清热养阴作用。太子参益气养阴。

加减 胃纳未醒者加香谷芽,健脾开胃。腹胀者加川朴花、佛手叶行气宽中。盗汗者加稽豆衣、净麻黄根。自汗者加玉屏风散。

(二)麻后咳嗽 症状 燥咳无痰,日轻夜重,唇红干燥,舌红少苔,脉细数。

证候分析

燥咳无痰,唇红干燥,舌红少苔,脉细数——麻后久热伤热,阴虚肺燥,肺失滋养,肺气上逆。

治法 养阴清热,润肺止咳

方药 麦门冬汤加减:麦冬、天冬、杏仁、川贝、太子参、甘草。

方义 本方是治阴虚肺萎的主要方剂。现今加减,用来治疗阴虚有热。麻后阴伤较重,故治疗时加强滋阴药,配天冬、川贝、杏仁,以润肺化痰,养阴清热。

加减 如因麻毒未尽,复感寒邪,鼻流清涕,继发咳嗽者,是属表寒里热,宜解表清里,宣肺止咳,用三叶石膏汤(苏叶、桑叶、枇杷叶、杏仁、川贝、石膏、瓜壳、紫苑、冬花)。

(三)麻后痢 症状 麻疹已收没,身热未退,大便黏液甚有脓血,腹痛、里急后重,大便次数增多、量少,纳呆,舌苔黄腻,脉细数。

证候分析

麻疹收没,身热未退——麻后得痢疾,湿热之毒内盛。

腹痛,里急后重、赤白相兼、大便胶黏,一日数行——痢疾之热毒,困迫大肠,气机不畅。

舌苔黄腻,脉细数——乃痢疾热毒,蕴结中焦。

治法 清热解毒,行气导滞

方药 白头翁汤加减:白头翁、黄连、黄檗、秦皮、枳壳、木香、炒白芍。

方义 白头翁汤功能清热解毒,凉血止痢。本品性味苦寒,功能下泄湿热,气质轻清,又可升散郁火,能入血分清肠热,升举脾胃清气,为治热毒下痢要药。本方中又有黄连、黄檗、秦皮,取协同作用。所以《伤寒论》方白头翁汤治热痢下重,功效卓著。

加减 小孩病后体虚,唯恐白头翁汤苦寒太甚,损伤胃气,处方时要酌加和胃之品,如陈皮、姜半夏、谷麦芽等,达到攻邪不伤正的目的。

(四)麻后夜盲 症状 眼干目涩,夜盲或目睛云翳,舌尖红,指纹淡,脉细数。

证候分析

眼目干涩——麻后伤阴,津液不足。

夜盲——调护失当,致使肝阴不足,目失所养。

目睛云翳——病后失调,肝阴不足。

舌尖红,苔少,脉细数——均系阴虚内热。

治法 养阴明目

方药 杞菊地黄丸:杞子、菊花、地黄、萸肉、山药、丹皮、泽泻、茯苓。

方义 本方治肝肾不足而致视物模糊,眼睛涩痛、迎风流泪等症。本方是六味地黄丸加杞子、甘菊而成。方用熟地滋肾补阴为主,辅以山萸肉养肝肾,山药补脾,又配茯苓化湿,以助山药之益脾,泽泻、丹皮、甘菊泻肝肾之火,杞子益肝肾而明目。本方补中有泻,泻中有补,相辅相成,是通补开合的方例。

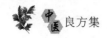

加减 目有云翳者加木贼草、密蒙花,此二味是明目退翳良药。密蒙花润燥而效热,养肝以明目。木贼草散热治翳。盖肝开窍于目,目得血而能视,肝虚则目盲不见,肝热目赤多眵。如虚证与枸杞、菟丝配用;实证,与石决明、菊花配用,各有其效。

(五)麻后疹癫 症状 麻后皮肤粗糙瘙痒,甚则彻夜不眠,舌苔微黄,脉细数。

证候分析

皮肤粗糙瘙痒——麻后阴伤,余毒未清,复感风邪、留恋血分,遏于肌表。

舌苔微黄,脉细数——余毒未清,内热所致。

治法 滋阴养血 祛风止痒

方药 四物汤加减 生地 白芍 当归 川芎 首乌 玄参

方义 方中熟地易生地,养阴清热,辅以当归补血养肝,佐以白芍和营,使肝以川芎活血行瘀。另加首乌、玄参加强滋阴解毒作用。

加减 麻后疹癫甚者,酌加白蒺藜,蛇蜕、蝉衣。白蒺藜功能平肝祛风,开郁散结,常用于头风头痛,又可治目赤多泪,身体风痒。蛇蜕,亦名龙衣,性较平,无毒,祛风,治惊痫疾,疗皮肤疥癣,祛风止痒。蝉衣性味咸寒,其气清虚,所以能入肺开肺,入肝开肝,既可散风清热,又能熄风定惊,能治皮肤风痒,目昏生翳。

其他治疗

一、单验方

1. 西河柳3克,水煎服,或30克煎汤擦洗。
2. 擦法:芫荽子100克,酒精200克,同煎六七沸,候稍温用之。
3. 熏法:芝麻90克,芫荽子90克,煎汤待香气透出后,即可熏。
4. 鲜芫荽、浮萍各30克,适用于初热期和见形期,帮助透疹。

5. 鲜柚子叶30～60克,煎水外洗,适用于见形期,帮助透疹。

二、针灸

1. 取大椎、内关透外关,不留针,每隔5天针刺一次,有预防麻疹的作用。

2. 先针合谷,用五分毫针向合谷穴约刺三分深;后灸足三里,以灯芯草油用火燃着,即向穴位一灸就成,有预防麻疹的作用。

预防与护理

1. 未患过麻疹的儿童,应注射"麻疹减毒活疫苗"预防麻疹,接种一次有四年的免疫作用。流行期间可给予丙种球蛋白,也有预防作用。

2. 麻疹病人要及时隔离。流行期间,未患麻疹的儿童不要去公共场所。

3. 已患麻疹的病人,要卧床休息。室内空气要流通,但不能直接吹风,避风寒。注意保暖,室内保持一定温度,避免过热,以微微汗出为宜。

4. 室内光线不宜太强,尤其不能直接照射眼睛。

5. 室内保持一定湿度,空气不宜干燥。

6. 饮食宜清淡,以嫩软易消化食物为宜,要多饮开水或饮料,甘肥荤腥辛辣之物品,应暂时戒吃,但不宜过分忌口。

7. 注意患儿清洁卫生,尤其口腔、眼鼻应经常保持清洁。

文献选录

《麻科活人全书·麻证条目法旨用药要诀》:"初潮证治初起潮热者,用宣毒发表汤,除升麻、桔梗、甘草,加紫苏叶、葱白。已出潮热者,用葛根疏邪汤,加黄芩,或清热透肌汤,去甘草,加黄芩、骨皮。寒热似疟者,用防风败毒散,除桔梗、甘草,加前胡、赤茯苓。已收潮热

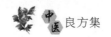

者,用生地骨皮汤,去甘草,加黄连、枳壳;或古方黄连解毒汤,加地骨皮、连翘、牛蒡子、当归。"

《幼幼集成·麻疹骨髓赋》:"麻虽胎毒,多带时行,气候寒温非令,男女传染而成。其发也,与痘相似;其变也,比痘匪轻。愚夫愚妇每视为泛常,若死若生,总归于大命。不知毒起于胃,热流于心,始终之变,肾则无证,脏腑之伤,肺则尤甚。闭户问途,何若出门寻径,扬汤止沸,不如去火抽薪。

"初时发热,俨似伤寒,目出泪而不止,鼻流涕而不干,咳嗽太急,烦躁难安。以火照之,隐隐皮肤之下;以手抹之,亭亭肌肉之间。其形若疥,其色若丹,随出随没,乍隐乍现。根窠若肿兮,麻而兼瘾;皮肤若赤兮,麻以夹斑。似锦而明兮,十有九吉;如煤而黑兮,百无一痊。

"麻毒最重,治法不同。微汗常出,热势越而不留;清便自调,毒气行而无壅。腠理怫郁兮,即当发散;肠胃秘结兮,急与疏通。苟视大而若细,恐变吉而为凶,故衄血不必忧,邪从衄解;痢血不必止,毒以痢松。所喜者身中清凉,可畏者咽中肿痛,饮水不休,法在生津养血;饮食若减,方须清胃和中。

"又如出之太迟,发表为贵;出之过甚,解毒堪宜。毋伐人和,常视岁气,寒威凛凛,毒势郁而不行;火热炎炎,邪气乘而作疬。或施温补,勿助其邪。若用寒凉,休犯其胃。制其过但取其平,诛其暴必欲其正,远寒远热,阴阳之胜负不齐;责实责虚,人禀之强弱或异。

"麻疹既出,将息尤难。坐卧欲暖,饮食宜淡。风寒若袭兮,为肿为热。咸酸不禁兮,为咳为喘。异气纵感,变证宜参。便多脓血兮,仓瘰血热。咳多涎沫兮,华盖易寒。口烂唇裂,心热未退。皮焦发槁,荣卫将枯。苟不详于临证,何以见其折肱。"

结 语

麻疹的治疗,必须注意两个方面:一为早期诊断;二为合理透发。
早期诊断:了解麻疹流行情况,掌握第一批发病的地区和季节,做到心中有数。麻疹将发之前，一般症状虽与感冒相似，唯麻疹有其特点，面红腮赤，呛咳时作，目红泪水汪汪，呵欠喜睡，精神软弱，或有恶心呕吐腹泻等，与感冒有所不同。发疹前2～3天内，口腔第二白齿旁出现麻疹黏膜斑。

合理透发：麻疹的治疗原则，首重透发。古人治疗麻疹经验概括为"麻宜发表透发为先，最忌寒凉毒内陷，已出清利无余热，没后伤阴养血全"四句话。这是做到顺其规律，因势利导，其热毒因疹出而解。反之。认为麻疹为热毒之邪，采用大剂苦寒，适得其反，导致麻毒内陷，甚至造成逆证。

关于透发的具体运用，一般顺证的情况下，可选用宣毒发表汤加减，但在春、夏、秋、冬四时不同气候下，治疗也有差异，现简述如下：

1. 暑天出疹：夏令暑气，疹出不透，热重烦躁，口渴汗出，溺赤便溏，舌红苔薄，脉浮数。此时证宜加味香薷饮(香薷、白扁豆、连翘、薄荷、藿香、佩叶、荷叶、西瓜翠衣、六一散)加减治疗。

2. 秋天出疹：咳嗽气急，面赤烦渴，便闭溺赤，痧不能透，热痛咽痛、舌绛干燥，脉细数。此时治宜用清肺汤(元参、知母、麦冬、桑叶、枇杷叶、大力子、芦根、荷蒂、连翘、桔梗、白茅根)去后二味主之。

3. 冬天出疹：严寒季节，恶寒发热，头痛无汗，肢冷咳嗽，疹出或未出，舌苔薄白，脉浮紧而数，可用三拗汤(麻黄、杏仁、甘草)加荆芥、防风、生姜主之。

4. 春天出疹：若由风温阻表，发热头痛，微汗、口渴咽红、咳嗽不爽、便秘尿赤，舌尖红苔薄黄，脉浮数。选用银翘散(银花、连翘、薄荷、大力子、荆芥、淡豆豉、竹叶、生甘草、桔梗)去桔梗主之最宜，见形期，热度较高的情况下更合适。春天气候也会骤冷，此时按风寒阻表论治。

综上所述，麻疹变化多端，所以治疗方法各异，必须根据四时气候、证情变化来辨证论治。

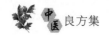

第七章　丹　痧

概　述

丹痧,又名喉痧、疫喉痧、烂喉丹痧。其临床特点:咽喉红肿、疼痛溃烂、痛如刀割、汤水难下、寒热大作、遍体酸楚,全身痧疹、宛如绵纹,疹后脱皮等。但轻症,并非如此,不可不知。

丹痧,亦名猩红热,因其全身出现弥漫性的猩红色皮疹和发热的特征,故称猩红热。

本病好发于冬春两季,2～8岁孩童多见,北方多于南方,病后可获持久性免疫,二次发病者甚少。本病病后有时会并发心肾疾病,故必须注意预防。

病因病理

引起本病的原因,为疫疠之邪乘时令不正、寒暖失常之机,由口鼻侵袭人体,蕴于肺胃,上冲咽喉所致。由疫疠之邪,速行化火,故病情重笃。清陈耕道《疫痧草·疫痧草辨论章》曰:"疫痧之火,迅如雷电,身热一发,便见烂喉,转眼危险,医者束手。"中华人民共和国成立前,本病甚为猖獗;中华人民共和国成立后,由于政府重视预防,已大为改观。重症病人在城市很难见到,轻症亦为散在性的。

本病在《金匮要略·百合狐惑阴阳毒病脉证治第三》称为"阳毒",指出"阳毒之为病,面赤斑斑锦纹,咽喉痛,吐脓血"。正因为是温毒、疫疬之邪,所以侵入人体后,其重,就易化火,故病重笃。其疫疬之邪郁于肺胃,喉通于肺,咽通于胃,咽喉为肺胃之门户,其毒培发,必犯咽喉,故咽喉赤肿溃烂。肺主皮毛,脾主肌肉,疫疬之邪内肺胃,内迫血络,外窜肌表,故发为痧疹,色红如朱。热毒伤阴耗液,故有脱皮;温毒之邪,多从火化。火必归心,舌为心之苗,心火燔灼,故舌红有刺。若热毒烂盛,邪毒入里,内陷心肝,热极生风,是见昏惊厥。

此外在病程中或病后出现变证。如热毒耗伤心阴,心失所养,则心悸、心慌、脉结代。若余毒未清,流注肾与膀胱,气化不利,导致水气,不得下泄,泛溢肌肤,发为水肿。

本病主要病变在肺胃,根据病程的发展,分为邪在卫气,邪在营血,肺胃阴虚,分别以清热利咽,清营解毒,养阴和中之法,进行治疗。

辨证论治

一、邪在卫气型 症状 骤然发热,恶寒头痛,身有皮疹,咽喉红肿疼痛或有糜烂,面赤,大便干。舌苔薄白,脉浮数。

证候分析

发热——由于感受温邪,邪毒亢盛,正邪相争而发热。

恶寒头痛——初起邪在肺卫。

咽红肿痛——由于温邪从口鼻而入于肺胃,咽喉为肺胃之通路。热毒上攻。

皮疹——邪热由表入,热毒炽盛,外泄于肌表。

舌苔薄白,脉浮数——邪在表,在肺卫。

治法 清热解毒利咽

方药 解肌透痧汤加减:牛蒡子、连翘、蝉衣、薄荷、射干、银花、马勃、山豆根。

方义 本方治痧痘初起,恶寒发热,咽喉肿疼,遍体酸痛,烦闷泛恶等症。方中牛蒡子、连翘、薄荷、蝉衣,解肌退痧;银花、马勃、山豆

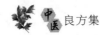

根、射干,清热利咽。

加减 热甚者,加鲜芦根;呕恶甚,舌苔白腻者,去山豆根,加玉枢丹1分,冲服;胸腔痞闷,加藿香;咳重,加前胡、炙枇杷叶、杏仁、条芩;痰多,加浙贝、瓜蒌皮;扁桃体化脓,加七叶一枝花;大便秘结者,加生军(后下)。

二、热毒炽盛型 症状 壮热口渴、烦躁不安、咽喉肿烂、疹色猩红、弥漫全身、舌苔黄燥、口唇干红、大便干结、小便短赤、舌红绛起刺、脉数有力。

证候分析

壮热、烦渴、面赤、皮疹猩红一片,舌蜂起刺、脉数有力——里热炽盛,邪入营血。

咽喉赤肿糜烂——肺胃热毒上攻。

口唇干红、舌苔黄燥——热盛伤津,津液不能上承。

大便干结,小便短赤——内热较重。

治法 清营解毒

方药 清瘟败毒饮加减:犀角、生石膏、知母、生地、丹皮、玄参、连翘、黄芩、黄连

方义 清瘟败毒饮为犀角地黄汤、白虎汤、黄连解毒汤三方化合而成。主治一切火热之症。症见大热烦躁,渴饮干呕,头痛如劈,昏狂谵语,或发狂吐血,舌绛唇焦,脉洪数者。方中犀角清营凉血,清热解毒;生地清热凉血,协助犀角清解血分热毒,并能养阴,以治热助伤阴;丹皮清热凉血,活血散瘀,既能加强凉血之力,又可防止瘀血内滞;石膏辛甘大寒,清肺胃热毒;知母苦寒以清泄肺胃之热,质润以滋其燥,石膏配知母清热除烦力尤强;黄连、黄芩泻心火而解热毒;玄参滋阴降火,解斑毒,利咽喉;连翘治热病烦渴,斑疹丹毒。因此,本方具有泻火解毒、凉血救阴之功效。

三、邪毒内陷型 症状 壮热不已,神昏谵语,惊搐躁动皮疹紫红,甚或可见点,舌质红绛,脉数。

054

证候分析

壮热神昏谵语——邪热深重,热入心包,心主神的功能受到影响。

惊搐躁动——邪毒内陷,热极肝风内动。

皮疹紫红或呈瘀点,舌质红绛,脉数——热毒内盛。

治法 清热解毒,开窍熄风

方药 清营汤加减:犀角、生地、黄连、赤芍、丹参、竹叶心、玄参、银花、连翘、麦冬。

方义 方中犀角清解热毒;热甚伤阴,故以玄参、麦冬、生地清热养阴;黄连、竹叶心、连翘、银花清心解毒,并透热于外;丹参有活血散瘀作用,以防血与热互结。本方有清营解毒,透热养阴之效。

加减 热极动风,如兼痉厥,加羚羊角、地龙、紫雪丹以清热息风;若神昏谵语,加安宫牛黄丸清热开窍。

四、肺胃阴虚型 症状 神疲、食少、唇干、皮肤干燥脱屑或者脱皮、舌质红、脉细。

证候分析

皮肤干燥脱皮——阳毒火热伤阴,肺胃阴虚。

食少、唇干、神疲——胃阴不足,脾气虚弱。

舌红脉细——阴虚所致。

治法 养阴和中

方药 沙参麦冬汤加减:沙参、麦冬、玉竹、石斛、白芍、甘草。

方义 本方功能清养肺阴、生津润燥。主治燥伤肺胃、津液亏损,症见咽干口渴、舌红少苔等。沙参为滋阴清热之品,与鲜石斛同用,清热养阴之功更佳。麦冬也为甘寒清润之品,配玉竹、白芍养胃阴更为适宜。

加减 胃纳不振加香谷芽,舌红口干加鲜石斛

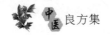

其他治疗

一、单验方

1. 用黄芩8克,水煎,连服3天,每日2～3次,可降低猩红热的发病率,使猩红热停止流行。(摘自《新医药》1973年第1期,第10页)

2. 牛蒡子8克,薄荷、蝉蜕各3克,水煎服。用于初起;皮疹显著者用蒲公英、紫花、地丁、银花、连翘等各8克,水煎服。(摘自《陕西新医药》1973年第5期,第44页)

二、针灸

针刺:风池、天柱、合谷、曲池、少商、膈俞、血海、三阴交,用泻法,每日一次。(摘自《中医儿科学》,上海科技出版社1979年版)

三、外用药

玉钥吹喉散,一日二次。(摘自《中医儿科学》,上海科技出版社1979年版)。

预防与护理

1. 必须充分休息,多给维生素C和B,并予软食,多饮开水。

2. 控制传染源:患儿及疑似者均应隔离治疗七天;若合并有化脓性炎症时,则应隔离治疗至痊愈为止;已接触猩红热的健康者,需检疫观察12天;接触密切已为带菌者,亦应短期隔离,并可服药。

3. 保护易感儿:冬春流行季节,不到公共场所;并可用黄芩10克,水煎服预防。

文献选录

《诸病源候论·小儿杂病诸候》:"风热毒气,客于腠理。热毒搏于气血,蒸发于外,其皮上热而赤,如丹之涂,故谓之丹也。若久不瘥,即肌肉烂伤。"

《伤寒准绳》:"阳伤寒,服药不效,皮肤斑烂,手足皮俱脱,身如涂朱、眼珠如火、烦躁欲死、脉洪大有力、昏不知人。"

《喉症痧治概要》:"烂喉丹痧,发于夏秋者少,冬春者多,乃冬不藏精,冬应寒反温,春塞犹禁,春应温而反冷,经所谓非其时而有其气,酿成疫症之邪也。邪从口鼻入于肺胃,咽喉为肺胃之门户,暴寒束于外,疫疠郁于内,蒸腾肺胃二经,厥少之火乘势上亢,于是发为烂喉痧也。"

《临症指南医案·疫门》:"疫疠秽邪,从口鼻吸受,分布三焦,弥漫神识。不是风寒客邪,亦非停滞里症,故发散消导,即犯劫津之戒,与伤寒六经大不相同。今喉痛、丹疹、舌如朱、神躁暮昏、上受秽邪、逆走膻中、当清血络,以防结闭,然必大用解毒,以驱其秽,必九日外不致神愦,冀其邪去正复。

《疫痧草·疫痧辨论章》:"疫痧之火迅如雷电,身热一发,便见烂喉,神呆。痧隐肌赤,不分颗粒,其毒火炎炎,灼伤脏腑。在片刻时尔,安能如伤寒之传变六经,绵延日久哉。其治法必如伤寒之疏达既透,而后清之化之,则恐十死八九矣。治疫痧者,在疫火未肆之前,而先代其火,则其火渐化,其病渐松。在疫火既肆之后,而后化其火,吾恐化之无益矣。汗虽无,身灼热。痧虽隐,无颗粒。脉虽郁,喉已腐。舌虽垢。神已烦。疏不兼清每多凶,达而兼化每多吉。必如伤寒症之疏达既透,而后清之化之,岂非十死八九哉。故以治疫痧之法,治伤寒不可。以治伤寒之法,治痧亦不可。然善治疫痧者必善治伤寒,善治伤寒者必善治疫痧。善治疫痧伤寒者,亦必善治杂症。神而明之,存乎其人也。善治疫痧伤寒杂症者,推其理而齐家治国,何

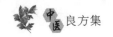

莫扩而充之之道哉。范子曰：不为良相，即为良医，此之谓也。

按：丹痧即现代医学所称猩红热。临床以发热、咽喉炎和全身起细小密集的猩红色皮疹，以及杨梅舌为特征。治疗初起宜辛凉解表，解毒利咽；表解后宜清营、泄热、养阴。锡类散吹喉。能清热消肿。

（摘自《幼科台言》，上海科技出版社1982年版）

结　语

丹痧一病，有轻有重，轻者，没有明显症状，仅有低热，皮疹稀少，隐没很快，常被漏诊。往往到发现脱皮并发血尿、心悸、脉结代时被发现，才确定是猩红热。此类病人常是主要传染源，在多发季节应特别注意。

重症，高热持续40℃以上，皮疹呈紫红色或出血性瘀点，同时伴有惊厥、谵妄、昏迷等症状。

轻症和重症，毕竟为少数，多数为普通型，分为前驱期、出疹期和脱屑期。

前驱期，从发病到出疹叫前驱期。短者数小时，长者1～2天。发热大多骤起，体温38～40℃，咽痛，咽部充血，扁桃体肿大有渗出，颈前淋巴结肿大是最早的症状。

出疹期，出疹期约3～4天，皮疹从颈部、胸部、腋下开始，在数小时内波及躯干和上肢，最后到下肢。它的特点是弥漫的猩红色皮疹，疹子细小密布，面部潮红，尤以两颊为甚，口唇周围呈苍白圈，在肘屈面腋窝、腹股沟等皮肤皱折处，皮疹更为明显，形成线状疹，好像一条红丝线，出疹后，1～4天，舌苔剥脱，舌有红刺，呈杨梅舌。出疹时发热，甚至高热，皮疹布满全身，热症始退。

脱屑期，脱屑大都在第一星期末发现，嫩薄的皮肤脱屑较早，皮疹多的部位可见大片脱落。尤以手心、足底为明显，重症病例可数次脱皮。丹痧发病的全过程必须熟读深知。治疗时仍按辨证论治原则进行。

第八章　奶　麻

概　述

　　奶麻是婴儿期的一种轻型急性发疹性疾病,多发于哺乳的婴儿。临床以骤然发热持续2～3天,即出现玫瑰红色小疹丘为特点。全年均可发生,冬春两季为多。

　　奶麻又名假麻、烂衣疮、瘙疹。如明马之骥《疹科纂要》:"若初生婴儿未及满月,或百日内外,或生痘疹之先,遍身发出红点,如粟米状,等满月外名烂衣疮。百日内外及未痘疹之先,名为瘙疹,皆不治自愈。"可知本病预后良好。一般患病后可获终生免疫。

病因病理

　　本病多因外感风热时邪,侵袭肺脾,发于肌表所致。小儿生机蓬勃,脏腑清灵,故外感风热初期,先有发热,而神气清爽。邪郁于脾则胃纳不佳,或伴呕吐、腹痛、腹泻。邪毒干扰气血,正气充沛,抗邪于外蕴郁肌腠之邪,外发肌肤,故疹出而热退。

辨证论治

　　一、发热期　症状　骤起高热,伴有呕吐、腹痛、腹泻、纳呆、咽红目赤,精神如常,舌苔薄黄,指纹紫。

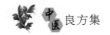

证候分析

发热、咽红、目赤——风热之邪,客于肺卫。

精神如常——邪在肺证,未犯心包。

呕吐、腹痛、腹泻、纳呆——邪犯脾胃,脾胃升清降浊功能失司。

舌苔薄黄,指纹紫——风热内蕴。

治法 疏风清热

方药 银翘散加减:银花、连翘、大力子、薄荷、蒲公英、大青叶、黄芩。

方义 方中连翘、大力子、薄荷疏风清热,银花、蒲公英、大青叶、黄芩清热解毒。

加减 若有呕吐,加姜竹茹、陈皮,和胃止呕;若腹痛,加枳实、元胡索,理气止痛;若腹泻,加煨木香、苍白术,理气化湿;腹泻腹痛重者,可选用葛根芩连汤主之。

二、出疹期 症状 全身出现如麻粒样玫瑰红色丘疹,针头大小,先见于颈部,很快延及全身,以躯干明显,压之褪色,疹出热退,舌苔薄黄,指纹淡紫。

证候分析

皮疹——风热与气血相搏,客于肌肤。

疹出热退——疹出热毒外解。

舌苔薄黄,指纹淡紫——余热未清。

治法 清热凉血

方药 化斑解毒汤加减:生地、赤芍、玄参、竹叶、连翘、元参。

方义 本方治三焦风热上攻而致的火丹;延及全身痒痛者。

方中生地、赤芍、玄参清热凉血;竹叶、连翘清热解毒;知母、石膏清气分郁热。

加减 胃纳不振者加炒谷麦芽、焦六曲以醒脾开胃;大便干结者加全瓜蒌,润肠通便。

其他治疗

单验方

一点红、九里光、金钱草各10克,水煎服,每日一剂。(摘自《中医儿科学》,上海科技出版社1979年版)

预防护理

1. 发现患儿,应立即隔离,在集体儿童组织中,如发现可疑患者,应隔离7~10天。

2. 多喝开水,饮食应清淡。

3. 高热时防止抽筋。

文献选录

《麻科活人全书·正麻奶麻风瘾第十五》正麻之出,由于胎毒。其出也。必在出痘之后。或隔两三月。或隔半年、一年之久。甚至八九年之远。感正麻之气而出一次。后更不复出矣。奶麻者,小儿初生未满月中,受有热毒所致。故生下发见于皮肤,不可认作时行麻疹,妄用汤剂。盖婴儿脏腑娇脆,气血怯弱,不能胜受汤丸,宜以溯源解毒汤热母乳服之可耳。若风瘾者,亦有似于麻疹。乃发在幼孩甫生一月、半周、一岁之间,时值天气炎热,感风热而作,此不由于胎毒,乃皮肤小疾。感风热客于脾肺二家所致,不在正麻之列。常见出一次又出一次,亦有连出不已者。无关大利害,不必用药而自散。偏身热不退,只宜微用疏风清热之剂,一服即愈,以荆防发表汤除红花主之。

如身不热者,不必用药,免致诛伐太过。然亦当慎风寒,戒荤腥、生冷、辛辣等物。勿以其无关利害而忽视。恐触动风热而生他病。论云:风瘾身热不退,宜疏风清热,以荆防发表汤主之。细按方内,只

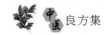

有荆芥、防风疏风之品,并无清热之药。且川芎上行头目,当归血中气药,楂肉长于消肉积,甘草虽能和药解毒,其实有调中益气之功。桔梗性上升,能阻各药不得下达,并非清热之品。且云除红花。反不若红花之能散赤肿解疹毒之尤为可用也。愚意莫若用防风败毒散(见第五条)去甘草、桔梗、杏仁,加元参、黄芩、地骨皮,以疏风清热退潮之为妥当耳。

朱曰:此三种,各有主名,各有治法。医家必先识此,始不混乱。

结 语

本病现代医学命名为幼儿急疹,感染性病毒引起。中医认为,此病为外感风热时邪,伤及肺卫所致。初起发热较重,2~3日后,透发出皮疹,疹点一般在24小时内出齐,以躯干、腰、臀部等处为最多。肘、膝较少或无,手足心无疹,疹点呈玫瑰色。疹点类似麻疹,但无目赤、流泪等。疹出1~3日即消退,无脱屑及色素迟着,苔薄白,指纹紫,脉浮数。

本病最大特点,疹出即高热骤退,也有热退同时发出疹子,它不同于麻疹、风疹、丹痧等其他发疹性疾病。

本病初起虽有高热,但精神、食欲如常。虽有面赤、口渴者,只有极个别发生热极生风。所以学习时麻疹、风疹、丹痧、奶麻要进行比较,有比较才能鉴别。

第九章　风　疹

概　述

　　风疹也是一种发疹性传染病。初起类似感冒,发热一两天后全身出现淡红色斑丘疹,耳后及枕部淋巴结肿大为其特征。因皮疹细小如沙,故又称"风疹"。古人称为"瘾疹"。《金匮要略·中风历节病脉证并治第五》云:"邪气中经,则身痒而瘾疹。"所说"瘾疹"即为风疹。

　　本病多发于冬春二季。5岁以内的小儿发病较多。山东某市自1954年11月至1955年4月曾见风疹400例,年龄大多数在五岁以内,最小的三个月,年龄越小,发病率越高。本病预后良好,患病后可获终生免疫。但妇女妊娠三个月内患本病,容易影响胎儿发育,出现先天性心脏病、白内障等先天畸形。

病因病理

　　本病的发生,主要因感染风热时邪,邪毒由口鼻吸入,郁于肺卫,蕴于肌腠,与气血相搏,邪毒留于肌腠所致。病邪一般伤及肺卫,只在浅表,病势较轻,只有低热咳嗽、流涕发疹,疹色浅红,分布均匀,仅仅出现伤风证候,病理传变只在卫分即止,所以有"皮肤小疾"之称。少数病人,邪毒亦可炽盛而入营血分。可见高热口渴,疹色鲜红或紫暗,融合成片。所以本病临床一般分为邪郁肺卫和邪热炽盛二型,治疗以疏风清热,凉血解毒为主。

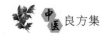

辨证论治

本病症状大都不严重,但极个别可引起惊风、甚至死亡,不可不知。一般为咳嗽、喷嚏、流涕、咽痛、头痛、纳呆、发热等。这些症状出现半日或一日后,即开始发疹。体温通常在38~39℃之间,但少数亦可高热不退。发热大多数是骤起,持续1~2日为多。刚发病时,可能在软腭及咽部附近见到玫瑰色或出血性红点,大小如针头,为早期诊断有帮助。

本病通常于发热第一或第二日即出现特殊性斑丘疹。出现迅速,一般由面部延及躯干和四肢,往往24小时内布满全身,但手掌、足跖大都无疹。皮色通常为浅红色,稍稍隆起,大小为2毫米左右,躯干上皮疹较为稀疏,面部及四肢则往往融合,尤其在背部易成为一片红色。但仔细检查额、腕及指、趾,往往可见到疏散性斑丘疹。皮疹约4~5日隐退。

根据临床表现,可分邪郁肺卫和邪热炽盛二型,治以疏风清热、凉血解毒为主。

一、邪郁肺卫型 症状 发热恶风,咳嗽流涕,喷嚏神疲、疹色浅红,先起于头面,继发于身躯,分布均匀,稀疏细小,有痒感,2~3日消退,耳后及枕部淋巴结肿大,舌苔薄黄,脉浮数,指纹紫。

证候分析

发热恶风流涕喷嚏——邪在肺卫,邪正相争。

咳嗽——风热时邪袭肺,肺气失宣。

疹色浅红,布满全身——疹毒从肌腠外达。

痒感——风盛之象。

耳后及枕部淋巴结肿大——热毒内聚不散。

舌苔薄黄,脉浮数,指纹紫——风热内蕴。

治法 疏风清热

方药 银翘散加减:银花、连翘、竹叶、牛蒡子、荆芥、薄荷豆豉。

方义　本病亦属温病范畴,温病初起、邪在卫分,治宜疏风清热,本方宜之。方中银花、连翘清热解毒,轻宣达表,荆芥穗、荆芥、淡豆或辛散表邪,透热外出。牛蒡、桔梗、甘草能解毒利咽散结,竹叶清热,方中清热解毒药物与辛散表邪药物相配伍,共济疏散风热、清热解毒之功。

加减　热度高者,鲜芦根不能少,有清热生津作用。

二、邪毒炽盛型　症状　高热口渴,心烦不宁、疹色鲜红或紫暗,成片相见,扪之碍手、瘙痒较甚,口干唇燥,舌质红,舌苔黄厚,脉数,指纹紫上达气关。

证候分析

高热口渴,口干唇燥——邪热炽盛,热盛伤阴。

心烦不宁——热扰心神,心神不安。

疹色鲜红或紫暗,成片相见——热毒炽盛,邪入气营。

瘙痒甚——热重风盛。

舌质红,舌苔薄黄,脉数,指纹紫——热毒内重。

治法　清热凉血解毒

方药　透疹凉解汤加减:黄连、连翘、紫地丁、桑叶、甘菊、牛蒡、蝉衣、薄荷、赤芍、红花。

方义　本方功能疏风清热,解毒透疹,可治小儿风疹。黄连、连翘、紫地丁,清热解毒;桑叶、甘菊、薄荷、牛蒡、蝉衣,疏风清热;赤芍、红花,活血解毒。

加减　口渴唇燥加鲜芦根、鲜石斛清热养阴。瘙痒甚者加皂角刺,腹胀者加炒枳壳、川朴花,胃纳不振者加炒谷芽、麦芽。

其他治疗

一、单验方

1. 野菊花、地肤子各15克,水煎服,一日一次。

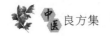

2. 忍冬藤、牛蒡子、板蓝根、蝉蜕,水煎服,一日二次。

二、外治法

瘙痒难忍者,可用清凉油适量涂拭患处,有止痒作用。

预防与护理

1. 在流行期间,易感儿和早期孕妇,勿去公共场所。

2. 儿童集中的幼儿园、托儿所,发现风疹患儿应隔离到出疹后五天,一般不采取隔离或检疫。

3. 妊娠初期,如已接触本病,应注射丙种球蛋白或成人血清。

4. 发热期间,应卧床休息,饮食以流汁、半流汁为宜。注意护理,防止并发其他病证。

文献选录

《诸病源候论·小儿难病诸候》:"小儿因汗。解脱衣裳。风入腠理。与气血相搏,结聚起相连成瘾疹。风气止在腠理浮浅。其势微。故不肿不痛。但成瘾疹、瘙痒耳。"

《万氏秘传片玉心书·斑诊瘾疹门》:"小儿瘾疹多属于脾,以其隐隐在皮肤之间,发而多痒。或不红者,并风与湿而成也。加味羌活散治之,或加减攻毒散亦效。

加味羌活散

羌活、前胡、人参、桔梗、甘草、薄荷叶、枳壳、川芎、天麻、茯苓、蝉蜕,姜三片引。

加减攻毒散

羌活、枳壳、前胡、柴胡、当归、川芎、枳壳、桔梗、茯苓、人参、甘草、薄荷叶、防风、荆芥、苍术、芍药、生地,姜枣引。

以上我们学习了麻疹、丹痧、奶麻和风疹四种发疹性疾病。为了

第一篇 专病论方

记忆掌握,现列表如下:

		麻疹	风疹	奶麻	丹痧
潜伏期		8～14天	14～12天	8～14天	2～12天
前驱期	时间	3～4天	半～1天	3～4天	数小时～1天
	症状	发热、咳嗽、流涕、目红畏光、眼泪汪汪	发热轻微	忽然高热,持续3～5天骤退,精神好	发热、咽红咽痛、乳蛾肿大
麻疹黏膜斑		有	无	无	无
出疹与体温关系		出疹时体温达最峰,疹齐后体温逐渐下降	出皮疹时体温亦微	大都在体温降落后出疹,少数疹出热退	出疹时,体温很高,疹退时,体温下降
皮疹		先耳后、面部逐渐满布全身,约3天出齐,皮疹呈玫瑰色斑血疹,可互相融合	先见面部,24小时后布满全身,皮疹细小,呈浅红色斑血疹状,分布均匀	皮疹先见于躯干,无明显顺序,24小时布满全身,呈玫瑰红色的较小斑血疹	皮疹先见于颈、胸、腑下,3～4天遍及全身,呈红色点状密集成片,腭面部潮红而无皮疹
恢复期皮肤		疹退后,在短期皮肤上留有棕色斑痕,并有糠麸状细微脱屑。	疹退后,色素斑痕和脱屑均不明显	疹退后无色素斑痕和脱屑。	疹退后可见脱皮,无色素斑痕
特殊体征		麻疹黏膜斑	耳后枕骨下淋巴结肿大	无	口唇周围苍白圈杨梅舌,皮肤皱折处呈线状疹

结 语

  风疹为全身性发疹性疾病,预后良好,但是妊娠三个月的妇女尤需小心。此时得了风疹,患儿易得先天性心脏病、白内障等,不可不知。

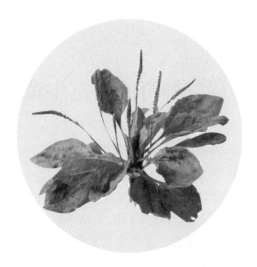

第二篇

神奇的良方

本篇序

『神奇的良方』是本书的亮点。是作者五十余年古为今用临床实践的总结。其中挑选效果好、见效快、病人满意的医案，体现了中医药治疗疾病神奇的疗效。在其内容上包括儿科、内科、妇科、五官科、神经科、皮肤科等。这是中医师门诊时不可多得的药方，也是独立门诊医师的帮手，适合中青年医师阅读。

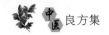

第一章　神奇的安宫牛黄丸

　　安宫牛黄丸和紫雪丹、至宝丹合称中医三宝,抢救重危病人,有起死回生的作用。我只介绍安宫牛黄丸的体会。安宫牛黄丸是《温病条辨》吴鞠通的方子。主治高热不退、心烦不安,甚至神志不清,舌红少津,大便秘结,脉象滑数。安宫牛黄丸有三百多年历史,百年古方,今朝再用仍然有神效,真神奇。

　　案例一　鲁××　男　14岁

　　1990年5月16日,高热39℃以上,持续15天不退,伴有全身黄疸,目黄,肤黄,尿黄,黄疸指数276个单位,形体消瘦,神态疲软,卧床不起,住某三甲医院。上海医生来会诊后要求剖腹探查,家长不同意。医院采用腹腔打洞,结果观察到大网膜紧紧包裹肝胆,无法看清肝胆情况,病情十分严重。应家长要求,中医协助治疗。

　　此时病人高热不退,半月有余,全身发黄,肤黄如金色,尿黄尿少,神疲乏力,口干舌红,舌苔黄燥,大便干结,显系湿热黄疸,邪热深重,非大剂清热化湿解毒不能退热除黄,不用清透重剂有邪热内闭之虞,拟安宫牛黄丸和茵陈蒿汤加味。

　　处方:

　　绵茵陈12克、焦山栀10克、制军(后下)10克、猪茯苓10克、炒枳壳10克、火麻仁10克、郁李仁10克、六一散(包)10克、车前子10克、龙胆草10克、陈皮10克、炒谷麦芽各30克,医嘱2剂,另服安宫牛黄丸,一次1丸,每日2次,服用2天。

1990年5月18日二诊:有效,原方再服2剂。

1990年5月21日三诊:热度逐日下降至正常体温,上方撤去安宫牛黄丸,原方去龙胆草,调理一周,热未再起,黄疸退净,痊愈出院。

按语:安宫牛黄丸近代多用于流脑、中毒性痢疾、尿毒症、脑血管意外、中毒性肺炎等痰热内闭之症。方中牛黄、珍珠、金箔主解百毒,麝香、雄黄、郁金、梅片排毒外出,三黄泻火,大凡高热、神昏、猝然昏厥、不省人事或中风窍闭,热邪深重者,均可选用。本人体会,热邪内陷,或湿热内闭,或痰迷心窍,均可选用安宫牛黄丸,而且要提早介入,不要等到神昏谵语、舌謇肢厥才想起该药,否则,亡羊补牢,为时晚矣!

案例二　冯×× 　男　19岁

1997年3月9日初诊:患败血症,住某三甲医院。高热20余天,体温高时40℃,口渴纳呆,神疲乏力,舌红少津,舌苔薄黄,小便黄赤,大便干结,脉滑数。辨证为邪毒深重,气血两燔,治法用清热化湿,泻火解毒,拟安宫牛黄丸配合清瘟败毒饮加减,共奏泻火解毒之功。

处方:

生石膏(先煎)30克、知母10克、生地10克、黄连10克、丹皮10克、赤芍10克、连翘10克、玄参10克、制军(后下)10克、炒枳壳10克、蚤休10克、龙胆草10克,医嘱2剂,另用安宫牛黄丸,一次1丸,每日2次,服用2天。

1997年3月12日二诊:服药2天后,高热降于38℃,仍有口渴,不思食,舌苔黄腻,脉滑数,药已见效,原方再服2剂。

1997年3月14日三诊:高热已退,稳定8天,胃纳转为正常,神态平和,苔薄,脉细,拟养阴清热,益气扶正。

处方:

党参10克、炒白术10克、黄芪10克、地骨皮10克、赤芍10克、白

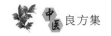

薇10克、金银花10克、连翘10克、青蒿10克、玄参10克。继服7剂，以资巩固。

按语：本例患者高热20多天，热不退，小便短赤，大便干结，为热郁三焦，邪无出处，选用安宫牛黄丸合清瘟败毒饮加味，意在清泻火毒。清瘟败毒饮系由白虎汤、犀角地黄汤、黄连解毒汤三方合一。热邪充斥三焦，非大剂清凉解毒莫救。十二经之气皆来源于胃，阳明又为多气多血之经，方中石膏、知母、生地直清阳明胃热，阳明胃热得消则十二经之火自消、热邪自退；黄连、连翘清上焦之火，龙胆草、蚤休、玄参、丹皮、赤芍等清肝胆之火；制军、枳壳，通腑解毒，釜底抽薪。

案例三　陈××　男　60岁

1996年8月3日，因高热去某医院就诊，诊断为上呼吸道感染，用药三天后，高热不退，上升至40℃。经拍片，诊断为心包积液，抽去液体300ml，热度仍不降，转至某大医院住院检查，住院17天，高热仍在39～40℃之间，体虚乏力，曾昏倒在卫生间，纳少便溏，舌苔白腻，脉细数。此系湿热内蕴，热扰清阳，神志失聪，拟用安宫牛黄丸加三物香薷饮。

处方：

香薷10克、黄连10克、川朴花10克、炒扁豆10克、藿梗叶各10克、蔻仁5克、金银花10克、连翘10克、柴胡10克、薄荷3克、黄芩10克、杏仁10克，医嘱2剂，另服安宫牛黄丸一次半丸，每日2次，服用2天。

1996年8月22日二诊：服药后心胸部感到凉爽，微汗出，自觉舒服。1996年8月23日早晨37.3℃，10时38.2℃，14时37.8℃，16时36.9℃。继服原方2剂，安宫牛黄丸一次半丸，每日2次，服用2天。

1996年8月25日三诊：服药后体温持续平稳下降，24日6时37.3℃，10时38.2℃，13：30 37.3℃，17时37℃；头颈部有汗，精神佳，饮食、二便正常，舌苔薄腻，脉细数。

处方：

炒扁豆10克、川朴花10克、香薷10克、川连10克、金银花10克、连翘10克、蔻仁10克、石菖蒲10克、黄芩10克、南沙参10克、杏仁10克、鱼腥草5克、碧玉散10克，医嘱5剂，另服安宫牛黄丸一次半丸，每日1次，服用5天。

1996年8月30日四诊：服药后，体温渐近正常，在37.3℃波动，偶有咳嗽，肝功能GPT46单位，心率106次，面色不华，舌苔薄腻，体力渐复，饮食二便正常，改用清热养阴以善后。

处方：

南北沙参各10克、炙枇杷叶10克、地骨皮10克、白薇10克、黄芩10克、金银花10克、猪苓10克、茯苓10克、平地木10克、五味子10克、炒枣仁10克、煅龙齿30克、茵陈10克、红花10克、桃仁10克，医嘱3剂，体温保持正常，一周后出院。

按语：本例患者因发热、头痛、畏寒就诊，诊断为上呼吸道感染。用药3天，高热不退，复诊经拍片，诊断为心包积液，抽去液体300ml，经治热仍不退。此时正值暑天，外感寒湿，兼有暑热，故清暑化湿、祛寒解表，选用安宫牛黄丸合三物香薷加味治之，前者清热解毒、内清暑热，后者外散寒邪，两者同用，故服药后即见热势下降，终至热退病除。

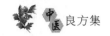

第二章　十年血尿　一月治愈

三七出自《本草纲目》，纲目云：参三七化瘀止血，消肿定痛。用于吐血、咯血、衄血、便血、崩漏、外伤出血、跌打肿痛、胸腹刺痛等。用于跌打损伤，吐血咯血，人人皆知，用于小便出血，却不常见。专治肾炎、尿检红细胞，镜检2个＋，十多年不愈，我用常规治血尿方，一诊二诊，三诊尿检红细胞仍旧2个＋，全然不动，急中生智，添加田三七片3克入煎，第四诊的中药服完，奇迹出现了，尿检阴性。以后数月尿检，经过数年抽查，均为阴性，直至结婚生子，健康至今。

案例一　武×　女　23岁

2005年5月12日初诊：病人反复血尿，十年之久，咽红舌苔薄。从13岁开始一直到23岁大学毕业，每次尿液检查红血尿总在＋＋/np，四处求医，不见好转。大学毕业，面临入职体检，家长孩子，心事重重。一次偶然机会，在《都市快报》看到吴教授治疗血尿经验，特来就医。

处方：

生地炭10克、大小蓟10克、藕节炭10克、血余炭10克、女贞子10克、地肤子10克、白鲜皮10克、徐长卿10克、金银花10克、三七片3克、白茅根30克、仙鹤草10克、紫珠草10克、水牛角片30克，医嘱7剂，另服六味地黄丸8丸，每日三次，服用7天。

上方调理一月后，奇迹出现了，尿检红细胞阴性。

2006年随访、2007年随访、2008年随访、2009年随访，2010年随访全部痊愈，2012—2015年随访，结婚生子，生了一个健康的小宝宝。

按语：血尿的原因很多，治疗方法各异。这种血尿，我们俗称单纯性血尿，一般用小蓟饮之加减治疗。我治疗几十例，效果都很好。像这样10多年的血尿尚属罕见。这里，我想三七可能起了关键作用。参三七有活血祛瘀、生肌止血的作用。少量的参三七有生肌作用。为了证实这一点，我又治疗一例五年血尿不愈的病人，同样有效。

案例二　黄××　男　20岁

嘉兴人，长期血尿三年余，四处求医无效，到过上海、西安等。一诊2007年7月12日，患儿面色不华，尿检RBC＋＋/HP，异红细胞67％，咽红。

处方：

生地炭10克、大小蓟各10克、旱莲草10克、侧柏炭10克、茜草炭10克、白茅根30克、玉米须30克、田三七3克、连翘10克、蝉衣3克、藕节炭10克、血余炭10克、水牛角片30克（先煎）、加服六味地黄丸10克，医嘱14剂。

2007年8月5日二诊：服药14剂后，尿检红细胞，12年来尿检是最好一次，再服15剂。坚持治疗一年。2008年5月6日连续6次尿检，全部阴性。家长心中的一块石头，终于掉下来了，安心了。

案例三　吴××　男　45岁

患者十二指肠溃疡，每年要出血，大便发黑，一年两次，春季一次，秋季一次，溃疡病发时腹部隐痛，说话无力，体虚，面色不华。医生建议手术治疗，他忌怕手术，一直拖，一拖拖至20年，中药也吃过多次，治标不治本，20多年的溃疡终未治愈。后我建议服三七粉每日一次，每次1克，坚持一个月，奇迹出现。当年秋季没有出血，次年春天也没有出血。此后从四十余年，现在七十多岁了，溃疡病没有复发过。所以我体会到少量的三七有生肌作用，凡遇久治不愈的血尿，我就用参三七帮忙，参三七没有辜负我对它的希望，一用即灵。谚云"吃药一千，遇药一丸"，果真如此。

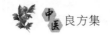

第三章　草药也能治癌

在20世纪，人人谈癌色变，癌症成为不治之症。到了21世纪，随着科学技术不断发展，对癌症可以进行手术治疗、化疗、放疗，挽救了许多人的生命。中药治疗癌症不但能配合手术、放疗、化疗一同治疗，也能单独进行治疗。下面就举个例子，加以说明。

案例一　周×× 男 61岁

1989年12月某日，初诊。

20多年前的一个冬天，天气很冷，寒风刺骨，家家户户准备过新年的时候，突然有个老乡匆匆来到我家。他说自己得了癌症，经常咳嗽，痰中带血，已有两三个月，当地县、市人民医院诊断为肺癌。今天，他到省肿瘤医院看病，医生也确诊为肺癌。医生问他是否需要开刀，他考虑到年龄等原因拒绝开刀手术之后，才匆匆忙忙到我家来了。

肺癌有多种，大细胞癌、小细胞癌、腺癌、鳞癌等等。无论哪种癌，到了咯血、痰中带血的地步，已属于晚期症状。病到了如此地步，也只能"死马当活马医"了。

我保存着一张治疗癌症的方子，也是祖上传下来的。我有一位亲戚，在六十多岁时，患了食道癌，某医院催他手术治疗，但他坚持吃中药，其他人说服不了他，他说后果自负。说也奇怪，开始服中药后，病情一天天好转，吞咽困难的症状也一天天轻起来，他自己信心倍增，一口气服了六个月的中药。再到医院检查时说，食道癌消失了，吃饭也不噎了。他一直活到八十岁，直至寿终时也没有食道癌复发。

因此，我心里有底了，就用这张方子给他治疗，处方是：

酒炒黄药子30克、铁树叶30克、菝葜30克、白花蛇舌草30克、枸橘李30克、穿破石30克、炒三棱10克、炒莪术10克、地必虫10克、丹参30克、守宫7只、干蟾皮10克、炒米仁30克、党参30克、红枣10克

医嘱7剂,他高高兴兴地回家了。

半年后奇迹出现了,他病好了,不咳嗽,不咯血,还能上山砍毛竹,能下地干活。十多年后,我回家乡的时候,还与他合影,他活得很好。到2007年,我回家乡,听到不幸的消息,他误服了老鼠药,过世了。听到这个消息时,我很伤心,他战胜了癌症,却被老鼠药毒倒了,非常可惜呀!

案例二 沈×× 男 75岁

1978年9月初诊:他是离休干部,早年参加新四军,我们村上去了三人,回来时只有他一人。患上癌症时,他已七十多岁了。他从几百里外的乡下专程赶到杭州找我,要求吃中药。我一听肝癌,脑子里"嗡"一下,精神一愣。肝癌是癌中之癌,治疗难度极大,希望渺茫。鉴于病人千里迢迢赶来,我不能让他丧气而归,因此上方加上三根糖浆,每次10毫升,3天1瓶,服药三个月。三个月后复查,医生说他没有癌症。我知道后非常高兴,他一直健在,直到93岁过世。

案例三 李×× 男 61岁

2005年8月3日初诊:病人听说同村的××癌症看好了,自己得了食道癌,也找我开方子吃中药。俗话说:天不怕、地不怕、只怕食道来作坝。这个坝,就是食道癌。病人之前已经放疗三次,白细胞降到2000多,因体质虚弱无法继续放疗,故他来找我改吃中药。他坚持服药一年多,病症逐渐好转,多活了六七年,病人家属表示满意。他服用的中药也是在上方基础上,增加半枝莲30克、半边莲30克、藤梨根30克、虎杖根30克、鲜铁皮石斛10克。

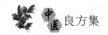

案例四　陈××　女　74岁

2015年1月29日初诊:病人体检后发现肺癌,位置处在肺血管多的部位,医生认为不适合手术治疗,叫病人回家休养。病人家属寻求中医治疗,来到胡庆余堂看中医。

患者体质尚可,虽有咳嗽,痰中没有带血,胸中虽有不适但不甚,舌苔腻、脉细,二便尚可,饮食一般,此属正气已虚、瘀血内阻,拟扶正祛邪、清热化瘀。

处方:

铁树叶30克、白花蛇舌草30克、穿破石30克、枸橘李30克、全蝎3克、炒三棱10克、潞党参30克、守宫5只、炒莪术30克、炙黄芪30克、地必虫10克、丹参30克、米仁30克、半枝莲30克、半边莲30克、藤梨根30克、干蟾皮10克、红枣10克,医嘱14剂,服用14天。

2015年2月12日二诊:患者服药后感觉尚可,没有不适,舌脉同前,医嘱14剂,服用14天。连续门诊,每14天一次复诊,服用4个多月。

2015年5月28日八诊:肺占位性病变,4个多月来,体力尚可,自己一个人从彭埠乘公交车到胡庆余堂门诊,有些咳嗽,足肿、胸闷、失眠,纳可便少,苔薄、脉细。

处方:

铁树叶30克、猫人参30克、藤梨根30克、知母10克、陈青蒿10克、炙必甲10克、生地10克麦冬10克、炙黄芪10克、黑白丑10克、瓜蒌皮10克、桔梗10克、炒二芽30克、炙百部10克(全蝎2克、守宫2只、小蜈蚣3条、地必虫10克、干蟾皮10克)包煎,医嘱七剂,服14天。

2015年6月11日九诊:肺占位性病变,服药5个多月以来,胸闷、胸痛减轻,足肿已消,纳睡一般,小便不多,四肢疲软乏力,舌苔厚腻,脉细,求以益气化瘀。

处方：

潞党参15克、麦冬15克、五味子5克、绞股蓝30克、五加皮30克、陈青蒿10克、炙必甲10克、生地30克、知母10克、铁树叶30克、穿破石30克、猫人参30克、藤梨根30克、太子参10克、黑白丑10克、车前子30克、瓜蒌皮10克(全蝎3克、守宫3只、地必虫10克、琥珀粉15克)包煎，医嘱14剂，服14天。

2015年6月25日十诊：肺占位性病变，服药6个月以来，背痛、胸痛、手臂痛、腰酸均有好转，咳嗽已愈，足肿已不明显，纳可便调，舌质红，脉细，拟扶正化。

处方：

铁树叶30克、猫人参30克、藤梨根30克、穿破石30克、炒三棱15克、炒莪术10克、半枝莲30克、半边莲30克、生地30克、知母10克、桃仁10克、炙黄芪30克、炒二芽10克、青蒿10克、炙必甲10克、红花10克(全蝎10克、小蜈蚣3条、守宫3只、地必虫10克)包煎，医嘱7剂，服7天。

十一诊、十二诊、十三诊，病情稳定，原方投入。

2016年1月7日十四诊：病人停药3个月，感冒发烧39℃，去医院挂盐水并住院治疗。经CT复查，肺部病灶没有大起来。前臂痛、腿痛，舌苔厚腻、脉细。

处方：

原方加：陈青蒿10克、炙必甲10克、葶苈子10克、大枣10克
再服7剂，服7天。

按语：患者陈××，病情稳定，治疗有两次一个人从彭埠乘车到胡庆余堂门诊，直至2016年4月，还在继续治疗中……

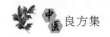

第四章　桂枝汤功能不凡

　　桂枝汤是伤寒论第一方,用于太阳中风,营卫不和。我又拓展桂枝汤证,用于杂病,适应面较广,药性中和,大人、小孩均可应用,尤其小儿,脏气清灵,随拨随应,药到病除。

　　小儿腹痛,属气滞型的,用桂枝汤加苓桂术甘汤有效;小儿纳呆、体虚者,桂枝汤加焦三仙有效;小儿盗汗者,加麻黄根、糯稻根、煅龙骨、煅牡蛎有效;小儿自汗者,加生黄芪、焦白术、炒防风有效;小儿低热不已者,轻者加地骨皮、白薇、银柴胡、陈青蒿;低热已久、久治不愈者,加石膏,里清内热,外调营卫;心悸不宁者,加煅龙骨、煅牡蛎;小儿萎症,加黄附片、蜀椒;小儿性感交叉症者,加温胆汤加龙骨、牡蛎;小儿疝气者,加桔核、小茴、木香、荔枝核;小儿夜啼者,加双勾苊、龙齿、陈皮、五味子;鼻血者,加焦山栀、藕节炭、侧柏炭、白茅根等;有哮喘者,加苓桂术甘草汤加五味子、鹅管石、炙苏子、炙冬花;若精神呆滞者,加石菖蒲、黄附块、远志。感染风寒者,加苏叶梗、炒防风、杏仁、前胡等;小儿鞘膜积液,加苓桂术甘汤,加川椒、荔枝核、炒小茴、福泽泻。

案例一　陈××　女　12岁

　　2013年4月8日初诊;小孩长期低热,四五个月不退,每天37.8℃或38℃,四处求医不效,原因不明,特来杭州求医。

　　患者舌质红,脉细数,形体一般,食欲一般,咽红,低热不退,拟清热和中,调理营卫。

处方：

桂枝10克、炒白芍10克、炙甘草10克、红枣10克、干姜2克、知母10克、地骨皮10克、生石膏30克（包）、白薇10克、银柴胡10克，医嘱14剂。

二诊：上方每服煎四次，分2天服完，每天测试体温，体温37℃，自4月份至6月份，低热已无，身体健康。

按语：治疗低热方，方法很多，桂枝汤加石膏治低热，尚属少见。此方见于《名医用名方》一书，胡立加医师整理的许逸斋医案中录启。老中医的医案在继承中医方面有很大作用。像屠呦呦发现青蒿素，就是从东晋时代一本古书发现的。国医大师朱良春在风湿热中也用桂枝配石膏，取其温通肌表、内清里热的作用。

案例二　孙××　女　70岁

2013年6月13日初诊：高年体弱，行动不便，由老伴陪同，盗汗湿衣，由来已久，饮食不香，舌苔薄腻，脉细弱，拟益气固表，调和营卫。

处方：

桂枝10克、炒白芍10克、炙甘草10克、红枣10克、干姜3克、党参10克、生黄芪10克、糯稻根30克、浮小麦10克、穭豆衣10克，医嘱7剂。

2013年6月20日二诊：服药7剂后，盗汗已止，唯体虚未复，肩胛骨处疼痛，上方加葛根10克、秦艽10克，医嘱7剂，以资巩固。

按语：人称七十古来稀，患者已七十有余，元气已虚，营卫不和，盗汗不止。故用桂枝汤调和营卫，黄芪、党参健脾补气，药到病除。

案例三　黄××　女　6岁

2007年8月25日初诊：患者脐周围疼痛，由来已久。每天发作，时痛时止，痛时精神软弱，不痛时嬉戏如常，腹软，按之不痛，形体消

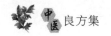

瘦,饮食不香,有口臭,大便干结。此系脾胃虚弱、营卫不和、气机不利,选用桂枝汤加味。

处方:

桂枝5克、炒白芍10克、炙甘草10克、干姜3克、红枣10克、青陈皮各10克、失笑散10克(包)5克、鸡肉金10克、焦山楂10克、炒二芽各10克,医嘱7剂。

2007年9月1日二诊:服药后腹痛好转,本周只痛一次,舌脉同前,原方再服7剂,以资巩固。

按语:脐周疼痛,西医诊断为脉系膜淋巴结炎,中医认为气机不利、营卫不和,故用桂枝汤加味调和营卫,调理气机。

案例四 胡×× 男 18个月

2006年4月13日初诊:患儿面色发黄,胃纳呆滞,喉中痰声辘辘,盗汗湿衣,手、脚、身上均有汗,舌苔薄腻,指纹滞。此系脾虚气弱、脾胃不和所致,治以健脾,化痰开胃。

处方:

党参10克、焦白芍10克、茯苓10克、炒白芍10克、桂枝5克、炒龙骨10克、生黄芪10克、浙贝10克、杏仁6克、川贝3克、白芥子5克、炙苏子6克、焦山楂10克、鸡内金10克、炒二芽30克、鱼腥草5克、炙百部6克、桔梗3克、红枣10克,医嘱7剂。

2006年4月20日二诊:服药后胃纳大增,吃不饱似的,奶奶只好限止他食量,不让他多吃,盗汗已无,目前只有痰声未全除,故来换方。

处方:

竹沥半夏10克、陈皮10克、炒白芍10克、炙苏子10克、白芥子6克、莱菔子6克、象贝10克、杏仁6克、川贝3克、桔梗6克、前胡10克、代赭石10克、佛手片10克、鸡内金10克、焦山楂30克,医嘱7剂。

按语:患儿盗汗,形体瘦弱,气阴两虚,营卫不和,投用桂枝汤调和营卫,四君子汤补其气,以收其功。

案例五 徐×× 女 8岁

2007年6月23日初诊:患者形体肥胖,睡时满头是汗,甚至湿透头发,舌苔厚脉细滑。此诊阳明胃热,投用竹叶石膏等加味。

处方:

淡竹叶10克、生石膏15克(包)、二冬各10克、煅龙骨30克、代赭石10克、焦白术10克、生黄芪10克、党参10克、焦山楂30克、决明子10克、佛手片10克、稽豆衣10克、红枣10克、生甘草10克,医嘱7剂。

2007年6月30日二诊:头汗显著减少,原方再服7剂,以资巩固。

案例六 甘×× 女 17岁

2016年3月17日初诊:患者左下腹隐痛,时作时休,由来已久,大便时干时稀,舌苔厚腻脉细。此诊脾胃气机不得,气滞作痛,故投用桂枝汤加味。

处方:

桂枝10克、炒白芍10克、炙甘草10克、红枣10克、干姜3克、广木香3克、香附10克、川朴花10克、元胡10克、川楝子10克,医嘱7剂。

2016年3月24日二诊:服药2剂后,左下腹疼痛消除,继续服完其余五剂,病情稳定,腹痛未作,患者形体消瘦、怕冷,舌苔薄腻,脉细濡。原方加黄芪10克、熟地10克、炒二芽10克,以资巩固。

按语:左下腹疼痛,原因很多,一般要排除肿瘤,经西医检查,没有特殊阳性体征,多属气机不利、营卫不和,可以选用桂枝汤加味,温通血脉,以展气机。

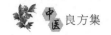

案例七　张××　男　4岁

2016年4月7日初诊：患儿男孩,睾丸上方隆起透明,西医诊断为鞘膜积液,舌苔白腻,指纹滞,拟疏肝理气、温阳化水。

处方：

桂枝10克、炒白芍10克、炙甘草10克、干姜3克大枣10克、炒小茴10克、荔枝核10克、炒白术10克茯苓10克、泽泻10克,医嘱7剂。

2016年4月14日二诊：7剂服完,鞘膜积液明显减少,舌苔腻,指纹滞。上方有效,继服7剂,以资巩固。

按语：鞘膜积液,属中医疝气范围,是肝经失司,水液潴留所致。患儿舌苔薄腻,指纹滞,拟疏肝理气、温阳化水,投用桂枝汤加味。

案例八　王××　女　35岁

2016年3月16日初诊：患者经常用手提物,时间已久,发现左手掌麻木疼痛,经西医检,颈椎弯度略有改变,血压不高,舌苔薄腻,脉细弦。此系经脉不和、气血不通,故投用桂枝汤加味。

处方：

桂枝10克、炒白芍10克、炙甘草10克、干姜3克、大枣10克、当归10克、川芎10克、赤芍10克、宣木瓜10克、秦艽10克、威灵仙10克、葛根10克、丝瓜络10克、水蛭3克、干地龙3克,医嘱7剂。

2016年3月23日二诊：服药后,手掌麻木好转,要求继续调理,原方再服7剂。

2016年4月3日三诊：手掌麻木明显减轻,舌苔薄腻脉细,此方再投七剂,以资巩固。

按语：手掌麻木疼痛,不是颈椎病也不是中风先兆,而是手腕综合征,是局部病变,如果屡治不效或很严重,可用手术治疗,达到痊愈目的。

案例九　王××　男　45岁

2015年12月26日初诊：患者脘胀、胃脘隐痛，由来已久。舌苔白腻，脉细，拟温中散寒、顺气化滞。

处方：

桂枝10克、炒白芍10克、炙甘草10克、茯苓10克、干姜3克、大枣10克、焦三仙10克、藿香10克、砂仁5克、枫斗8克、元胡10克，医嘱7剂

2016年1月3日二诊：服药后脘胀已无，胃痛已少，舌苔薄腻，脉细，药已中肯，再投7剂，以巩固疗效。

按语：患者形体瘦弱，体虚乏力，职业驾驶员，饮食无规律，饥饱失常，损伤胃气，投用桂枝汤调和气机，再加焦三仙、砂仁温中散滞，枫斗养胃扶正。

案例十　赵××　女　5岁

2016年2月25日初诊：患者盗汗日久，多时湿衣，寐差纳呆，舌苔薄腻，脉细，拟益气止汗。

处方：

生黄芪30克、焦白术10克、炒防风5克、桂枝5克、炒白芍10克、干姜3克、红枣10克、糯稻根30克、稽豆衣30克、煅龙骨30克、煅牡蛎30克、炒二芽3克，医嘱7剂。

2016年3月2日二诊：服药后盗汗显著减少，已不湿衣，胃纳已香，舌苔薄腻，脉细，药已中肯，再服7剂，以资巩固。

按语：患者体质虚弱，卫外不固，故选用玉屏风散益气固表，桂枝汤调和营卫，另加止汗药和开胃药，以收其功。

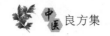

案例十一　冯××　女　12岁

2016年3月26日初诊:患者纳呆脘胀,多嗳气,舌苔腻,长期喜食水煮蛋。此系饮食不慎致伤脾胃,积滞中焦,运化失司,故见纳呆脘胀,治宜运脾化滞。

处方:

桂枝5克、炒白芍5克、炙甘草5克、干姜3克、红枣5克、焦三仙10克、佛手片10克、鸡内金5克、无花果30克、蒲公英30克,医嘱7剂。

2016年4月1日二诊:服药后嗳气已无,脘胀已消,饮食已开,舌苔薄,脉细,原方再服7剂。

按语:患者饮食不慎,多食水煮蛋,日积月累,致伤脾胃,鸡蛋虽好不能天天吃,更不能一个月两个月这样连续吃,势必食积中焦,致伤脾胃。小儿养生,遵循古训"若要小儿安,常带三分饥和寒",不可过食,不可过热。

案例十二　章××　女　45岁

2015年3月12日初诊:患者盗汗已久,汗多湿衣,体虚倦怠,舌苔薄腻,脉细,拟益气养阴、调和营卫。

处方:

桂枝10克、炒白芍10克、炙甘草10克、干姜3克、红枣10克、党参10克、生黄芪30克、焦白术10克、糯稻根30克、浮小麦30克、稽豆衣30克、炒二芽30克、烤龙牡30克、五味子25克,医服七剂

2015年3月18日二诊:服药7剂后,盗汗显著减少,体力也好转,不觉疲劳,纳便尚调,舌苔薄腻,脉细。上方中肯,再服7剂。

按语:人到中年,气虚阴也虚,气虚不固,阴液亏损,治益气补阴血、调和营卫。

第五章 石苇散治结石名不虚传

我在临床上治疗泌尿系统结石,均应用石苇散加减,取得满意效果。石苇散在《备急千金要方》《外台秘要》《证治汇补》等,均有记载,证明此方历史悠久,医代医家推荐治疗石淋、血淋的良方。

石苇散主要有石苇、当归、芍药、蒲黄组成,临床应用多有加减,继承不泥古,发扬不离宗。

临床加金钱草、海金砂、海金砂草、生鸡金、广郁金,俗称五金散,以上中药均有排石、溶石的作用。排石可选用石苇、海金砂、金钱草、车前子等。溶石可选用金钱草、海金砂、生鸡金、琥珀等。导石下行的可选用牛膝、冬葵子、滑石、王不留行等。补气升提药有党参、黄芪、升麻、枳壳等。止痛药有元胡、炒白芍、炒蒲黄等。总而言之,要辨证论治。

案例一　沈××　男　35岁

2001年11月30日初诊:患者长兴人,自诉B超检查右肾结石绿豆大小一颗,伴有肾囊肿,自觉腰腹疼痛,舌苔薄腻,脉细弦,治以清热化湿、排石溶石。

处方:

石苇30克、金钱草30克、冬葵子15克、车前子30克(包)、炒白芍10克、炒蒲黄10克(包)、广郁金10克、生鸡金30克、生黄芪30克、升麻10克、飞滑石10克(包)、广木香5克,医嘱15剂。

2001年12月15日二诊:服药后,自觉症状无不适。舌脉同前,原

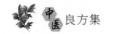

方再服15剂。

2001年12月30日二诊:经B超检查,右肾结石已无,囊肿仍在。至此,肾结石已排出体外。

按语:此肾结石应用石苇散加五金散加补气行气之中药,共同起到排石溶石的作用。

案例二： 王××　男　50岁

1992年9月15日初诊:自长兴赶到杭州,自诉腰痛剧烈。

经当地人民医院检查,发现右肾结石绿豆大一颗,即来杭州就医。

患者形态肥胖,腰痛已发生一周,不痛时尚可,发作时疼痛难以忍受,舌苔薄腻,脉弦细,拟清热化湿、溶石排石。

处方：

石苇30克、炒白芍10克、炒蒲黄10克、冬葵子10克、金钱草30克、飞滑石30克(包)、车前子30克(包)、广郁金10克、生鸡金20克、海金砂、草各30克、党参10克、灸黄芪10克,医嘱7剂,每天喝水1000毫升。

1992年9月22日二诊:一周后来电话,服药一周后,解出小石头一粒,自此后疼痛消失。十年后随访,痊愈至今。

按语:此病人疼痛剧烈,B超确定为肾结石。服用排石溶石的石苇散加五金散加补气之药而收效。

案例三　许××　男　53岁

2004年5月初诊:患者右腰疼痛,反复发作,反复检查,最后确诊右肾结石,比绿豆还要小些,要求中药治疗。患者舌苔薄腻,脉弦细,身体一般,不发病时可上班,发病时只能休息。因是故友,特来我处就诊,拟清利化石,佐以扶正。

处方：

石苇30克、炒白芍10克、炒蒲黄10克、冬葵子30克、车前子30克、广郁金10克、生鸡金20克、金钱草30克、海金砂、草各30克、党参10克、炙黄芪10克、升麻10克，医嘱7剂，每天喝水1000毫升。

2004年5月底二诊：自诉服药一周，有一次小便涩痛，后解出一颗石头，落在痰盂罐内。自此后不再疼痛。

随访：2010年随访，痊愈。

按语：患者腰痛多次去医院，经多次检查，最后确诊肾结石。寻求中医治疗。结石在内，瘀阻不通，不通则痛。故采用石苇散加五金散。排石溶石，气血疏通。石随气行，排出体外。疼痛消失，身体逐渐康复。

案例四　袁××　女　55岁

2005年6月25日初诊：患者腰痛，伴血尿。经B超检查，右肾有绿豆样结石两颗，前来就诊。患者舌苔薄腻，两脉弦细，体质虚弱，面色无华。纳少便干，投用石苇散加减。

处方：

石苇30克、炒白芍10克、炒蒲黄10克、冬葵子30克、生鸡金30克、飞滑石10克(半包)、广郁金30克、泽泻30克、海金砂、草各30克、金钱草30克、升麻10克、炙黄芪10克、车前子30克、生晒参9克、枫斗10克，医嘱7剂，每天喝水1000毫升。

此方连服一个月，经B超检查，未见结石，后来又介绍朋友来我处治疗结石。

按语：腰痛伴血尿多年，经多次检查，排除肾炎。经B超确诊为肾结石。腰疼痛不是绞痛，拖延日久，正气已虚。所以拟用石苇散加五金散加补气之品，扶正祛邪，排石溶石，共治肾结石。

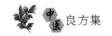

案例五 王×× 男 14岁

1979年7月11日初诊：患者午夜突然腰痛，连及小腹，急诊就医，尿检红细胞＋/HP，尿蛋白＋/HP，白细胞少许，摄片诊断为肾结石，经对症治疗，疼痛好转，8月21日就诊中医。目前腰痛间歇性发作，发时小腹腰部剧痛，伴有血尿，舌苔薄黄，脉弦数。此系湿热久蕴，日积月累，尿中砂石结为结石，留置于肾，气血瘀滞，损伤脉络，血渗脉外，发生尿血，结石留于不走，不通则痛，故发生绞痛，治以清热化湿，排石通淋。

处方：

石苇10克、冬葵子10克、金钱草30克、海金砂10克、瞿麦10克、萹蓄10克、车前子10克、生鸡金30克、飞滑石10克（包）、制军10克（后下）、焦山楂10克，医嘱7剂。

1979年7月18日二诊：服药7剂后，痛势顿减，原方再服7剂。以后前后就诊2个月，排出绿豆样结石2枚而愈。

按语：肾结石发生时疼痛剧烈，有时难以忍受，要吃止痛药才能缓解。药既能排石又能止痛，是行之有效的手段。以上各例均证明，肾结石可以用中药治疗。

案例六 周×× 男 47岁

2016年3月25日初诊：患者腰痛剧烈，不能忍受，要吃止痛药，已有一周余，去了三个医院，诊断肾结石，不愿手术，因此寻求中医治疗。

患者按着腰，不能站直走路，腰痛剧烈，舌苔白腻，脉弦。此系瘀石阻于经脉，气滞不通，不通则痛。故投用石苇散加减，清热化湿，溶石排石。

处方：

石苇10克、金钱草30克、冬葵子10克、海金砂草25克、瞿麦10

克、炒蒲黄10克、制军10克、飞滑石10(包)、车前子30克(包)、生鸡金30克,医嘱7剂。

按语:医嘱每剂中药熬二次,服二次,每次200ml,多喝水,因为疼痛比较剧烈,请挂一次盐水,病人照办了。服药后第二天,病人来电话告知,当天晚上排出了一颗结石,比绿豆小些,自己保管着,腰也不痛了。医嘱7剂药服完,以资巩固。

案例七 张×× 女 45岁

2015年4月9日初诊:左右肾各有一枚结石,腰痛时发时止,影响工作,舌苔白腻,脉细弦,胃纳大便一般,投用石苇散加减。

处方:

石苇15克、冬葵子10克、炒蒲黄10克、焦山楂10克、制军10克、金钱草30克、海金砂草15克、广郁金10克、生鸡金10克、升麻10克、炒枳壳10克、炙黄芪10克、车前子30克(包)、泽泻10克、生甘草10克,医嘱7剂,多喝水,适当做跳绳运动。

2015年4月16日二诊:服以上药剂后,小便觉得涩痛,排出小粒结石一颗,痛立即减轻,当时尿在便池中,无法找到。中医能排石,增强了信心,再次中医门诊。原方再服7剂。

按语:病人在金华地区,就诊不便,二诊以后,未来三诊。排石情况不详。

案例八 陈×× 男 72岁

1986年8月6日初诊:血尿成块而下,疼痛非凡,尿急尿频尿少,体温37℃,大便秘结,舌苔黄腻,脉弦数。此系下焦湿热,伤及血络,血液妄行。西医诊断前列腺炎。中医称为血淋,治宜清热化湿,活血祛瘀。拟用石苇散加味,石苇、当归、赤芍、瞿麦、萹蓄、滑石(包)、海金砂(包)泽兰、桃仁各9克,红花、五灵脂、蒲黄炭(包)各3克,生大黄9克后下,上方服3剂,痛势顿减,痛苦之状十去八九。前方去桃仁、

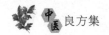

红花、五灵脂、蒲黄炭等活血之物,生大黄改为制大黄9克(后下),另加琥珀粉3克,又服3剂,痛势全无。此后转入调理阶段,巩固疗效。

　　按语:《备急千金要方》石苇散主治血淋方。《太平惠民和剂局方》治肾气不足,膀胱有热,小便淋沥频数。此记述,与前列腺炎症相似,所以我选用此方加减,取得较佳效果。

第六章　小青龙汤效如神

　　咳嗽是郎中先生的对头,这是一句古话,说明咳嗽病因很多很复杂,所以很难治好。哮喘便是一例。但是难治不等于不治。哮喘虽然反复发作,病程迁延,但毕竟是可以治好的,也可以断根的。家长要有足够信心,坚持中药治疗,做好护理工作,争取在学龄前期把病看好,这是家长、医生的共同愿望。我用小青龙治疗一例哮喘,说明如下。

　　小青龙汤为《伤寒论》方,治疗外寒内饮,咳嗽气急为主症,治疗寒喘,药到病除,显青龙本色。

案例　徐××　女　5岁

　　2008年12月5日初诊:患儿哮喘反复发作,咳嗽气急痰鸣,不发热,舌苔白腻,脉细滑。发病了马上去人民医院挂盐水,挂三天盐水好了,过不了几天,下一周又犯了,又去医院挂盐水,反反复复已有半年多,不得已寻求中医。患者形体消瘦,面色无华,胃纳不振,咳嗽气急痰鸣,舌苔薄白,脉细数,发哮喘不发烧,此属中医寒哮。投用小青龙汤加减。

处方:

　　炙麻黄5克、桂枝3克、干姜3克、五味子10克、干地龙10克　白芥子10克、车前子10克、浙贝10克、川贝3克、黄芩10克、竹沥半夏10克、鱼腥草5克、焦山楂30克、炙鸡金20克、炒二芽30克、生甘草10克、铁皮石斛12克,医嘱7剂。

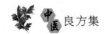

2008年12月15日二诊：服药7剂后，咳嗽气急已平，痰鸣亦无，精神亦佳，胃纳香，二便调匀，舌苔薄腻，脉细，要求服膏方。

小儿脏腑娇嫩，形气未充，肺为娇脏，每易发病，咳嗽、气急、痰鸣经常发作，治宜宣肺化痰，培元固本。

处方：

炙麻黄30克、桂枝30克、杏仁30克、五味子50克、干地龙10克、白芥子50克、葶苈子50克、川贝30克、浙贝50克、炙苏子100克、莱菔子100克、天浆壳100克、黄芩100克、地肤子300克、白鲜皮300克、蝉衣30克、皂角刺50克、野生首乌50克、蛤蚧3对、鲜石斛300克、冬虫夏草3克、焦山楂30克、太子参40克、生黄芪100克、炒山药100克，另加黄酒100克、阿胶250克、冰糖500克，精制成膏，制成。每次一袋，一日二次，服一个月。

2009年1月8日三诊：这一个多月以来，平安无事，哮喘未发作，体重也增加了，身体也长高了一点，家长要求再服膏方。

上述膏方有效，原方投入，再服一次膏方，以资巩固。

按语：哮喘，临床可分寒哮、热哮两类。我认为此案属寒哮。寒哮的特征只哮喘不发热（无热度），每每半夜发作，体质虚弱，神疲乏力，舌苔薄白，脉细数，选用小青龙汤加味。加化痰平喘药，如白芥子、炙苏子、莱菔子、干地龙等，第二加增强免疫力的药，如冬虫夏草、蛤蚧、地肤子、白鲜皮等药。治疗中始终要扶脾胃之气，如山楂、二芽也不能少。

她外公说，小孩子经常生病，反反复复，每个星期都要去医院，当地的人民医院、中医院、甚至省会的儿童医院也经常去，去医院的次数比去外婆家的次数还要多，弄得全家不得安宁，如果从我身上挖一块肉来治得好的话，我情愿挖一块肉下来。这次治疗有效，家长非常感激。他说，中药救了她的命。从2008年12月此膏方服完三个多月，没有犯病，情况大大好转了，这不算哮喘治好了，只是缓解、好转，真正治疗要三年不发。平时要加强护理，俗语说得好"三分吃药，七分护理",这是关键所在。2011年6月,随访小孩的外公,说徐××身体很好,没有发哮喘。至此,病人康复了,我也安心了,没有牵挂了。

　　按语:小青龙汤来自《伤寒论》,主治外寒内饮。我在治疗哮喘中也应用小青龙汤加减。因为哮喘病人正气虚抵抗力低下,春秋季节,每每气温下降,护理失周,外寒入侵,水饮内生,肺气失宣,气机不利,发为咳嗽、哮喘。麻黄桂枝散表寒,干姜散里寒,五味子收敛肺气,不致肺气损伤太重。甘草调和诸药,也是扶正药。患者病情较重,正气太虚,所以选用膏方的形式,进行治疗。选用膏方时注意三个方面:一是扶正药,如黄芪、党参、虫草、蛤蚧等;二是对症治疗,平喘化痰药,如小青龙汤、三子汤;三是增加抗过敏药,如地肤子、白鲜皮、蝉衣等。希望三力合一,达到治疗的目的。

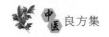

第七章　异病同治是个宝

　　麻黄杏仁甘草石膏汤出自《伤寒论》，主治外感风邪、发热不退、咳嗽气急，舌苔薄黄脉细数为特征。麻黄杏仁甘草石膏汤简称麻杏石甘汤，选用本方时要随症加减，灵活应用。巧不离于规矩，而实不拘泥于规矩，方能得心应手，马到成功。麻杏石甘汤，临床用于上呼吸道感染、急性支气管哮喘、急性支气管炎、化脓性扁桃体炎、各种肺炎、肺心病、肺气肿合并感染等。主症热、渴、痰、喘，兼症咽痛、尿赤、便秘、胸肋痛，咳时尿出，咳时头痛，反复发作，频频咳嗽，痰出不利，辨证肺热咳嗽，肺气不宣，均可选用麻杏石甘汤加味主治。中医应用异病同治的原则，应用麻杏石甘汤加味治疗各种疾病，有满意的疗效。

案例一　王××　女　50岁

　　2014年2月8日初诊：患者诉三年前患咳嗽，咳嗽频频，痰出不利三个多月，由吴医师治愈。今年又咳嗽了，又老样子，咳嗽数日不止。

处方：

　　炙麻黄10克、生石膏30克（包）、杏仁10克、生甘草10克、炙百部15克、白芥子10克、炙苏子10克、浙贝10克、干地龙10克、莱菔子10克、化橘红10克、川贝3克、天浆壳15克、炙紫菀10克、鱼腥草5克、野荞麦根30克，医嘱7剂。

　　2014年2月17日二诊：咳嗽显著好转，日仅一两次，原方再服7剂。

　　2014年2月24日三诊：咳嗽基本好了，偶有一两声，舌苔薄腻，脉细,上方去浙贝、川贝,再服7剂,以善其后。

按语:时隔三年,但病症一样,咳嗽反复,痰出不利,舌苔微黄,脉细数,辨证为肺热咳嗽,肺气不宣,拟清肺化痰,投用麻黄石甘汤加味,同样有疗效,同样治好病。有人说,中医治病不能重复,一个人一个样,十个人十个样,其实不然。只要辨证一样,可见理法方药也是一样。麻杏石甘汤从汉代张仲景到现在,时隔1700多年,我们还在用,还在治疗,您说不能重复吗?不但我在用,古今历代的中医师都在用。我们从老师手里接过来,一代传一代,生生不息。世界上有哪种医学,可同中医相比呢!

案例二 黄×× 女 68岁

2015年10月29日初诊:患者咳嗽日久,咳嗽频频,痰出不利,咳甚尿出,舌苔薄黄,脉细滑,拟清肺化痰,投用麻杏石甘汤加味。

处方:

炙麻黄12克、生石膏30克、炙百部15克、杏仁10克、白芥子10克、天浆壳15克、生甘草10克、莱菔子10克、黄芩30克、瓜蒌皮10克、炙苏子10克、鱼腥草10克、益智仁15克、干地龙10克、小蜈蚣2条、金荞麦30克、川贝3克、五味子10克、麦冬10克,医嘱7剂。

2015年11月5日二诊:服药后咳嗽明显减少,已不尿出,舌脉同前,上方减蜈蚣、川贝、益智仁、麦冬、五味子,加桔梗、远志、藿佩叶,医嘱7剂。

2015年11月12日三诊:咳嗽已少,逐渐康复,上方去藿佩叶,加炒二芽,以助消化。

按语:此病人咳嗽,反复发作,痰出不利,咳甚尿出,此肺热症候明显,故选用麻杏石甘汤加味,加鱼腥草、黄芩、金荞麦。此三味,是中医治咳嗽三斧头(咳嗽三斧头是浙江省中医院已故杨继孙老院长治咳嗽经验方),协助麻杏石甘汤清肺之力,又加三子汤助麻杏石甘汤化痰之力,再添炙百部、干地龙、小蜈蚣解症止咳。临床上用麻杏

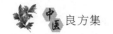

石甘汤,非拘泥麻杏石甘汤之方,就在于此。

案例三 吴×× 男 25岁

2011年2月12日初诊:患者在北京读大学,寒假探亲回家,咳嗽20多天,已用抗生素多天,咳嗽仍剧,早晚更甚,尿出不利,舌苔薄黄,口渴,拟麻杏石甘汤加味。

处方

炙麻黄10克、生石膏30克(包)、杏仁10克、生甘草10克、白芥子20克、炙苏子10克、炒莱菔子10克、旋复花10克(包)、浙贝10克、川贝3克、黄芩10克、炙冬花10克、炙紫苑10克、炙百部10克、焦山楂30克,医嘱7剂。

2011年2月19日二诊:服药2剂后,就见咳嗽好转,早晚很少,舌苔薄腻,脉弦细,上方再投7剂,以资巩固。

2011年2月26日其母代述,咳嗽已愈,返回北京了。

案例四 卢×× 女 成年

2011年5月2日初诊:患者咳嗽一月有余,咳嗽频频,痰出不利,已挂盐水三天,病情如故,舌苔薄黄,脉细数,拟清肺化痰。

处方:

炙麻黄10克、生石膏30克(包)、杏仁10克、生甘草10克、白芥子10克、炙苏子10克、炒莱菔子10克、浙贝10克、川贝3克、炙百部10克、干地龙10克、五味子10克、桔梗10克、旋复花10克(包)、黄芩10克、竹沥半夏10克,医嘱5剂。

2009年5月7日二诊:服药一剂后,咳嗽明显好转,连服5剂,咳嗽显著减少,但咽喉有些痛,上方加芷青果10克、射干10克,再服7剂,以善其后。

按语:此病人旅途劳累,偶感风寒,风寒化热入里。咳嗽日久,风寒已解,内热未治,所以咳嗽频频,晚上更剧,痰出不利,口渴,舌苔薄黄,脉滑数,故从肺热症治疗。选用麻杏石甘汤加味,加三子汤,加浙贝、川贝、桔梗,化痰止咳;加炙百部、干地龙,止咳化痰;加黄芩、竹沥半夏、旋复花,清肺降逆,协助主方,清肺止咳。咳嗽日久,肺气已虚,加用五味子敛肺气止咳嗽。

案例五 袁×× 女 72岁

2006年12月23日初诊:咳嗽半月余,咳甚不能平复,要坐起来咳,痰出不利,舌苔薄黄,大便干结,脉弦数,拟清肺化痰。

处方:

炙麻黄10克、生石膏30克(包)、杏仁10克、生甘草10克、条芩10克、野荞麦根30克、鱼腥草10克(补)、竹沥半夏10克、炙冬花10克、炙紫苑10克、炙百部10克、瓜蒌皮10克、地骨皮10克、炙桑白皮10克、川浙贝各3克、白芥子10克、焦山楂30克,医嘱7剂。

2006年12月30日二诊:服药后咳嗽已少1/3,气平能卧,但咳甚时要尿出,舌脉同前,上方加益智仁10克、生晒参9克,再服7剂。

2007年1月6日三诊:咳嗽显著好转,能睡4～5小时,恢复到平常时态,上方中肯,再服7剂。

四诊:咳嗽已愈,便调纳香睡可,上方再服七剂,以资巩固。

按语:古人云:五脏六腑皆令人咳,非独肺也。此症属膀胱咳也。咳甚则尿,故名膀胱咳。咳而肋痛,则叫肝咳;咳甚呕吐,则叫胃咳;等等。五脏六腑皆令人咳,就是这个意思也。学者,可举一反三。

案例六 陈×× 女 68岁

2013年11月1日初诊:来杭旅游,原计划一周,途中感冒,咳嗽数日,因此中断旅游,准备速返南京,经过张同泰中医门诊部,抱着试试看中医的心态,来看中医。

患者咳嗽已久,反复发作,近日加剧,此咳嗽浓痰较多,体虚,舌

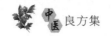

苔薄腻,脉细数。此系肺热为患,拟清肺化痰,投用麻杏石甘汤加味。

处方:

炙麻黄10克、生石膏30克、炙百部15克、杏仁10克、白芥子10克、干地龙15克、生甘草10克、炙苏子10克、鱼腥草10克、黄芩10克、莱菔子10克、荆芥10克、竹沥半夏10克、浙贝10克、生地10克、麦冬10克、五味子10克、乌梅10克、川贝4克、野荞麦根30克,医嘱7剂。

2013年11月23日二诊:自诉服了上方3剂后即有明显好转,服完七剂后,再在当地续服七剂。今特来复诊,上方有效,略加减,去除白芥子、黄芩、野荞麦根,减百部、地龙各5克,加南北沙参10克、炙紫菀、炙冬花、桔梗各10克,再服7剂。

按语:此例病人,旅途劳顿,外感风寒,引宿疾复发,则见咳嗽、气急、痰鸣、流涕。中医诊断为寒包火之症,外寒内热,投用麻杏石甘汤加荆芥加三子汤等,外散风寒,内清里热,方能达到药到病除的目的。

案例七　方××　女　成人

2011年5月2日初诊:咳嗽一月有余,咳嗽频频,痰出不利,已挂盐水三天不愈,舌苔薄黄,脉细数,拟清肺化痰。

处方:

炙麻黄10克、生石膏30克(包)、杏仁10克、白芥子10克、浙贝10克、竹沥半夏10克、炙苏子10克、川贝3克、炙紫菀10克、干地龙10克、五味子10克、桔梗10克、黄芩10克、生甘草10克,医嘱5剂。

2011年5月7日二诊:服药1剂后,就明显好转,再服5剂,咳嗽显著减少,但咽喉有些痛,上方加安南子10克、芘青果10克以善其后。

按语:咳嗽先用抗生素治疗无效,转来中医治疗,此类病人数量较多,中药效果亦佳,深得病人欢迎。咳嗽频频,痰出不利,仍属肺热之症,投用麻杏石甘汤加减治疗,效果立显。

案例八　陈××　女　4岁

2008年9月23日初诊:哮喘发作,咳嗽气急痰鸣,口渴,舌苔黄腻,脉细数,拟清肺平喘化痰。

处方:

炙麻黄5克、生石膏15克(包)、杏仁6克、炙甘草10克、干地龙10克、白芥子8克、炙百部6克、川贝3克、黄芩10克、鱼腥草10克、焦山楂30克、炙苏子10克、鸡内金10克、炙莱菔子10克,医嘱7剂。

2008年10月4日二诊:服药后喘平,咳未止,晚上较多,纳少,苔薄,拟清肺化痰,上方加佛耳草10克,再服4剂。

2008年10月8日三诊:服药后气平喘无,偶有咳嗽,舌苔黄腻,脉细,拟前法出入。上方再去白芥子、炙苏子、川贝,再服4剂,以资巩固。

按语:此哮喘病人,非寒性哮喘,而是热性哮喘,症见口渴,舌苔黄腻,脉细数等,故选用麻杏石甘汤加味。辨证正确,用药得当,效果亦佳。

案例九　黄××　女　6岁

2009年11月16日初诊:患儿发热38.5℃,伴以咳嗽、流涕,舌苔薄腻,脉细数,拟清热解表、宣肺化痰。

处方:

炙麻黄5克、生石膏30克(包)、杏仁6克、生甘草10克、柴胡10克、黄芩10克、荆芥10克、葛根10克、贯众10克、一枝黄花10克、板蓝根10克、银花10克、连翘10克、蝉衣5克、浙贝10克、川贝5克、焦山楂3克、炙鸡内金10克、炒二芽30克,医嘱3剂。

2009年11月23日二诊:服药2剂,热退咳未好,拟清肺化痰。

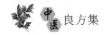

处方：

黄芩10克、浙贝10克、川贝2克、杏仁10克、旋复花10克、竹沥半夏6克、炙百部6克、炙苏子10克、化橘红10克、炙麻黄5克、焦山楂30克、鸡内金20克、炒二芽10克、鱼腥草10克、生甘草10克，再服7剂，以资巩固。

按语：此病人外感风热引起的咳嗽，所以发热，又加咳嗽，治疗上解表清热、宣肺化痰。用麻杏石甘汤主里清热，银花、连翘、葛根、荆芥等解肌透表，内外合治，取得疗效。

案例十 莫×× 女 9岁

2009年11月15日初诊：患者发热两天，伴咳嗽，口渴，舌苔薄黄，脉细数，拟清肺退热。

处方：

炙麻黄10克、生石膏30克(包)、杏仁6克、柴胡10克、黄芩10克、荆芥10克、一枝黄花10克、贯众10克、板蓝根10克、瓜蒌皮10克、制军10克(后下)、枳壳10克、生甘草10克，另羚羊角粉0.6一支，医嘱3剂。

2009年11月19日二诊：服1剂热退，3剂而愈，求调理脾胃7剂，以资巩固。

按语：古人云"小儿脏气清灵，随拨随应"，本例疗效印证古人言。但古人又言"易虚易实，易寒易热"，小孩之病，一日之间或一夜之隔，可以从寒化热，也可从实转虚。小儿之病，不可小视，临床上要慎之又慎。

案例十一 王×× 男 9岁

2014年7月29日初诊：患者经常感冒，扁桃体发炎(＋＋＋)，舌苔薄黄，脉细数，拟扶正固本，清肺化痰。

处方：

炙麻黄5克、生石膏15克（包）、杏仁6克、生甘草10克、银花10克、连翘10克、蝉衣5克、黄芩5克、三叶青10克、太子参10克、炙黄芪15克、糯稻根30克、瓜蒌皮10克、火麻仁10克，医嘱7剂。

2014年8月7日二诊：扁桃体炎显著好转。

处方：

银花10克、连翘10克、蝉衣5克、蒲公英30克、无花果30克、炙黄芪5克、焦山楂10克、三叶青10克、太子参10克、鸡内金10克、瓜蒌皮10克、炙麻仁10克，再服7剂，以资巩固。

按语：扁桃体发炎，临床上症见发热、咽痛，属肺卫热症，仍是麻杏石甘汤主症范围，所以麻杏石甘汤可以主治。这也是异病同治的范例。

案例十二　黄××　女　6岁

2009年11月6日初诊：患儿发热38.8℃，伴咳嗽，口渴，舌质红，脉细数，拟清热化痰解表，投用麻杏石甘汤加味。

处方：

炙麻黄5克、生石膏10克（包）、杏仁6克、生甘草6克、柴胡10克、黄芩10克、葛根10克、浙贝10克、川贝3克、焦山楂10克，医嘱3剂。

2009年11月23日二诊：服药2剂后热退，咳已少，改方如下：

炙麻黄5克、杏仁6克、生甘草10克、黄芩5克、浙贝10克、川贝3克、炙百部6克、炙苏子10克、焦三仙10克、竹沥半夏6克、鱼腥草10克、再服7剂，以资巩固。

按语：此案属上呼吸道感染，简称上感，病位属肺卫，而麻杏石甘汤主证相同，故可用麻杏石甘汤加味治疗，也属异病同治之例。

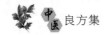

案例十三　黄×× 　女 　9岁

2009年11月5日初诊:患儿发热2天,39℃,伴咳嗽,口渴,舌苔薄黄,脉细数,拟清肺解表。

处方:

炙麻黄10克、生石膏30克(包)、杏仁6克、柴胡10克、黄芩10克、荆芥10克、一枝黄花10克、贯仲10克、板蓝根10克、瓜蒌皮10克、制军10克(后下)、生甘草10克、另羚羊角粉0.6一支,医嘱3剂。

2009年11月18日二诊:服1剂后热退,3剂而解,再调理脾胃,以资巩固。

按语:此属小儿感冒,病在肺卫,属麻杏石甘汤证,故投用麻杏石甘汤加柴胡、黄芩等,既医里热又解表证,也属异病同治之例。

案例十四　徐×× 　女 　2个月

2007年4月14日初诊:患儿咳嗽伴气喘,口唇发紫,检查神清,前囟平,无三凹症,两肺呼吸音粗,可闻及湿啰音和哮喘音,心律齐,未闻及杂音,腹平软,肝脾肋下未及,神经系统检查阴性。

患儿咳嗽痰鸣如锯,咳甚,唇发紫,略有气喘,不哭时如同平常小孩,舌苔厚腻,指纹滞。中医认为,痰阻肺,阻塞气机,故发绀。西医诊断为急性毛细支气管炎,治疗清肺化痰。

处方:

炙麻黄3克、煅石膏10克、杏仁5克、白芥子6克、炙苏子10克、化橘红6克、竹沥半夏6克、陈胆星6克、炒莱菔子10克、旋复花10克、桔梗5克、远志5克、川浙贝各3克、焦六曲10克、炒二芽30克、荠菜花10克,医嘱4剂。

另服猴枣牛黄散半包/次,一日2次,开水冲服。

2007年5月1日二诊:回家后,咳嗽,发绀发生过一次,其余日子均未发绀,伴有腹泻,一日3次,大便色黄,小便清长,拟前方出入。

处方:炙苏子6克、竹沥半夏6克、远志5克、白芥子3克、化橘红6克、焦六曲10克、莱菔子10克、桔梗5克、煨诃子10克、荠菜花10克,医嘱4剂。

2007年5月5日三诊:诸症好转,痰鸣也无,咳嗽也少,二便已调,指纹淡红,拟和中助运,再服4剂,以资巩固。

按语:患儿先住院治疗,治疗半月,病情如故,家长无奈改看中医。中医认为,风痰阻肺,肺气不宣,故用麻杏石甘汤合三子养亲汤,再投猴枣牛黄散。病情危急,非俊药不行,三方合用,方能转危为安。疗效家长满意,医生亦安心。

案例十五　王××　18个月

2006年8月13日初诊:肺热咳嗽,咳嗽不止,已挂盐水七天未愈,舌苔薄黄,指纹滞,纳可,拟清肺化痰。

处方:

炙麻黄3克、杏仁6克、生石膏10克(包)、生甘草10克、白芥子6克、葶苈子6克、干地龙3克、竹沥半夏6克、条芩6克、桔梗3克、炙冬花6克、炙紫苑6克、炙百部6克、鱼腥草10克、野荞麦根10克、焦山楂30克、鸡内金10克,医嘱3剂。

另加猴枣牛黄散10支,每次1支,一日2支。

2006年11月29日二诊:8月份的咳嗽服了三帖药后基本好了,后继加3剂,咳嗽痊愈。今有感冒咳嗽但不重,纳呆前来门诊。

处方:

苏叶梗10克、荆芥10克、杏仁6克、川浙贝各3克、桔梗3克、远志5克、焦山楂30克、鸡内金20克、炒二芽20克、白芥子6克、炙苏子10克、鱼腥草10克、生甘草10克,医嘱3剂。

按语:患儿患了急性毛细支气管,该病好发于婴幼儿,冬春发病是合孢病毒为常见病症。患儿咳嗽频频,痰出不利,仍属肺热咳嗽,

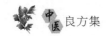

肺气不宣,故选用麻杏石甘汤合三子汤合猴枣牛黄散,除了清热,加强化痰之药力。病人好转,后因感染风寒,又引起咳嗽,改用解表散寒、化痰止咳而收功。

案例十六　张××　女　3个月

2009年7月27日初诊:患儿咳嗽痰鸣气急,儿保诊断为急性毛细支气管炎,已挂盐水六天,痰声如锯,精神尚可,拟用麻杏石甘汤合三子汤。

处方:

炙麻黄3克、生石膏15克(包)、杏仁6克、生甘草10克、白芥子6克、莱菔子8克、炙苏子10克、葶苈子10克、柴胡8克、黄芩5克、浙贝10克、鱼腥草10克,医嘱4剂。

2009年8月1日二诊:咳嗽气急已平,痰鸣音已轻,听诊仍能听到痰鸣声,大便泡沫,舌苔腻,上方加焦六曲10克、煨石榴皮10克、煨诃子10克,再服4剂。

2009年8月5日三诊:痰鸣已无,精神佳,大便三回,拟用桂枝汤调理,以资巩固。

按语:婴儿阳气不足,寒饮内生,久而化热,故以肺热咳嗽论治,加用三子汤,助化痰之力,效果明显,二诊而愈。

案例十八　王××　男　15个月

2006年8月13日初诊:咳嗽半月余,连续咳嗽不止,已挂盐水七天,咳嗽加剧,舌苔薄黄,指纹滞,拟清肺化痰。

处方:

炙麻黄3克、生石膏10克(包)、杏仁6克、生甘草10克、白芥子6克、炙苏子10克、炒莱菔子10克、干地龙3克、黄芩6克、竹沥半夏6克、桔梗3克、炙冬花6克、炙紫苑6克、炙百部6克、鱼腥草10克、野荞麦根 10 克、焦山楂 10 克,医嘱 3 剂。

另加猴枣牛黄散 0.58 二支,一日 2 次,每次 1 支。

2006 年 11 月 29 日随访,8 月份那次咳嗽,服了三剂方后基本好了,自己又加 3 剂,咳嗽痊愈,特来转告。

按语:病人咳嗽多,病情重,除用麻杏石甘汤三子汤,再加用牛黄猴枣散,加强化痰之力,力求早日痊愈。

案例十八 张×× 女 3 个月

2009 年 9 月 27 日初诊:患儿咳嗽气急,患毛细支气管炎,已挂盐水六天未愈,精神尚可,投用麻杏石甘汤与三子汤加减。

处方:

炙麻黄 3 克、生石膏 15 克(包)、杏仁 6 克、生甘草 10 克、白芥子 10 克、川贝 3 克、车前子 10 克、浙贝 10 克、黄芩 6 克、鱼腥草 10 克、柴胡 8 克,医嘱 4 剂。

2009 年 10 月 5 日二诊:咳嗽气急已平,听诊有痰鸣音,大便泡沫,舌苔腻,上方加焦六曲 10 克、石榴皮 10 克、煨诃子 6 克,3 剂而愈。

按语:婴幼儿患毛细支气管炎较多,抗生素效果欠佳,特来中医门诊。中医望闻问切、辨证仍属肺热咳嗽,肺气不宣,选用麻杏石甘汤与三子汤为主的中药治疗,二诊而愈。

案例十九 金×× 男 13 个月

2008 年 5 月 7 日初诊:哮喘发作已有数天,已挂盐水三天,咳嗽气急不除,哮喘不愈。特来看中医,拟宣肺平喘化痰。

处方:

炙麻黄 5 克、生石膏 30 克(包)、杏仁 6 克、生甘草 10 克、干地龙 3 克、浙贝 10 克、川贝 3 克、竹沥半夏 10 克、炙苏子 10 克、白芥子 8 克、炙百部 6 克、鱼腥草 10 克、炒莱菔子 10 克、炒二芽 30 克,医嘱 7 剂。

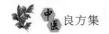

2008年5月14日二诊:服药3剂,咳喘已止,舌苔转腻,求前方再服7剂。

2008年5月25日三诊:哮喘,气急明显,哮喘又作,两肺哮鸣音满布,但上唇未发绀,一诊方加桂枝3克、干姜1克,3剂,另加牛黄猴枣散3支,每天1支,分2次。

2008年5月28日四诊:服药后愈,气平嗽少,两肺阴性,用一诊方调理。

按语:小患者一岁发哮喘,挂盐水三天不愈来中医门诊,门诊时咳嗽气急明显,有哮鸣音,舌苔白腻,脉细数,故用麻杏石甘汤加三子汤等治疗,有好转,但由于护理不周,又犯风寒,咳嗽、哮喘又作,肺部哮鸣音明显,故加桂枝、干姜以散水气,加用牛黄猴枣散化痰平喘,药症相符,药到病除。

第八章　十灰散止血有神功

《十药神书》第一方,叫《十灰散》,是东晋时代医圣葛洪治疗血尿的神方。时间过去了1000多年,现今用来,仍旧有效,光辉照人,不愧为《十药神书》第一方。《十灰散》由十味中药,烧灰成性,研磨而成。这十味药如大蓟、小蓟、荷叶、侧柏叶、白茅根、茜草、山栀、大黄、牡丹皮、棕榈树皮各一份,烧灰成性研末,故名"十灰散"。十灰散功用:清热化湿,凉血止血。朱丹溪曰:小蓟治下焦、血淋。大蓟功用与小蓟相似,故临床上同用。白茅根,甘寒除伏热,李时珍称其为良药也。茜草,又名血见愁,吐血、尿血、血崩,均可用之,故止血有神功。其他诸药,如丹皮、大黄、侧柏叶、山栀、棕榈树皮均有清热化湿、凉血止血作用。

案例一　董××　男　6岁

1997年8月29日初诊:医院诊断为IGA肾病,血尿二年余,尿检红细胞＋＋～＋＋＋,反复发作,舌苔薄腻,脉细,拟清热化湿,凉血止血。

处方:

生地炭10克、大小蓟10克、旱莲草10克、白茅根30克、茜草炭10克、山栀10克、丹皮炭10克、大黄炭5克,医嘱15剂。

1997年9月23日二诊:服药15剂,尿血止,继服原方15剂,以资巩固。

按语:IgA肾病是经过活体穿检,检查得出的结论。在治疗中还是按照中医的方法,辨证论治,清热化湿,凉血止血,获得良效。

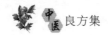
案例二 王×× 女 15岁

1998年12月10日初诊:血尿二年余,常因咽痛感冒而血尿加重,尿检红细胞＋＋,白带较多,月经至今未至,有时胸部发胀,面色苍白,形体消瘦,舌苔薄腻,拟清热化湿,凉血止血。

处方:

生地炭10克、大小蓟10克、旱莲草10克、连翘10克、蝉衣3克、白茅根30克、车前子10克、蒲公英30克、椿根皮10克、鸡冠花10克、侧柏炭10克、茜草炭10克、山栀炭10克、丹皮炭10克、黄芩10克,医嘱15剂。

一周后来电话告知,尿血已止,继服前方。

1999年1月2日二诊:服药15剂后,尿血已止,病情稳定,上方去椿根皮、怀山药、鸡冠花,再服15剂。

1999年1月27日三诊:虽然有感冒二次,尿检阴性,继服原方,以资巩固。

1999年3月11日四诊:体检潜血阴性。停药以观其效。

按语:此案风热之邪入侵,伤及血络,导致尿血,体虚血少,月经未至,白带较多,所以在治疗上,凉血止血、清热化湿的同时,兼以健脾止带。

案例三 梁×× 男 20岁

1981年6月2日初诊:近五个月经常血尿,镜检红细胞＋~＋＋/nb,素有哮喘史、遗尿史,每逢感受外邪则易发生血尿。此系外邪入侵,损伤肾络,发生血尿,拟清热化湿,凉血止血。

处方:

大小蓟10克、茅根炭10克、侧柏炭10克、生地炭30克、丹皮炭10克、淮山药3克、黄芩10克、茜草炭10克、萸肉6克,嘱服7剂。加用六味地黄丸,每天10克吞下。

7剂后,尿检镜检红细胞少许。前方调理一个月而愈。

按语:患者正虚,每逢感染风邪犯病,又有哮喘史,所以治疗上除用十灰散外,再加六味地黄丸。我用十灰散不拘泥十灰散,临床上应有加减。

案例四　祝××　女　5岁

1997年5月14日初诊:医院诊断为IGA肾病,血尿已一年多,今尿检镜检红细胞++,其余阴性,舌苔薄腻,脉细,拟清热化湿,凉血止血。

处方:

生地炭10克、大小蓟10克、旱莲草10克、藕节炭10克、茜草炭10克、侧柏炭10克、山栀炭10克、蝉衣3克、徐长卿10克,医嘱7剂。

经过3个多月治疗,尿检红细胞阴性,连续三周尿检均为阴性。

按语:IGA肾炎是一种难治性肾炎,今近期效果尚可,加强随访。

案例五　徐××　男　9岁

2005年5月28日初诊:肾穿刺确认为肾小管间质性病变,长期血尿,今潜血+++,镜检++,乳蛾++,脉细数,此系热伤血络,血渗脉外,拟清热凉血止血。

处方:

生地炭10克、大小蓟炭10克、山栀炭10克、茜草炭10克、侧柏炭10克、茯苓皮10克、生甘草10克、旱莲草30克、蒲公英30克、白茅根30克,医嘱15剂。

2005年6月8日二诊:服药后,上方加参三七3克、水牛角30克、六味地黄丸10克,医嘱15剂。

2005年7月2日三诊:化验尿检,镜检红细胞±,原方调理两个月。

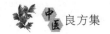

按语:此患者患肾小管间质性病变,也属肾炎,病位在间质而不在肾小球。从辨证来看,属热伤血络,血渗脉外,当清热凉血止血。随访回录,2005年9月,尿镜检红细胞0.3/HP;10月份复查,镜检红细胞3～4/HP;11月份复查,红细胞0～3/HP。

案例六 俞×× 男 12岁

2005年5月21初诊:患孩扁桃体切除后,尿检潜血＋＋,尿镜检红细胞＋＋,多方求治不见好转。此系湿热余毒未清,伤及血络所致,拟清热化湿,凉血止血。

处方:

生地炭10克、侧柏叶炭10克、白茅根30克、大小蓟各10克、旱莲草10克、徐长卿10克、茜草炭10克、制首乌10克、太子参10克,医嘱14剂。

2005年6月18日二诊:尿检KBC＋,镜检KBC1—7/Hb,上方加参三七片3克、水牛角30克,医嘱14剂。

2005年7月20日:尿潜血微量,镜检RBC0—4/Hp,视情况尚可,再服一个月,以资巩固。

按语:平时扁桃体反复发炎,日久会引起肾炎,因此下决心把扁桃体切除,可是事与愿违,扁桃体切除三个月,半年后,尿检红细胞,镜检2＋/Hp,辗转来看中医。中医认为湿热为患,余毒未净所致。随访回录:2005年9月24日尿检红细胞0—1/Hp,9月30日尿检红细胞0—4/Hp,2005年10月15日尿检红细胞少许,10月21日尿检红细胞0—4/Hp,2005年11月12日尿检红细胞0—3/Hp。

案例七 杨×× 女 12岁

2005年5月3日初诊:患者患有过敏性紫癜性肾炎,血尿长期不愈,经常在RBC＋/Hp以上,咽红,舌苔薄黄,脉细数。此系湿热之邪伤及血络所致,治宜清热化湿,凉血止血。

处方：

生地炭10克、大小蓟10克、旱莲草10克、丹皮炭10克、山栀炭10克、茜草炭10克、侧柏叶炭10克、白茅根10克、蒲公英30克、仙鹤草30克、水牛角30克，医嘱14剂。

六味地黄丸一次8丸，一日二次。

2005年5月30日二诊：尿检RBC从15只减少到10只，上方加黄芪10克、徐长卿10克、制首乌10克，医嘱14剂。

2005年7月20日三诊：镜检RBC2～3/Hp，余无殊。

上方加田三七片3克，服至2005年8月20日，连续3次镜检RBC1～2/Hp，病情稳定，继服14剂，以资巩固。

按语：过敏性紫癜并发肾炎，临床也属常见。此系热毒未净伤及脉络，治宜清热凉血解毒化湿，原方上加用蒲公英、水牛角、徐长卿清热解毒，久病必虚加六味地黄丸、黄芪、三七等补肾益气止血。

案例八 李×× 女 54岁

2005年5月3日初诊：体虚挟感倦怠无力，咽红声哑，长期血尿，尿镜检红细胞＋＋/Hp，右小腹隐痛，下肢微肿，舌苔腻，脉细。此系体虚感邪，又湿热伤肾，长期血尿不愈，拟清热化湿，扶正祛邪。

处方：

党参15克、茯苓皮10克、焦白术10克、生甘草10克、蒲公英30克、蝉衣5克、生地炭10克、大小蓟10克、茜草炭10克、丹皮炭10克、白花蛇舌草10克、白茅根10克、山栀炭10克，医嘱30剂。

2005年6月12日二诊：服药一月，尿镜检红细胞1—3/Hp，咽痛已无，小腹不痛，舌苔白腻，脉细，拟前方加减。

处方：

生地炭10克、大小蓟10克、茜草炭10克、旱莲草10克、陈皮10

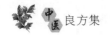

克、川楝子10克、失笑散10克、白茅根30克、山栀炭10克、败酱草10克、蛇舌草30克,医嘱30剂。

2005年8月12日三诊:尿镜检红细胞2—3/Hp,连续三次稳定,嘱服原方,再服一月,以资巩固。

按语:中医云,年过50,阳虚已衰一半,病人年过54,正气已虚,当用四君子汤补气再加凉血止血药而获效。

案例九　张××　女　40岁

1999年6月21日初诊:肾炎血尿,反复发作,伴腰疼脚疼,舌苔薄腻,脉细,拟清热化湿,凉血止血。

处方:

山栀炭10克、侧柏炭10克、丹皮炭10克、生地炭10克、大小蓟10克、旱莲草10克、白茅根30克、徐长卿10克、茯苓10克、车前子10克、蝉衣3克、炒白术10克、蒲公英10克、党参10克、枫斗10克。医嘱7剂。

1999年6月28日二诊:服药七剂,尿检潜血＋,红细胞镜检少许,继服上方7剂。

1999年7月5日三诊:此方服药又7剂,尿检阴性,原方再服7剂,以资巩固。

按语:张××,40岁,已属中年,肾炎反复发作,尿血不止,气血已亏,所以在十灰散基础上加四君子汤补气,达到扶正祛邪的目的。

案例十　陈××　女　8岁

2009年3月15日初诊:血尿六个月,尿检RBC＋＋,这个月检查尿液,每次RBC＋＋/Hp,咽红,脉细,拟清热凉血止血。

处方:

生地炭10克、大小蓟10克、旱莲草10克、女贞子10克、蝉衣5

克、白茅根10克、田三七片3克、仙鹤草10克、银花10克、连翘10克、车前子10克、水牛角片30克、茜草炭10克、山栀炭10克、侧柏炭10克、丹皮炭10克，医嘱7剂。

2006年12月3日二诊：服药一周后尿检测RBC＋＋。

2006年3月19日三诊：服方半月后尿检阴性，原方投入。

2006年5月15日四诊：服药至今，尿检阴性，原方投入继服，以资巩固。

按语：患儿肾炎6个月，反复尿血，镜检红细胞＋＋/Hp，咽红，苔薄，脉细。此热毒入里伤及脉络，故出血不止，拟清热解毒，凉血止血，选用十灰散加减，加金银花、连翘、水牛角清热解毒，三七片生肌止血。

案例十一　陈××　女　45岁

2006年1月5日初诊：患者尿检潜血＋＋＋，RBC＋＋/Hp，由来已久，去省××中医门诊多次，血尿如故，特来门诊。舌苔白腻，脉细，下肢有痒症，拟清热凉血止血。

处方：

水牛角30克、生地炭10克、大小蓟10克、旱莲草10克、侧柏炭10克、茜草炭10克、白茅根30克、女贞子10克、徐长卿10克、生甘草10克，医嘱7剂。

2006年1月12日二诊：服药7剂后身痒减轻，尿检潜血＋，RBC＋/Hp，舌苔薄腻，脉细，上方再服7剂。

2006年1月19日三诊：尿检潜血＋，红细胞5～6/Hp，血尿好转，上方加六味地黄丸一瓶，每次8粒，一日三次，嘱服4剂。

2006年2月1日四诊：服药一个月，尿检潜血阴性，RBC阴性，原方再服14剂，以资巩固。

按语：人到中年，久病不愈，正气已虚，湿热之邪，久留不去，尿血不止，身痒不止，一方面清热凉血，另一方面化湿祛邪，同时酌加补

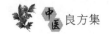

肾,正气存于内,邪不可干。

案例十二 方×× 女 54岁

2006年3月3日初诊:尿检潜血+++,镜检RBC++,咽红,舌苔薄腻,脉细。此患者血尿由来已久,反复发作,经治不愈,特来求诊。

处方:

银花10克、连翘10克、蝉衣3克、白茅根30克、生地炭10克、侧柏炭10克、大小蓟各10克、山栀炭10克、茜草炭10克、水牛角片30克,医嘱7剂。

2006年3月10日二诊:尿检潜血++,红细胞+,舌苔薄腻,咽红,脉细。

处方:

生地炭10克、大小蓟10克、旱莲草10克、女贞子10克、白茅根炭30克、玉米须20克、山栀炭10克、侧柏炭10克、茜草炭10克、徐长卿10克、水牛角30克,医嘱14剂。

2006年3月24日三诊:服药后尿检潜血+,RBC少许,上方有效,再续服14剂,以资巩固。

2006年5月24日四诊:尿检潜血±,RBC0—3/Hp,所以上方加六味地黄丸8粒一日3次,以资巩固。

按语:咽红,说明有外邪入侵。久病必虚,方中除投十灰散另加清热解毒的银花、连翘;另加六味地黄丸补肾,以资巩固。

案例十三 高×× 女 15岁

1999年3月14日初诊:血尿一年余,反复发作,多次镜检RBC+/Hp,时有感冒,面色不华,舌苔薄黄,脉细数。此系热伤血络,拟清热化湿解毒。

处方：

白花蛇舌草30克、白英10克、白毛菱枯草10克、蒲公英30克、白茅根30克、大小蓟10克、侧柏炭10克、仙鹤草30克、女贞子10克、太子参10克、茯苓10克、白术10克、生地炭10克、焦山楂10克，医嘱15剂。

1999年4月24日二诊：服药后自觉精神好转，多服七剂，本周连续尿检两次，镜检阴性。面色转华，参加掷铅球、游泳、300米赛跑都能坚持，复查尿检Q，医嘱再服15剂，以资巩固。

按语：疾病久延，已伤正气，面色萎黄，精神欠佳，经中药治疗，疗效明显，不但能上学读书，还能上体育课，参加运动会，掷铅球、300米赛跑，康复很快。正如古人云"小儿脏气清灵，随拨随应"，确是如此。

案例十四 秦×× 男 13岁

2002年6月27日初诊：血尿年余，反复发作，镜检RBC＋/Hp，扁桃体经常红肿，舌苔薄黄，脉细。此系湿热之邪，内伤血络所致，拟清热化湿，凉血止血。

处方：

银花10克、连翘10克、茯苓3克、蒲公英10克、生地炭10克、黄檗炭10克、大小蓟10克、茜草炭10克、丹皮炭10克、白茅根30克，医嘱14剂。

2002年7月2日二诊：尿检RBC3～5/Hp，红细胞±，再服14剂。

三诊：病情稳定，尿检阴性，上方去银花，加蝉衣，再加14剂，以资巩固。

按语：咽喉部位是人体门户，扁桃体在咽喉部位，它经常红肿，病邪入侵，病菌之毒，从此侵入人体，肾脏受害，导致肾炎，血尿随之而来。方中重用清热之药，解毒祛邪，佐以凉血止血，达到药到病除目的。

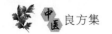

案例十五　祝×× 女 5岁

1997年8月29日初诊:长期血尿,已有年余,今尿检镜检红细胞＋＋/Hp,舌苔薄腻,脉细。此系湿热之邪入侵,余毒未清所致。拟清热化湿,凉血止血。

处方:

生地炭10克、侧柏炭10克、茜草炭10克、茅根10克、大小蓟10克、旱莲草10克、藕节炭10克、徐长卿10克、连翘10克、大黄炭10克、蝉衣3克、生甘草10克、山栀炭10克、丹皮炭10克,医嘱7剂。

按语:前后经过三个月治疗,尿检阴性,病情稳定。

案例十六　王×× 女 12岁

1998年12月10日初诊:血尿两年余,常因感冒,咽痛加重,面色苍白,有时胸部发胀,形体消瘦,舌苔薄白,今尿检红细胞＋＋/Hp。

此系湿热伤络,余邪未清所致,拟清热化湿。

处方:

生地炭10克、大小蓟10克、茜草炭10克、侧柏炭10克、茅根炭10克、连翘10克、蝉衣3克、车前子10克、玉米须10克、甘草10克、蒲公英10克,医嘱15剂。

1998年12月17日二诊:一周后尿检好,仍服前方。

1998年12月23日三诊:服药15剂,尿检三次,连续好转,原方再服15剂,以资巩固。

按语:古人云"小儿脏气清灵,易趋康复",病孩患病两年余,中药治疗仅三诊,疗效卓著,印证了古人言。

案例十七　刘×× 女 28岁

2005年6月28日初诊:患肾炎一年余,血尿常常在＋＋＋～＋/

Hp之间,咽红,乳蛾＋,舌苔薄黄,脉细数。此系风热之邪伤及血络,血渗脉外所致。

处方:

生地炭10克、大小蓟10克、侧柏炭10克、茜草炭10克、银花10克、连翘10克、蝉衣10克、蒲公英30克、旱莲草10克,医嘱7剂。

2005年7月2日二诊:尿检蛋白阴性,白细胞-1/Hp,RBC少许。此方再服一月。随访尿检潜血＋,红细胞少许。上方加黄芪再服一月,以资巩固。

按语:病人乳蛾红肿,常在＋＋,所以加用清热解毒药,以解风热病毒。

案例十八　骆×× 女　32岁

2005年4月20日初诊:肾炎多年,尿检红细胞＋＋～＋/Hp,反复发作,咽红赤,舌苔薄腻,脉细数。此系湿热之邪,伤及络脉,血渗脉外所致,拟清热化湿,凉血止血。

处方:

生地黄10克、丹皮炭10克、大小蓟10克、旱莲草10克、茜叶炭10克、侧柏炭10克、女贞子10克、白茅根10克、蝉衣10克、水牛角30克,医嘱30剂。

2005年5月20日二诊:上方服药一月后尿镜检红细胞0～2/Hp,原方再服一月。

2005年6月18日三诊:经过两个月治疗,镜检红细胞0～3/Hp或0～2/Hp之间,上方加六味地黄丸服一月,以资巩固。

按语:人到中年,肾炎多年,尿血不止,身心健康受到影响,疾病多年病根已深,重用十灰散,对肾炎有一定疗效。

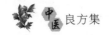

案例十九　顾××　女　12岁

2005 年 4 月 21 日初诊：反复血尿，已有两年之久，尿检潜血＋＋＋，镜检红细胞＋＋，咽红，舌苔腻，脉细。此系风热之邪入侵，络脉受损，血渗脉外所致，清热化湿，凉血止血。

处方：

生地炭 10 克、丹皮炭 10 克、旱莲草 30 克、蒲公英 30 克、蝉衣 6 克、茜草炭 10 克、代赭石 10 克、何首乌 10 克、生黄芪 10 克、炒防风 10 克、佛手片 10 克、焦山楂 10 克、炒白术 10 克，医嘱 10 剂。

二诊：服药 10 剂后，尿检潜血＋，镜检红细胞 3～4/Hp，上方再服 14 剂。

三诊：由于家在临安，来杭看病有困难，所以原方在当地续方服用。

随访：5 月 21 日尿检潜血 10 只，镜检 3～4/Hp，2005 年 6 月 4 日复查，潜血 5 只，镜检红细胞 0～2/Hp，原方再服一月，以资巩固。

按语：患者两年间尿血反复发作，常常咽红咽痛，正气已虚，卫外不固，所以加用玉屏风散，增加抵抗力，以御外邪，又加清热解毒之药，如蒲公英等，内外合而治之。

案例二十　祝××　男　6岁

1997 年 9 月 8 日初诊：血尿两年，反复发作，今尿检常规，镜下红细胞＋＋～＋＋＋/Hp。此系湿热伤络所致，治宜清热化湿，凉血止血。

处方：

生地炭 10 克、大小蓟各 10 克、丹皮炭 10 克、茜草炭 10 克、白茅根 10 克、山栀炭 10 克、大黄炭 10 克、侧柏炭 10 克、蝉衣 5 克，医嘱 15 剂。

1997 年 9 月 23 日二诊：服药 15 剂后，尿常规正常，医嘱再服 15 剂，以资巩固。

按语：病人在外地，就诊不方便，所以初诊 15 剂，复诊 15 剂，疗效稳定,投用剂数较多,目的:方便病人。

案例二十一 秦×× 男 13岁

2002年6月15日初诊:血尿已一年余,尿检红细胞＋＋/Hp以上,乳蛾＋＋＋,红肿,舌苔薄黄,脉细数,拟清热解毒,凉血止血。

处方:

生地炭10克、大小蓟各10克、白茅根30克、山栀炭10克、连翘10克、蒲公英10克、薄荷3克、碧玉散10克(包)、侧柏炭10克、茜草炭10克,医嘱14剂。

2002年7月2日二诊:服药14剂后,尿检红细胞3～5/Hp,乳蛾＋,上方中肯,再服14剂。

2002年7月17日三诊:病情稳定,尿检1～5/Hp,上方去薄荷加蝉衣,再服14剂,以资巩固。

按语:肾炎一年多,如果迁延日久,有可能变成慢性肾炎,在这急性转慢性之际,用中药治疗,十分重要,防止了疾病向慢性肾炎发展,是患者的福音。像这种病人,中药一定要吃,不是可吃可不吃的境地。不吃,丧失良机,终生遗憾。

案例二十二 李×× 女 4岁

1980年11月11日初诊:急性肾炎一月余,面肿已消,尿检镜检红细胞＋/Hp,蛋白痕迹,纳可便调,形体尚实。此系湿热未清,余邪未除所致,宜清热化湿,凉血止血。

处方:

丹皮炭10克、茜草炭10克、生地炭10克、大小蓟各10克、旱莲草10克、藕节炭10克、白茅根30克、车前草10克、连翘10克,医嘱7剂,一周后尿检红细胞蛋白均阴性。

按语:小儿脏气清灵,随拨随应,用药一周即见效,可喜可贺。

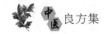

案例二十三　陈×× 女　64岁

2006年11月5日初诊：肾炎多年，尿检潜血试验＋＋，白细胞＋，红细胞＋＋/Hp，舌苔腻，脉细数。此系下焦湿热，治以清热化湿，凉血止血。

处方：

生地炭10克、大小蓟各10克、山栀炭10克、茜草炭10克、侧柏炭10克、白茅根10克、茯苓皮10克、玉米须10克、黄檗10克、六一散10克（包）、蒲公英30克，医嘱7剂。

2006年11月22日二诊：尿检潜血＋，白细胞阴性，红细胞3～5/Hp，原方再服7剂，以资巩固。

按语：此例湿热偏重，尿检白细胞＋/Hp，所以十灰散方上再加蒲公英、黄檗等清热解毒药，协同十灰散，清热解毒，凉血止血。

第九章 三叉神经痛有克星

三叉神经痛,发生在面部,阵发性,刀割样疼痛,来势凶猛,疼痛剧烈。痛时按面流泪,痛苦不堪。说话、咀嚼、刷牙、洗脸等等小动作,都能诱发剧烈的疼痛,短者数秒钟,长者亦可持续数分钟。一日之内,可以偶发,也可以多发,严重者会产生生不如死的想法。有个别患者,误认为牙痛,牙齿拔了两三颗,还是痛,去神经科看了,方知是三叉神经痛。

三叉神经痛,发生原因,中医认为一个是虚,另一个是火。患者长期劳作,气血亏损,筋脉失养,经脉空虚,肝肾阴亏,虚火上扰而发生疼痛。治拟滋阴养血,清肝止痛。选用四物汤加全蝎、蜈蚣,熄风止痛。四物汤中熟地易生地,滋阴清热,白芍清肝泻火。而且白芍配当归能补虚,白芍配川芎能清肝泻火;白芍配甘草能止痛,另加全蝎、蜈蚣、元胡等祛风止痛,全方起到滋阴清热、泻火止痛的目的。

案例一 邵×× 男 82岁

2015年8月15日初诊:患者面部疼痛,由来一月有余,剧烈疼痛,难以忍受。去某三甲医院住院半月,经CT各种检查,确诊为三叉神经痛,建议手术治疗,患者有顾虑,特来看中医。

患者耄耋之年,气血虚弱,肝肾不足,倦怠乏力,舌红口干,脉细数,拟以滋阴清热,祛瘀止痛。

处方:

生地30克、生白芍10克、当归10克、川芎20克、元胡10克、甘

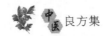

草10克、全蝎3克、蜈蚣2条(包煎),医嘱7剂,另服适量维生素B₁。

2015年8月22日二诊:服药后,疼痛减轻,患者觉得很高兴。

2015年8月29日三诊:服药后疼痛明显减少,好转比较快,舌脉同前,继服7剂。

2015年9月5日四诊:面部偶有微痛,口唇干燥,脉细数,原方加麦冬30克,继服7剂,以观后效。

按语:患者四诊之后,有4个月未来复诊,正在疑虑,偶然机会,碰到他女儿,他女儿告诉我,她爸爸的三叉神经痛已不疼了,有4个月了。得到这个消息,我也心安了。

案例二 郑×× 女 45岁

2015年9月8日初诊:患者左脸抽痛,反复发作,疼痛难忍,掩面流泪,已有一年余。曾去省某三甲医院看病,诊断为三叉神经痛,不愿手术治疗,特转来看中医。

患者每天面部抽痛七八次,痛如刀割。洗脸、刷牙,稍有不慎,疼痛立即发作。舌质红,脉弦细,此系阴亏火旺,筋脉失养所致,治以清热养阴,熄风止痛。

处方:

生地30克、生白芍10克、当归10克、川芎20克、元胡10克、生甘草10克、全蝎3克、蜈蚣2条(包煎),医嘱7剂,另服维生素B₁,适量服用。

2015年9月16日二诊:服药后疼痛减轻,次数减少,病情好转,再来复诊。病人情绪好转,面带笑容,舌红、脉弦细,拟用滋阴清热,熄风止痛。

处方:

生地30克、生白芍10克、当归10克、川芎10克、元胡10克、生甘草10克、全蝎3克、蜈蚣2条(包煎),服7剂,又服适量维生素B₁。

三诊、四诊、五诊、六诊、七诊、八诊,各服7剂,病情稳定,不再疼痛,医嘱停药,以观后效。

按语:2016年4月随访,停药后,三叉神经痛没有发作。工作、生活正常,病人非常感谢,电话里连声谢谢。

案例三　吴××　男　58岁

1996年5月16日初诊:患者右面颊处刺痛,已有年余,右上嘴唇内疼痛,洗脸、刷牙均要引起疼痛,刺痛连心,痛时流泪,数秒钟内疼痛消失,一日、数日有时不痛,因此,拖延日久。半年后,疼痛加剧,才去看神经科。省××三甲医院,主任医师诊断为"三叉神经痛",服用卡马西平。当天中午服了一片,不久就头晕了,如坐舟船,整整半天,坐在室内,不能走动。直至下午五点半,头晕减轻。因此,不敢服卡马西平片了。

一年后,寻求中医治疗,患者精神疲倦,面颊疼痛,西医诊断为"三叉神经痛",口干舌质红,脉细数,大便干,小便短赤。此系阴虚火旺,筋脉失养,拟滋阴清热,熄风止痛。

处方:

生地30克、生白芍10克、当归10克、川芎20克、元胡10克、生甘叶10克、全蝎3克、蜈蚣2条(包煎),医嘱7剂,适量服维生素B_1。

1996年5月23日二诊:服药后,疼痛立马减轻,非常高兴,再来复诊,舌脉同前,原方有效,再投7剂,以资巩固。

三诊、四诊,病人病情稳定,疼痛三周未作,原方继服,医嘱7剂,巩固疗效。

按语:2016年4月,电话随访,自疼痛消失后再没有复发,这几年来平安无事,身体健康。

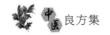

第十章　中医治疗软瘫

患者罗××,男,22个月,不能行走,不能站立,像一个面粉团一样,坐在凳上。中医认为小孩生长发育有一定规律,俗语说"七坐八爬九会立"。意思是说,小孩到了九个月,会站了,到了一岁会开步了。患孩现在22个月,还不能立,还不能走,父母亲着急了。急去上海大医院,拍片,说是全身多发性骨质破坏,头部、胸部、腿部等,怀疑郎格罕氏细胞症,但不确诊;或者是EB病毒感染,也不能确诊。父母空手而归,无药可吃,思来想去,抱着试试看的心情来看中医。

2011年10月16日初诊:患者体型胖墩墩的,脸是圆圆的。母亲叫他站,他不会站,母亲叫他走,他不会走,实属一个瘫痪病人。这种病,中医称为"软瘫"。软瘫,属于中医五软症范围之内。所谓五软,即颈软、口软、手软、足软、肌肉软。颈软,头东歪西倒;手软,两手无力握物;足软,两脚不能立,更不能行;口软,不能咀嚼;肌肉软,皮宽肉松,瘦弱无力。

从中医辨证来看,此属肝肾阴虚,热毒入侵所致。病人舌质红,属阴亏,脉细数,属内热,同时正气已虚,病邪入侵。所以在治法上,拟益气养阴,清热解毒。

处方:

太子参10克、炙黄芪15克、炒白术10克、炒苍术10克、生地10克、炙必甲10克、炙龟板10克、地骨皮10克、陈青蒿10克、半枝莲10克、半边莲10克、白花蛇舌草10克、金银花10克、炒二芽10克,医嘱7剂,每剂吃二天,连服二周。

2011年11月14日二诊：服此中药后，母亲感到有好转，扶着身子稍稍能立，舌质红，苔薄，脉细数，前方有效，再投15剂，连续服一个月。

2011年12月15日三诊：患者能立，也能走，舌质淡红，苔薄，脉细软，原方再服15剂，连续服一个月，以资巩固。

2012年2月7日随访：电话随访病人母亲。他母亲说，小孩现在能立、能走，而且走得很快，能与一般小朋友玩耍了。至此，小孩的病痊愈了。

再拟健脾开胃药，以善其后。

按语：疑难病症，临床上常能遇到。像这样的病人，我五十年临床，仅遇一例。中医看病，离不开辨证论治，理法方药。病人多处骨质破坏，又不能站立行走，说明肝肾两亏了。因为肾主骨，肝主筋。肝肾亏损，所以正气虚了。正气虚了，外邪乘虚而入而发病。又根据上海某医院论，可能EB病毒感染。我就以此打开切口，除益气养阴药之外，加用清热解毒药。所以在处方中有益气养阴药，如太子参、黄芪、茯苓、炙龟板、炙必甲等；又有清热解毒药，如半枝莲、半边莲、白花蛇舌草、金银花等。结果，病治好了。这是病人的福音，也是医生的幸福。所以说病人与医生是同一个战壕里的战友。

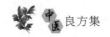

第十一章　玉女降蛟龙

所谓玉女是指玉屏风散，它出自《丹溪心法》一书。此方专治表虚自汗，固本祛邪。临床上治疗过敏性鼻炎少不了它。蛟龙是指过敏性鼻炎，它发病时喷嚏如雷，清涕如水，好像蛟龙出海一般，又打雷又下雨。玉屏风散能够治疗鼻炎，号称玉女降蛟龙。

鼻炎有多种，一般分单纯性鼻炎和肥厚性鼻炎，还有一种过敏性鼻炎。前二者以鼻塞、呼吸不畅为特点，后者以喜打喷嚏为特点，一次十个八个喷嚏不算多，鼻流清水，源源不断，面巾纸不断，一天下来，面巾纸用了一大堆，病虽小，真烦死人。

过敏性鼻炎，对外界因素过敏，如风寒、冷、粉尘、烟气、油气、辛辣等，稍有接触，便可犯病，大人、小孩都一样，尤其小孩更易发病。小儿初生，如旭日初升，草木方萌，五脏六腑，成而不全，全而不壮，每当护理失周，外邪乘虚而入，发为本病。肺主皮毛，开窍于鼻，肺一旦发病，便出现喷嚏流涕，形寒身冷，出现肺卫症状。如果反复生病，冬春交替发病，又会损脾胃，脾胃受伤，影响水谷精微的吸收，日久，气血不足。气血不足又影响肺的正常功能发挥，脾肺两经受伤，使疾病日久不愈，有的到了十八岁、二十多岁，过敏性鼻炎还没有痊愈。所以此病抓紧在幼童时期治愈，方为上策。因此在治疗上，我选用玉屏风散加味，黄芪补气固表，白术健脾生津、防风祛邪，合而治之。

案例一　陈××　女　12岁

2007年8月15日初诊：患者诉去年因过敏性鼻炎，经吴医生治疗好了，今年又犯了。晨起喷嚏八个十个，清涕不断，已有数日。舌苔薄白,脉细,拟固本祛邪,疏风解表。

处方:

生黄芪30克、炒白术10克、煨防风5克、藿香10克、香白芷10克、川芎10克、炒苍耳子10克、辛夷10克、鹅不食草5克,医嘱7剂。

2007年8月22日二诊:患者服药后,喷嚏显著减少,晨起仅两个,清涕也少,舌脉同前,原方再服7剂。

2007年8月29日三诊:患者服药后,鼻子干燥了,喷嚏一日之内,仅有一两个,病情明显好转,为了巩固疗效,原方再服7剂。

按语:患者睡姿不好,喜欢伸长双手睡觉,每当气温骤降,护理失周,易受风寒入侵,发生鼻炎。治疗上固本祛邪,疏风解表,并加强护理,服药日子适当延长,以巩固疗效。

案例二　黄××　男　9岁

2007年7月11日初诊:患者晨起喷嚏七八个,十多个,流清水,由来已久,反复发作,非常难受,舌苔薄白,脉细,形体消瘦,拟扶正固本,祛风散寒。

处方:

生黄芪15克、炒白术10克、煨防风5克、炒苍耳子10克、辛夷10克、白芷10克、藿香10克、太子参10克、代赭石10克、炒二芽各10克,路程较远,医嘱14剂。

2007年7月25日二诊:服药14剂后,鼻炎好转,已不打喷嚏了,咳嗽也无,鼻腔干燥,苔薄,脉细,拟原方上再加徐长卿10克、地肤子10克、白鲜皮10克,再服7剂。

2007年8月3日三诊:服药后,整天很少有喷嚏,流涕、咳嗽亦无,饮食二便一般,上方再服7剂,以资巩固。

按语:患者体虚,睡觉姿势不好,气候变化,累累犯病。咳嗽、喷嚏、流涕反复发作,经久不愈。所以在治疗上要扶正固本、祛风散寒,

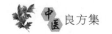

标本兼治,达到药到病除。

案例三 黄×× 男 9岁

2007年7月11日初诊:患者晨起喷嚏七八个,伴咳嗽流涕,反复发作,日久不愈。形体消瘦,舌苔薄白,脉细弱,拟扶正固本,疏风散寒。

处方:

生黄芪30克、煨防风5克、炒白术10克、茯苓10克、炒苍耳子10克、辛夷10克、徐长卿10克、白鲜皮10克、荆芥10克、川芎10克、太子参10克、炒二芽各10克。医嘱14剂。

按语:患者体虚,形瘦纳少,又患鼻炎,所以在用药上加用四君子汤,增强补气之药,助玉屏风散一臂之力,力求巩固疗效。

案例四 江×× 男 12岁

2007年7月21日初诊:患儿经常打喷嚏,流鼻涕,尤其是清晨,更为厉害;七八个,十来个喷嚏,清涕不断,舌苔薄白,脉细数,拟扶正固本,祛风化湿。

处方:

生黄芪10克、煨防风10克、焦白术10克、荆芥10克、苏叶梗10克、薄荷3克(后下)、香白芷10克、川芎10克、辛夷10克、炒苍耳子10克、鹅不食草5克、徐长卿10克,医嘱14剂。

2007年8月1日二诊:服药后喷嚏已少,流涕也少,有显著好转,原方有效,再服14剂,以资巩固。

按语:本症咳嗽、喷嚏、流涕,感受几寒之邪,所以在玉屏风散基础上加解表药,祛风散寒,另加鹅不食。此方治疗鼻炎,用量不应太重,药量过重,易引起呕吐。

案例五 张×× 男 12岁

2007年7月17日初诊:患者经常打喷嚏,一连七八个,甚至十多个,清涕如水,舌苔薄白,脉细,形体消瘦,拟益气扶正,宣肺通窍。

处方:

生黄芪10克、煨防风10克、炒白术10克、炒苍耳子10克、辛夷10克、当归10克、川芎10克、荆芥10克、苏叶梗10克 薄荷10克、藿佩叶10克、生甘草10克,医嘱7剂。

2007年7月24日二诊:服药后,患者不打喷嚏,不流鼻涕,舌苔薄白,脉细,拟原方再服7剂,以资巩固。

按语:小儿每有风寒引起,疾病之初,祛风散寒不能少,配合玉屏风散,共治过敏性鼻炎。

案例六 谭×× 女 成年

2009年11月11日初诊:患者多喷嚏多年,尤其是早晨,一连十多个喷嚏,多年缠身,很是不适。西医诊断为过敏性鼻炎,到处就医,抱着一丝希望,今天到胡庆余堂中医门诊部就医,患者形体一般,自诉涕多嚏多多年,人家说过敏看不好的,因此看看停停,拖延日久,舌苔薄白,脉细,胃纳较少,二便一般。此属虚寒之体,不耐风寒,拟祛风散寒,扶正祛邪。

处方:

生黄芪30克、煨防风10克、炒白术10克、藿香10克、辛夷10克、炒苍耳子10克、地肤子30克、白鲜皮30克、川芎10克、徐长卿10克、僵蚕5克、蝉衣5克、太子参10克、炒山楂10克,医嘱7剂。

2009年11月18日二诊:服药7剂,病情大有好转,与发病时相比,判若两人,现在鼻子也干了,喷嚏也少了。原方再服7剂,以观后效。

按语:此患者为成人,病久根深,所以在用药上比儿童为多,加强祛风化湿、扶正固本的药,达到较好效果。

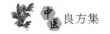

第十二章　一位老妪获得了新生

一位老妪,65岁了,神疲乏力,面容憔悴,骨瘦如柴,严重贫血,血小板只剩下1.2万了,已在××医院治疗一个月,疾病没有起色,自动出院,回家休养。老妇人其夫已故世,其媳妇甚为孝敬,她把一个严重的病人,搬到了杭州。她也抱着试试看的心情,找到了吴医生。

案例　董×× 　女　65岁

2015年3月21日初诊:患者血小板减少至1.2万,住院一月,血小板不升,神疲乏力,纳呆消瘦,卧床不起。舌苔薄白,脉弦细弱。此系元气不足,精髓亏损,治拟填精益髓,温补脾胃。

处方:

红参片10克、鹿角片20克、炙黄芪30克、当归10克、甜苁蓉20克、仙鹤草30克、巴杏天20克、仙茅20克、仙灵脾20克、炒二芽各30克、炙内金20克,医嘱7剂,另配:参茸鹿胎丸三袋,每次一包,一日二次。

2015年4月6日二诊:服药后,能下床活动。精神安稳,胃纳增加,二便亦调,原方再服15剂,一帖药四次服二天,15剂服一个月。

2015年6月12日三诊:电话告知,血小板已升到6万,病趋好转,日常生活自理。医嘱可再服15剂,以资巩固,药可在当地配。

按语:患者年事已高,重病久矣,脾胃亏损,精髓空虚,治拟健脾补肾,填精补髓。重用参茸鹿胎丸,补肾填精,配合汤剂,鹿角片、仙茅、仙灵脾、红参、巴杏天等,重剂健脾补肾,力挽狂涛。因此,病危的老妪获得了新生。

第十三章　克奇制胜瘙痒症

引起瘙痒病因很多,也很复杂,如黄疸病、糖尿病、寄生虫病、白血病、淋巴病、肥大细胞症、红细胞增多症、慢性肾功能不全;药物过敏、花粉过敏、尘螨过敏;等等。本例患者曾去三次上海××医院就诊,上海医生诊断为瘙痒症,原因未明,无药可吃。中医看病,辨证论治,克奇制胜。一例纠缠多年的瘙痒症,三诊而愈,可谓之神也。

案例　王××　男　58岁

2003年1月4日初诊:患者全身奇痒,皮肤粗糙,如树皮样,人被裹内,得热更甚,非抓破血不可。此病已有数年,从家乡县医院,看到上海医院,也未看好。但上海医生确诊为瘙痒症,用药后,无效。特来浙江中医药大学门诊部门诊。病人背部皮肤粗糙,厚实,有血迹,身潮热。舌苔黄腻,舌质红,大便干结,小便赤少,体力尚佳,脉弦细。此系湿热之毒入侵,瘀血内行,气血不通,治拟清热解毒,凉血祛瘀。

处方:

生地30克、赤芍30克、丹皮30克、水牛角30克、苦参15克、地肤子30克、白鲜皮30克、旱莲草30克、生首乌30克、女贞子30克、紫草10克、乌梢蛇30克、干蟾皮10克、土茯苓30克、制军10克(后下)、炒米仁30克、天麦冬20克,医嘱7剂,另服地塞米松,每次2片,每日三次。

2003年1月11日二诊:病人服药7剂后,奇痒显著好转,二便如常,睡眠欠佳,舌脉同前。上方加川连3克、炒枣仁30克、五味子10克,再服7剂。

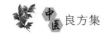

2003年1月18日三诊：全身瘙痒已不明显，潮热渐轻，睡眠好转，病邪十去八九。原方再服7剂，以资巩固。

按语：改革开放以后，农民富了，有钱看病了。从天台至上海，有几百公里，来回一次要花费上千元，他去上海三次，花费几千元。上海某医院，专家挂号费105元一次，一共三次门诊。医生诊断为瘙痒症，原因不明，无果而归。病人实在难熬，又转入省城，寻求中医。中医看病，辨证论治，理法方药。中医认为湿热之毒入侵，瘀血内滞，气血不通，发为本病，治拟清热解毒，凉血祛瘀。生地、赤芍、丹皮、紫草、水牛角凉血祛瘀；苦参、土茯苓、米仁、制军清热化湿；乌梢蛇、干蟾皮等解毒止痒；黄芪、麦冬、女贞子、旱莲草等扶正达邪。疑难杂病，须用中西结合办法，另服地塞米松，每次一片，一日三次，连服三天。综上所言，中西合璧，药到病除，克奇制胜瘙痒症。

第十四章　知柏地黄丸能长寿

知柏地黄丸为什么能使人长寿,你耐心听着,我细细道来。

首先,知柏地黄丸由六味地黄丸加知母、黄檗组成。知柏地黄丸的母体是六味地黄丸,来自宋朝的名著《小儿药症直诀》,自宋、元、明、清历数百年历史,沿用至今。六味地黄丸是滋阴补肾的圣药。凡是肾阴不足、腰膝疲软、头晕目眩、耳鸣耳聋、盗汗、遗精、消渴、骨蒸潮热、手足心热、小便淋沥、牙齿动摇、舌干咽痛、足跟作痛、舌红少苔脉细数,均可选用六味地黄丸。六味地黄丸有五个子女——三男二女,三男即知柏地黄丸、八仙长寿丸、七味地黄丸;二女即七味都气丸、杞菊地黄丸。治病辟妖,个个本领高强。今天就六味地黄丸的长子知柏地黄丸加以说明。

每年春夏之际,大学生都要进行年度体检。周××,是××大学的应届毕业生,也应该体检。他随着他的同学一同体检,体检结果,尿蛋白一个＋。校方很重视,马上送他住进××三甲医院。

正规治疗一个月,尿检蛋白＋＋,再治疗一个月,尿蛋白＋＋＋。此时的大学生不像进院时那般英俊,而是像一个相扑运动员,头胖胖的,脸红红的,像八月十五的月亮,大腿粗粗的,背部厚厚的,胡须也长出来了,像另外一个人。此时家长急了,怎么办? 看中医?

案例　周×× 男　22岁

1985年7月16日初诊:患者满月脸,体形肥胖,舌红少津,潮热盗汗,腰膝疲软,纳旺便干,尿赤,脉细数,尿检蛋白＋＋＋,住院两月有余。此属阴虚潮热,内热迫津外泄,治拟知柏地黄丸改用知柏地黄丸

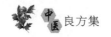

加味治之。

处方：

知母 10 克、黄檗 10 克、生地 20 克、山药 20 克、萸肉 10 克、泽泻 10 克、茯苓 10 克、丹皮 10 克、乌梅炭 20 克, 研碎冲服, 医嘱 7 剂, 医嘱仃强的松之类的药品。

1985 年 7 月 23 日二诊: 患者满月脸, 体形肥胖, 舌红少津依旧, 唯尿检蛋白＋＋, 比上周减少一个＋, 前方中肯, 再服 7 剂。

1985 年 7 月 30 日三诊: 服药两周, 尿检蛋白＋, 满月脸, 体形肥胖略为减轻, 舌红少津也有减轻, 潮热盗汗也有好转, 二便尚调, 脉细, 拟原方再服 7 剂。

1985 年 8 月 6 日四诊: 患者服药三周, 三周之后, 尿检蛋白病情好转出院, 原方再投 7 剂, 以资巩固, 以观后效。

按语: 随访, 自从患者出院后, 继续治疗, 处方一个月一次, 连续治疗两年, 每次尿检阴性, 人的形象慢慢复原了, 满月脸消失了, 相扑运动员的样子也没有了, 潮热盗汗等等也消失了, 舌质淡红, 舌苔转腻, 脉缓, 纳便正常, 恢复为一个常人。

参加工作之后, 工作积极, 勤勤恳恳, 找了对象结了婚, 生了一个千金现在已上大学了, 身体、工作、家庭三丰收, 其乐融融。这十多年的时间里, 平平安安, 健健康康, 是谁给他的, 是知柏地黄丸。因此, 我说知柏地黄丸能长寿, 你信吗？我信！如果这位患者, 蛋白严重丢失, 严重时变成慢性肾炎, 甚至尿毒症, 到那时真是无药可医了。呜呼哀哉！碰到严重疾病时, 一种方法不行时, 可选择另一种办法, 也许山重水复疑无路, 柳暗花明又一村。

第十五章　天龙止痛胜似哌替啶

　　天龙,俗称蜈蚣。人们听到蜈蚣就会产生一个怕字,蜈蚣有毒又会咬人,远离三尺,或见到蜈蚣就把它打死,一死了之。其实蜈蚣只有小毒,其毒液有毒,其干后毒液已氧化,并无毒害。而中医药中,蜈蚣的本领大着呢,赛过全蝎,赛过哌替啶。惊风撮口,非蜈蚣不能取效。又擅化瘀、止痛、抗癌,凡痛毒肿瘤之瘀结不解者,均可用之。下面,我介绍一例用蜈蚣治疗癌症止痛一事。

案例　朱××　女　77岁

　　2007年8月21日初诊:患者一个月之前,体力尚好,能持家务,一个月后,体力虚弱,形体消瘦,卧床不起,腹部膨大,胃纳呆滞,急去××县医,诊断为肝癌,已属晚期。家境较贫,无力支付开刀、化疗之费用,遂回家休养,其子很孝顺,已买了10支哌替啶在家里,肝痛时用。另一方面去看中医,试寻一丝希望,来到胡庆余堂门诊部。见到我,老乡见老乡,两眼泪汪汪,我安慰了几句,就给她诊治。病人高年老妇,气血亏损,脾肾虚败,形体消瘦,腹部膨大,体力不佳,胃纳呆滞,舌体萎缩,脉细如丝,治当益气养阴,活血化瘀。

处方:

　　炙黄芪30克、当归30克、川芎20克、丹参30克、藤梨根30克、虎杖根30克、水杨梅根30克、半枝莲30克、半边莲30克、铁树叶30克、山甲10克、炙必甲10克、米仁30克、山楂30克、炙鸡内金20克、炒二芽30克、干蜈蚣(小)3条入煎,医嘱7剂。

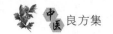

2007年10月12日二诊:病人服药7剂后病情有所好转,自觉肚子饿,晚上爬起来上厨房吃了一碗冷饭,再上床休息。虽有好转,但病入膏肓,上方再加别直参15克,煎汤代茶。

这样来来去去看了半年,就故世了。

按语:病人儿子说:"看了半年中医'值',虽然没有挽回我母亲生命,但我母亲病程中,没有发生疼痛,很安详地走了,多亏吴医师的中药。我在医院里,另外的病人家属告诉我,肝癌是痛死的。这种痛难以忍受,赶紧买了哌替啶以备急用。"著名教授仝小林专家治疗一例肝癌,连续肌注哌替啶200mg疼痛未缓止,改用30克蜈蚣用水1000ml煎2小时,得滤汁约300ml,频频服之,每次一匙,30分钟一次,2小时疼痛消失。可见蜈蚣止痛的力量是很强的,有时类似哌替啶。

第十六章　滋阴平肝制抽动

所谓抽动,即抽动症,中医古书称"瘛",小儿不自主地挤眉弄眼,手足抽动,挺胸凸肚,摇头点头,头晕耳鸣,视物模糊,神志发呆,喃喃自语,形瘦食欲缺乏,等等。抽动症属于肝肾阴亏、肝阳偏亢的症候。通过辨证,我们可以确定,治疗抽动也应滋阴补肾,平肝潜阳。

案例一　郁××　男　13岁

2006年7月21日初诊:患儿上肢抽动,挤眉弄眼,多动少静,坐立不安,舌苔黄腻,舌质红,脉细。此系肝肾不足,肝阳偏亢,治宜滋阴补肾,平肝潜阳。

处方:

生地10克、鳖甲10克、生牡蛎10克、生龙骨10克、生白芍10克、制天虫10克、蝉衣3克、远志5克、生甘草10克、炒二芽各10克,医嘱7剂。

2006年7月28日二诊:服药后,上肢抽动显著减少,挤眉弄眼现象也少了,纳便一般,舌质红,脉细,治予滋补肝肾,平肝潜阳。

处方:

生地10克、鳖甲10克、生牡蛎10克、生龙骨10克、生白芍10克、制天虫10克、蝉衣3克、远志5克、杞子10克、生甘草10克、炒二芽各10克,医嘱14剂。

三诊服药一个月余,抽动、挤眉一日只有两三次,比初诊时显著

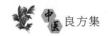

减少。由于患者家在宁波,路远求诊不便,再服14剂,以资巩固。

案例二　解×× 　男　9岁

2016年8月30日初诊:患者不由自主抽动肩膀,挤眉弄眼,抽动腰臀部时要漏尿,看书做作业发呆,此病由来已久,多处求医无效,特来杭州看病。患儿形体瘦弱,多动、抽动,舌质红,脉细,纳便一般,此系阴虚肝旺,拟滋阴平肝。

处方:

生地10克、女贞子10克、炙鳖甲10克、生龙骨30克、生牡蛎30克、僵蚕10克、蝉衣5克、钩藤10克、石决明30克、益智仁10克、石蒲10克、杞子10克、生黄芪30克、炒白术10克、炒防风5克,医嘱7剂。

2016年9月13日二诊:服药7剂,抽动减少,漏尿已无,臀部抽动亦无,看书、做作业时仍有发呆,舌苔薄,脉细,治予滋阴平肝,益气升阳。

处方:

生地10克、生牡蛎30克、石决明30克、僵蚕10克、蝉衣5克、钩藤10克、益智仁20克、石菖蒲10克、升麻5克、柴胡5克、炒枳壳5克、炙黄芪30克、炒白术10克、炒防风5克,医嘱7剂。

2016年9月20日三诊:患者抽动已显著减少,漏尿也不漏了,挤眉弄眼也少了,唯看书、做作业发呆,此系心阳虚弱,心气不开,治宜益气开志。

处方:

生炙黄芪各30克、炒白术15克、炒防风5克、升麻5克、柴胡5克、炒枳壳5克、益智仁10克、远志10克、石蒲10克、炙鳖甲10克、炒龙牡30克、僵蚕10克、蝉衣5克,再服7剂。

案例三 陈×× 男 11岁

2007年8月15日初诊:患儿母亲说小孩挤眉弄眼,噘嘴,每天经常发生,特来就诊。患者在门诊10分钟之内,挤眉弄眼发生十几次,形体消瘦,舌苔薄白,脉细弱。此系阴虚肝旺,血不养筋所致,治用养阴补血,平肝和络。

处方:

生地30克、生龙牡30克、炒白芍10克、代赭石10克、双勾片10克、白蒺藜10克、僵蚕10克、蝉衣5克、川芎10克、明天麻5克,医嘱7剂。

2007年9月2日二诊:患儿抽动明显减少,舌脉同前,前方有效,再投七剂,以资巩固。

按语:小儿抽动症是小儿常见的神经系统疾病之一,多数是先天不足,后天失养,平时训斥过度,致使小孩肝郁化火,共济失调,所以在治疗上滋阴平肝外,还要和睦相处,使小儿心情舒爽,肝木调达,气顺脉和。小儿多动症也有脾虚的表现,如纳呆、体瘦、面黄等,除了滋阴平肝,必要时健脾开胃。因为胃是后天之本,生化之源。脾胃之气恢复了,可增强体质,巩固疗效。

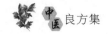

第十七章　生了痔疮使人愁

　　民间有说"十人九痔"，说明痔疮患病的人很多。得了痔疮后，严重影响一个人的生活质量，大便艰难，解不出，还要出血，出血有时量很多，有点吓人。赶紧到医院看，医生看了要开刀。胆子大的，实在难受得住进了医院，十天半月出院了，毛病好了。

　　我有一位朋友，大学时得了痔疮，开了一刀，十年后痔疮又犯了，又开了一刀。现在讲起痔疮，她就毛骨悚然，害怕极了！那么生了痔疮，非要开刀吗？如何防止痔疮的发生？要注意饮食卫生细搭配，三分荤七分素，保持一天一次大便，软硬适中，像香蕉那样的大便最好。保持肛门处清洁，每天大便后要洗一次肛门用温水最宜。平时可做提肛动作，睡觉时每天缩肛门十次，可提高肛门括约肌的收缩力。

　　生了痔疮，除了开刀，有没有其他办法呢？我的回答是"有"，吃中药就是一种简便的方法，适用于各种痔疮病人，很受病人的欢迎。下面介绍几例痔疮病人。

案例一　黄××　男　74岁

　　2015年12月3日初诊：患者患痔疮多年，反复出血，由来已久。由于害怕开刀，寻求中医治疗。大便干结带血，有时鲜红鲜红的，量较多，舌苔黄腻，脉弦数。此系热结魄门，气滞血瘀，治以清血滋阴通便。

处方：

制军 20 克（后下）、生地炭 20 克、地榆炭 20 克、黄檗 10 克、黄芩 10 克、炒枳壳 10 克、白芍 10 克、茜草炭 10 克、生甘草 10 克，医嘱 7 剂。

2015 年 12 月 10 日二诊：服药后痔疮出血减少，大便稠黏，兼有胆囊炎，右肋下隐隐痛，舌苔薄腻，脉弦，治以清热通腑。

处方：

生地炭 20 克、地榆炭 20 克、白芍 10 克、黄檗 10 克、黄芩 10 克、升麻 5 克、炒枳壳 10 克、茜草炭 10 克、生甘草 10 克，医嘱 7 剂。

2015 年 12 月 17 日三诊：痔疮未出血，经检查已缩小，大便糊状，胃纳好转，睡眠转佳，舌苔腻，脉细弦，治以清热化滞。

处方：

生地 10 克、地榆炭 10 克、白芍 10 克、炒枳壳 10 克、炙黄芪 30 克、焦山楂 30 克、田三七片 3 克、升麻 5 克、生甘草 10 克

按语：痔疮虽为小病，其危害也很大，引起很多医家重视。如日本医生用二字汤治疗痔疮，疗效如神，处方用药，简单明了：

当归 6 克、柴胡 5 克、黄芩 3 克、甘草 3 克、升麻 1 克、大黄 1 克，水煎服，每次 1 剂，每日 2 剂。

又如广西名师应用麻仁石甘汤治疗嵌顿性痔疮：

麻黄 5 克、生石膏 20 克、杏仁 10 克、生甘草 6 克、当归 5 克、黄芩 5 克、大黄 6 克、柴胡 8 克、升麻 6 克、槐花 8 克

治内痔出，不能回复，肛门剧痛不已。

再如广西中医学院王教授经验，治疗痔初起疼痛，大便带血。

处方：生地 15 克、地榆 8 克、黄芩 6 克、黄连 3 克、当归 5 克、荆芥 6 克、天花粉 8 克、枳壳 5 克、赤芍 8 克、升麻 6 克、槐花 8 克、甘草 6 克，6 剂起效，10 剂可愈

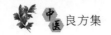

又如天津名医王××,治疗各种内外痔及脱肛者。处方:

槐角30克、(炒)地榆15克、当归15克、黄芩15克、防风15克、炒枳壳15克

以上共为研末,梧桐子大,每服50丸,米汤送下。

再如《医宗金鉴》中介绍治疗各种痔疼痛。处方:

秦艽3克、桃仁3克、皂角刺3克、炒苍术2克、防风2克、黄檗1.5克、当归尾1.5克、泽泻1克、槟榔0.5克、制大黄3.6克,水煎服。

第十八章　扁桃体大如鸡蛋能缩小

扁桃体,中医称其为乳蛾,又有单蛾、双蛾之分,人人有之。不同之处,有的人大,有的人小。大的像鸡蛋、草莓那样大,鲜红色;小的像豆儿一颗。小的对人体影响不大,还有好处。大者严重危害健康,经常发烧、高热、甚至惊厥,有的还会化脓;有的虽然不化脓、不发烧,却堵住咽喉口,影响呼吸、打呼噜,影响吞咽,成为病人的一块心病。有的病人心急,要求医生开刀,手术后扁桃体切除了,病好了;有的病人扁桃体像鸡蛋那样,去某三甲医院五官科诊治,医生说不能开刀,又去另一家医院,医生也说不能开刀,辗转无奈来看中医。下面我介绍一个病人。

案例　魏××　男　25岁

2016年9月20日初诊:病人自述扁桃体肥大,我叫他张开嘴看一看,用电筒一照,两颗扁桃体像两个茶叶蛋那样大,暗紫色。吓了我一跳,从来也没有看过如此大的扁桃体,以前看到过,最大扁桃体像草莓那样大,算是最大的了,可是今天,这颗扁桃体可称之为扁桃体之"王"了。

病人肥胖,扁桃体大,不发烧,呼吸吞咽困难,打呼噜严重,久治不愈,无处可医。今天到胡庆余堂门诊部看中医,碰碰运气。

病人舌苔黄腻,胃纳一般,大便干结,口干口臭,脉弦。此系肺胃蕴热,投用麻杏石甘汤加味。

处方:

麻黄10克、生石膏30克、杏仁10克、生甘草10克、金银花10克、

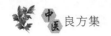

连翘10克、黄芩10克、七叶一枝花5克、三叶青10克、制军20克（后下）、鱼腥草30克，医嘱7剂。

2016年10月6日二诊：病人服药一周来复诊。我叫他张开嘴，用他的手机灯光照了一下，扁桃体缩小了，大概缩小一半，咽喉口子也看到了。病人十分高兴，我也十分高兴。舌脉如前，原方再投七剂，以观后效。

三诊、四诊、五诊病人扁桃体不再缩小，像茶叶蛋的蛋黄那么大。换位思考，扁桃体长久胖大必有瘀，也有热，因此拟寒温并用，活血化瘀。

处方：

麻黄5克、生石膏30克、杏仁10克、生甘草10克、金银花10克、连翘10克、肉桂3克，医嘱7剂。

2016年11月17日六诊：服药后，扁桃体显著缩小，缩小到筷子头那么大，出人意料。好得如此之快，真神奇也。原方再服7剂，以巩固疗效。本案取用麻杏石甘汤是效仿张锡纯名医用的鲜茅根、生石膏之法，致以肉桂，是引火归源，乳蛾胖大也有虚火成分在内。所以虚实之病，用寒温之药，相得益彰。

按语：扁桃体长在咽喉部位，它胖大会使喉里肿塞痹痛，水饮不得入也。因为，咽与喉，会厌与舌，同在一个门，其用各异。喉以喉气，故喉气通于天。咽以咽物，故咽气通于地。会厌与喉，上下以司开合。合下则吸而掩，气上则呼而出，是以舌抵上腭，则会厌能闭其咽矣，四者相交为用，缺一则饮食而死矣。肿大的扁桃体刚好卡在中间，影响气体的输入、饮食的吞咽，严重影响人体健康。风毒之邪，客于咽与喉之间，与血气相搏而结肿塞，饮粥不下，乃成脓血。若毒入心，心则烦闷懊憹，不可堪忍，如此重者死。疾病发展到极致时，一种医疗方法不行时，可以试用另一种方法，还是一句老话：山重水复疑无路，柳暗花明又一村。

第十九章　泄泻分寒热,用药要适当

泄泻是以大便次数增多,便质稀薄或水样或血样或黏样或食物不化,大人、小人均可得之,治疗上分寒症、热症,亦有寒中挟热,热中挟寒,虚寒互见,全靠临床辩证分析,药到病除。

案例一　朱××　男　成年

2007年5月17日初诊:患者大便一日3～4次,黏液,亦有血样,伴腹痛,形寒怕冷,由来已久。经某三甲医院检查,腹壁上有红点,有出血状,诊断不明,用药无效。多家医院治疗,效果不佳,今天特来看中医。病人大便黏液如冻伴有血液,伴有腹痛,肢冷形瘦,由来已久,反复发作。舌苔薄白,脉弦细。此系寒湿阻滞腹中,气机不利所致,似痢非痢,此为寒湿泻,治拟温中散寒,疏利气机。

处方:

制附片3克、炮姜5克、炒白芍10克、炙甘草10克、炒防风10克、赤石脂10克、石榴皮10克、地锦草10克、黄檗10克、木香10克、炒地榆10克,医嘱7剂。

2007年5月17日二诊:服药7剂后,大便黏液,血冻全无,大便一日两次,成形,腹痛无,舌苔薄腻,脉弦细。前方中肯,再服7剂,以观后效。

2007年5月31日三诊:服药14剂后,大便正常,没有复发,舌苔薄腻,脉细,再服7剂,以资巩固。

随访:6月7日电话随访,大便正常,恢复正常,体力渐复,胃纳增

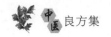

加,就此停药。

案例二　陈×× 女　68岁

2007年4月17日初诊:患者17日上午腹痛腹泻,上午四次大便,大便稀,自服诺氟沙星胶囊,每次2丸,上午已服4次,下午仍然腹泻,自加矽炭银4片,2次,下午3时仍腹痛腹泻,肛门疼痛,大便下注,改用中药治疗。中医辨证为湿热泻,拟用清热化湿法。

处方

川连5克、黄芩10克、木香10克、炒白芍10克、炙甘草10克、马齿苋30克、石榴皮10克、煨诃子10克、赤石脂10克(包),医嘱3剂。

随访:急服一剂,煎三次,三次服,服后泻止,至第二日早上,软便一次,连服3剂而愈。

案例三　章×× 女　7个月

2011年10月31日初诊:患儿泄泻,一日四~五次,由来一月,几次就医,效果不佳,舌苔腻,指纹滞。此系脾虚失运,拟用健脾止泻。

处方:

炒山药10克、炒苍白术10克、煨诃子10克、马齿苋10克、地锦草10克、焦六曲10克、凤尾草10克、石榴皮10克、赤石脂10克(包)、黄芩6克、焦山楂10克、生甘草3克,医嘱3剂。

2011年11月2日二诊:服药后大便好转,一日一次,便糊,饮食一般,神可,舌苔薄腻,指纹滞。上方去黄芩、赤石脂,再服3剂,以资巩固。

案例四　周×× 男　6个月

2008年10月30日初诊:患儿腹泻一日七~八次,由来月余,服抗生素无效,便时有怒张感,化验阴性,偶有咳嗽不发热,舌苔薄腻,指纹滞。此系脾胃气机不和,远化失司,故发生泄泻,治宜理脾化滞。

处方：

姜川朴10克、炒苍白术10克、炒白芍10克、马齿10克、地锦草10克、凤尾草10克、荠菜花10克、石榴皮10克、焦山楂10克、蝉衣5克，医嘱7剂。

2008年11月6日二诊：服药2剂后，大便成形，一日一次，至今正常。苔薄，指纹滞，上方去石榴皮，再投5剂，以资巩固。

按语：脾胃是后天之本，生化之源，泄泻最伤脾胃之气、人体气血。泄泻日久引起人体气血亏损，形体清瘦，百病丛生。因此，泄泻之病无论轻重，应立即治疗。

古人论泄泻，有"濡泄""溏泄""洞泄""滑泄"之分，今天，应虚实寒热为纲，进行辨证论治，有所效果。

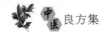

第二十章　三子养亲汤格外亲

三子养亲汤见于《韩氏医通》，主治老年人咳嗽喘逆，痰多胸痞，食少难消，舌苔白腻，脉滑。今天，三子养亲汤用于小儿，尤其婴幼儿，痰多如锯，往往要住院治疗，但抗生素疗效不佳，无功而返。改用三子养亲汤加味治疗，立效。2～3天，即可痊愈，功效神速。所以我们称三子养亲汤二头亲，老人亲，小孩也亲。

案例一　占×× 男　6个半月

2008年1月12日初诊：患儿肥胖，喉中痰声如锯，已住院半月，病情如故。神清纳呆，略有气急，口唇微紫，舌苔白腻，指纹滞紫。患儿阳气内虚，湿痰阻滞，气机不和，故投用温阳化饮，用三子养亲汤加味治疗。

处方：

白芥子6克、炙苏子10克、莱菔子10克、炙麻黄3克、杏仁5克、桔梗5克、远志5克、浙贝5克、川贝3克、生甘草6克、焦山楂15克，医嘱7剂。

2008年1月19日二诊：服药3剂后，痰声辘辘已无，神清纳佳，拟用参苓白术散治疗，以资巩固。

案例二　毕×× 女　三个月

2007年9月23日初诊：患儿平时厌食少食，咳嗽，痰声漉漉，头发稀，面色不华，舌苔白腻，指纹滞。此系脾虚生痰，痰饮内聚，故用温阳化痰。

处方：

白芥子5克、炙苏子10克、莱菔子10克、炒白术10克、炒苍术10克、焦六曲10克、焦山楂10克、炙内金5克、煅龙骨10克、牡蛎10克、代赭石10克(包煎)、炒山药15克，医嘱3剂。

2007年10月12日二诊：服药3剂后，痰声已无，纳展体安，汗少，舌苔薄腻，脉细，拟用参苓白术散方7剂，以资巩固。

案例三 张×× 男 4个月

2006年4月6日初诊：患儿体虚，面色不华，喉中痰鸣，哭声不扬，纳少便干，舌苔白腻，指纹滞，拟用温阳化痰开胃。

处方：

白芥子5克、炙苏子5克、莱菔子10克、桔梗3克、远志10克、焦山楂10克、瓜蒌皮10克、川贝3克、化橘红10克，医嘱7剂。

2006年4月20日二诊：服药7剂后，喉中痰鸣已无，便秘已解。唯哭声不扬，舌苔薄腻指纹滞，拟用参苓白术散加味调理，以资巩固。

按语：小儿痰声辘辘，西医谓之毛细支气管炎，好发于冬春，呼吸道合胞病毒感染所致，又引起毛细支气管广泛炎性渗出，黏膜水肿而造成气道不通，咳嗽，气急，甚至唇绀等。

韩愈三说三子养亲汤好，白芥子主痰下气宣中，苏子主气，定喘止嗽，莱菔子消食。此三例均以痰为主，所以君为白芥子。白芥子辛温入肺，通行经络，各所豁痰。但白芥子辛温走窜，化痰力大，但有过敏现象产生，不宜多用重用，中病即止。一般婴幼儿3克为宜，入煎剂而服。

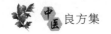

第二十一章　潮热盗汗湿淋淋

更年期综合征是妇女一生中,从生育期转入绝经期必经的生理过程。很多妇女多有此症,有轻有重,重者会像精神病一样,疯疯癫癫,轻的不知不觉度过了更年期。其中,潮热、盗汗、心悸失眠、口干舌燥、眩晕耳鸣或者精神萎靡、形寒肢冷、腰膝酸冷等,也属常见。本文介绍的当归六黄汤治疗潮热盗汗的更年期症候。

案例　徐××　女　47岁

2015年12月3日初诊:病人自述晚上睡觉醒来潮热,颈胸多汗湿衣,由来数月,每日如此。月事已不规律,时多时少,心烦口渴,舌苔薄黄,脉细数,大便干,小便少。此属阴虚内热,故用滋阴清热法,选用当归六黄汤加味。

处方:

当归10克、生熟地各10克、黄芩10克、黄檗10克、黄连1克、生黄芪30克、煅龙骨30克、牡蛎30克、糯稻根30克、稽豆衣30克,医嘱7剂。

2015年12月10日二诊:服药2剂后,潮热盗汗已无,继续服完其他五剂,情况良好,唯有些腰痛,再来复诊。舌苔薄腻,脉细,故原方加川断30克、杜仲30克、桑寄生30克,以资巩固疗效。

按语:病人自诉,睡到半夜潮热多汗,内衣湿透,心烦口渴,每天如此,十分烦人,特地从外地赶到杭州看中医。患者舌苔薄黄,脉细数,此属阴虚内热,迫汗外泄,拟滋阴清热,选用当归六黄汤主之。

《原方指证》一书指出,"当归六黄汤,治盗汗之圣药也"。本方服用2剂,盗汗自止,药到病除,何不为"圣药"乎！ 确是圣药《医方集解》一书指出,"此于少阴心药"。盗汗由于阴虚,故用当归、二地来滋阴。汗由火扰,故用芩、连、柏泻火,汗出腠理不固,倍用黄芪固表。

　　妇女盗汗,遇此症型,可选用此方也。此类盗汗,与小儿盗汗,迥然不同。小儿盗汗,多属气阴两虚,宜补气养阴止汗,绝对不可用当归六黄汤也。

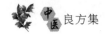

第二十二章　治疗干燥症的门径

干燥症,全名干燥综合征。其病因复杂,现代医学至今未明原因。祖国医学从症状分析,多属阴虚火旺,火旺致燥。因燥成瘀,因瘀成毒。疾病初期多属轻症,久延不治发展成瘀毒,临床表现多种多样,首先为口,表现为口舌干燥,舌红少津,喜凉饮;其次鼻、眼、咽喉、肌肤、阴道干燥,大便干结,等等。

下面举例说明。

案例一　华××　女　45岁

2014年10月4日初诊:患者自觉口舌干燥,由来已久,经某医院检查,确诊为干燥综合征,久治不愈,特来看中医。患者舌红少津,口舌干燥,咽喉不利,大便干少,脉细数。此系阴虚火旺,热伤津液,治以滋阴清热。

处方:

北沙参30克、麦冬30克、生地30克、知母10克、乌梅10克、生甘草10克、百合10克、枫斗10克、黄芪10克、太子参10克,医嘱7剂。

2014年10月11日二诊:服药后口干明显好转,大便软,舌红,脉细,原方有效,再服7剂。

随访:患者连续服药一个月,口中有津液了,不觉口干舌燥,要求用冲剂形式,再服一段时间中药,拟用:

生甘草10克、乌梅10克、鲜铁皮石斛10克、黄芪10克、太子参10克,泡茶饮,服用一月,巩固疗效。

案例二 於×× 女 52岁

2016年6月3日初诊：患者自述，口干舌燥，已三个多月了，咽喉不利，舌红少津，脉细数，形体瘦弱，大便干结。此属阴虚火旺，热伤津液，拟用沙参麦冬汤加减。

处方：

北沙参10克、麦冬10克、天花粉10克、乌梅10克、生地30克、知母10克、炒枣仁10克、鲜铁皮石斛10克，医嘱服7剂。

2016年7月7日二诊：服药后口中觉有津液，不觉干燥，饮食增加，大便软顺，睡眠好转，舌红脉细，前方再服7剂。

2016年7月14日三诊：服药后口中干燥现象已无，口中和，饮食香，大便顺，舌红有津，脉细。病人家居海宁，来回不便，要求开14剂，原方再服，以资巩固疗效。

按语：一般的干燥症，我选用沙参麦冬汤加减。沙参麦冬汤来自《温病条辩》，治燥伤脾胃，津液亏损，咽干口燥，舌红少苔。此症候与干燥综合征相似，故可选用。临床效果来看，也是有效的，病人也满意，认为病看好了。从医生角度来分析，近期临床效果是好的，远期效果有待进一步研究。重症的干燥综合征另外研究，不在此例。

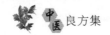

第二十三章　中医治疗眩晕病有窍门

眩晕症,西医叫作内耳眩晕症或梅尼埃病,或美尼尔氏综合征。此病临床表现头晕,如坐舟车,恶心呕吐,卧床不起,不能睁目,天花板倒移,多在中年以后发病。体虚、失眠、饮食均可导致发病。久治不愈,年老体弱时会发生耳聋。此外,与耳石性眩晕作区别。耳石性眩晕,发生时间很短,一般1~2分钟,同人的头部位置有密切关系。内耳性眩晕,发作时间长,数十分钟,甚至数天,严重时非得卧床休息,方能好转。

案例　吴××　男　45岁

1978年2月初诊:患者自诉失眠三天,后起头晕,房屋倒转,恶心呕吐,吐出黄苦水,不能睁目,只能闭目静卧,自服654-2片、阿托品等药,卧床休息三天,眩晕消失,第四天上班。近日,头晕病又发作,恶心呕吐,卧床休息,舌苔白腻,脉弦细,用中药治疗。

处方:

明天麻30克、姜半夏10克、炒枣仁20克 炒枳壳10克、姜竹茹10克、砂蔻仁25克,医嘱3剂,休息三天。

1979年春天二诊:患者劳累,睡眠欠佳,又犯头晕病。头晕,不能坐立,只能卧床休息,未见恶心呕吐,舌苔白腻,脉弦细,拟平肝和胃。

处方:

明天麻30克、冰糖20克、红枣20克,增服,一日1剂,连服二天。

服药1剂后,头脑立即感到清醒,2剂后,恢复正常状态。

1980年春天三诊:患者自诉服用天麻、红枣、冰糖方后,头晕未作。而且坐公交车可坐倒位,也不头晕。舌红苔腻,脉细弦,上方再服2剂,以资巩固。

按语:眩晕症比较复杂,中医从辨证角度来分析,风、火、痰、食、瘀等都会引起眩晕。从西医角度来分析,有内耳眩晕病、脑性眩晕、高血压眩晕、低血压眩晕、神经官能性眩晕,还有颈椎病眩晕等,病因很多,症情复杂。本文仅论述内耳眩晕症,治疗也是针对内耳眩晕症。

上海曹颖甫先生著《金匮发微·血痹虚劳脉证病治》书中有记述:"精神恍惚,开目即诸物旋转,闭目则略定。世传防眩汤闻有特效,录之以为急救之用。

"方中党参半夏各9克,当归、白芍、熟地、白术各30克,川芎、山萸肉各15克,天麻9克,陈皮3克,轻者4~5剂,可以永久不发。另早年病此,嘉定秦苓曾用之,惟川芎9克耳。至今30年无此病,皆苓师之赐也。"

国医大师邓铁涛有防眩汤:

黄芪24克、党参18克、茯苓12克、白术12克、川芎9克、天麻9克、杞子9克、钩藤12克、白芍9克、生地12克、甘草3克。

古人云:"天麻是治晕圣药。"一句话说出了天麻治眩晕的功用。以上两位中医大师治晕方中,均有天麻。方子奇效,天麻有功。

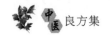

第二十四章　治小恙　防大病

伤风是轻感冒，临床表现鼻塞、喷嚏、流涕、咽喉不适等症状，但是连连打嚏，不断地流涕，也使人发愁。俗语说：卖相难看。因此，及时制止，很有必要。

案例　吴×× 76岁

2015年5月27日初诊：患者说，晚上睡觉时觉得很热，出汗，被头掀开，早上起床后鼻塞、流涕、打喷嚏，清涕如水，餐巾纸不离手，前来就诊。中医认为，此系起居不慎，寒温失司，风邪外受，肺气不宣所致，故用辛温解表，宣肺通窍。

处方：

荆芥10克、炒防风10克、苏叶梗各10克、薄荷10克（后下）、炒苍耳子10克、辛夷10克、香白芷10克、蝉衣5克、地肤子10克、白鲜皮10克、川芎10克、生甘草10克，医嘱2剂。

上午服第一剂，服完第一煎，上午九十点钟，感觉好一些。中午服第二煎，下午鼻子感觉已接近正常，流涕少了，喷嚏少了，因此手纸用得也少了。晚上，再服一剂，以保平安。第二天，鼻子正常，整日不用手纸。伤风治愈了。

按语：伤风是疾病中的小恙，但是它可以转变，由表入里，由卫入气，西医讲有细菌、有病毒过敏。为了制止它的转变，要及时治疗。此患者一剂止，二剂愈。及时制止传变，即所谓"上工治未病"也的意思。

风邪为百病之长,善行而速变。风邪可以挟寒,也可以挟热;可以挟暑湿,也可以挟燥热。风邪挟寒的可用荆防败毒散加减,风邪挟热的可用银翘散加减。风邪挟暑湿的可用加味香薷饮,风邪挟燥热的用麻杏石甘汤加减。辨证论治是中医的灵魂。有了辨证论治,使我们在治疗中不会失去方向,继续奋进。

　　识小恙,防大病,急性肾炎就是反复上呼吸道感染引起的,不可不知。

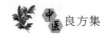

第二十五章 治疗尿毒症创新法

尿毒症即肾功能衰竭,是体内水毒潴留,气血紊乱,脏腑亏损等一系列症状,虚症也有,实症也有,错综复杂。历代医家对其论述颇多,治疗方法种种,疗效有好有差,难有确切定论。所以我在治疗中,应用刘渡舟教授祛风的方法,治疗尿毒症取得了一定疗效。记录下来,供后人发掘。

案例 陈×× 女 40岁

2016年12月7日初诊:患者面色苍白,精神疲惫,形体虚弱,纳呆恶心,尿少浮肿,尿肌酐560单位。舌苔薄白,脉细弱。此系水毒内聚,气血虚弱,脏腑亏损,气血水液远行失调所致,拟用祛风化湿排毒之剂。

处方:

荆芥10克、炒防风10克、柴胡10克、前胡10克、桔梗10克、炒枳壳10克、茯苓10克、姜竹茹10克、生山楂30克、生黄芪30克、六月雪30克、炒米仁30克,医嘱15剂。

另,外用法:生牡蛎60克、生龙骨60克、生大黄30克、蒲公英30克、槐花60克,医嘱15剂。上方外用方:煎汤灌肠,一日一次。

2017年1月17日二诊:服上药后恶心已无,胃纳始醒,精神转佳,体力略增,化验血,肌酐降至221单位,上方有效,再投15剂,以观后效。

按语:治疗尿毒症的方法,最普遍的是西医的透析法。透析法可以延长病人的寿命,但费用高,有一部分人用不起,因此寻求中医。中医在治疗尿毒症上有很多治法,如健脾益气法、健脾固肾法、温补脾肾法、滋养肝肾法、气阴双补法、阴阳双补法、祛水化湿法、通腑泄浊法等等。总而言之,因人而异,辩证论法。我用的祛风化湿通腑法。尿毒症,归根结底,是水湿潴留,气血虚弱,脏腑亏损所致的多脏腑受困的一种疾病。我应用祛风化湿解毒法,依据自然的现象,黄梅天,太阳一出,风一吹,地上马上干了。人体也一样,湿邪久聚体内,滋生百病,只要风药一到,气血流通,脏腑功能恢复,病邪随着湿去而愈。

国医大师刘渡舟教授也用风药,其中最著名的是荆防肾炎方。荆芥、防风、羌活、独活、柴胡、前胡、枳壳、桔梗、炙甘草各6克,川芎、半枝莲、草河车各10克,茯苓15克,生地、槐花各12克,大黄3克。用荆芥、防风、羌独活、柴胡等风药胜湿,因气轻相上浮,能鼓舞清阳,于阴中引阳,故用以宣散湿邪以引阳气,全方上、中、下三焦俱清,气血同调,湿热俱去,大气一转,清阳上升,病乃向愈。风药有透达、透泄的作用,其开泄特性不仅表现在表层的发散,也表现在里层的透泄,能在十二经中透泄。正如《蠢子医》曰:"风药大使用,一窍通时百窍通"。

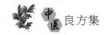

第二十六章　生了口疮口难开

为什么说生了口疮口难开呢？因为生了口疮，吃热的、喝冷的、吃辣的、吃酸的，口腔均要发生疼痛，一天三餐饭，酸辣冷热均可能碰到，开口即痛，难于饮食，有苦难言，因此生了口疮口难开。所以，得了口疮，要及时治疗，减少痛苦。

案例一　王××　男　50岁

2011年6月15日初诊：患者口腔多个溃疡，反复发作，舌苔薄，舌质红，脉细数，拟清热化湿，引火归源。

处方：

淡竹叶30克、生石膏30克（包）、人中白10克、制军10克（后下）、炒枳壳10克、大腹皮10克、肉桂3克、干姜3克、焦山楂10克，医嘱7剂。

2011年6月23日二诊：病人自述，上方服了三帖，口腔溃疡已愈。自称服过的中药中，这帖方子最好、见效最快。

案例二　丁××　男　成年

2014年8月10日初诊：患者经常口腔溃疡，迁延日久，由来数月，舌苔薄黄，脉细数，选用竹叶石膏汤加减。

处方：

淡竹叶30克、生石膏30克（包）、生地10克、肉桂3克、干姜3克、人中白10克、焦山楂10克、车前子10克，医嘱7剂。

2014年8月16日二诊:口腔溃疡已愈,今有脐周围疼痛,另立处方,理气止痛。

案例三 徐×× 男 成年

2016年7月29日初诊:患者口腔溃疡多处,已有几周,饮水、吃饭均感疼痛,大便干,舌苔薄黄,脉细数,治则寒温并用,去滞化积。

处方:

淡竹叶30克、生石膏30克(包)、制军20克(后下)、

肉桂3克、干姜3克、焦山楂30克、车前子30克(包)、人中白10克、生地10克,医嘱7剂。

2016年8月4日二诊:口腔溃疡已愈,要求原方再服七剂,以资巩固。

案例四 徐×× 男 成年

2016年8月4日初诊:患者口腔溃疡多个,反复发作,吃饭喝水均有痛感,怕吃饭、怕喝水,酸辣更不能碰,舌苔薄黄,舌质红,脉细数,治则寒温并用,祛滞化积。

处方:

淡竹叶30克、生石膏30克(包)、制军20克(后下)、肉桂3克、干姜3克、焦山楂30克、人中白10克、生地10克、车前子30克(包),医嘱7剂。

2016年8月10日二诊:服药7剂后口腔溃疡已愈,为了巩固疗效,防止复发,要求再服7剂,以资巩固。

按语:口腔溃疡有实火、虚火之分。实火都有发热、口渴、尿赤、便秘。虚火,多有脾胃积热生火。不用芩连泻火,而选用竹叶石膏汤加减主治,有一定疗效。竹叶石膏汤始见于《伤寒论》:"胃火上逆,口舌糜烂,舌质红,脉细数。"方中,竹叶、石膏、麦冬、半夏、人参、甘草等,我在临床上去人参、甘草、半夏,加肉桂、干姜,寒温并用,相得益彰。

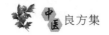

第二十七章　中药＋照光
治好胃淋巴肉瘤

胃淋巴肉瘤,就是胃癌之一种。脘部发胀、疼痛、饮食减少、甚时大便色黑。引发此病的原因多种多样,饮食不节致伤脾胃,酸辣、生冷、烧烤、饮酒、腌制食品等等,长久的饮食卫生不良。轻者可手术治疗,重者已失去手术治疗的机会,只能用照光、中药等方法治疗。我下面介绍一例病人,患胃淋巴肉瘤,用照光＋中药治愈。

案例一　姜××　女　50岁

2016年7月9日初诊:患者患胃淋巴肉瘤已属晚期,不适宜手术治疗,改用照光治疗,连续照光多次,自觉食道干燥疼痛,多一次照光多一份疼痛。目前疼痛剧烈,干燥严重,不能吃饭也不能喝水,无可奈何,暂时中断照光,寻求中药治疗。患者形体消瘦,精神疲乏,舌红少津,口干难饮,饥饿难食,心情焦急,大便干结,脉细数,拟滋阴清热,和胃益气,投用沙参麦冬汤加减治疗。

处方:

北沙参10克、麦冬10克、天花粉10克、生地30克、知母10克、枫斗10克、蒲公英30克、生甘草10克、白芨片10克、田三七片3克、谷麦芽各30克,医嘱7剂。

2016年7月16日二诊:患者自述服上药2剂后,食道疼痛减轻,自己信心倍增,一口气服完7剂。上方中肯,再服7剂。

处方：

北沙参10克、麦冬10克、天花粉10克、生地30克、知母10克、蒲公英30克、三七片3克、白芨10克、生甘草10克、谷麦芽各30克、瓜蒌皮10克、鲜铁皮石斛10克

2016年7月23日三诊：患者服药14剂后，食道干燥、疼痛明显好转，已能喝粥、喝水，体力增加，精神好转，舌红稍退，口中津液增多，不觉干燥，同常人一样。治法同上，用药酌加生米仁30克、桃仁10克，增加胃气，活血化瘀，再服7剂。

2016年7月30日四诊：患者经过三次中药治疗，目前燥痛已无，饮食正常，精神正常，舌淡红，脉细，继续中药治疗。

2016年8月6日五诊：患者去医院复查，复查结果显示，胃淋巴肉瘤已无，仅有一个疤，未见其他，一般情况佳。上方再加太子参10克、西洋参10克，养阴益气，巩固疗效。

按语：照光治疗胃淋巴肉瘤，副作用伤津，患者食道干痛，津液亏损。所以中医用清热养阴法，引用《温病条辨》治燥伤肺胃、津液亏损、咽干口渴、舌红少津的沙参麦冬汤主治。原方沙参、麦冬、生甘草、玉竹、天花粉、白扁豆等药。根据病情要加重滋阴清热药，另加生地、知母、石斛等，再加活血化瘀药如三七、白芨等，再加养胃药如蒲公英、谷芽、麦芽等，临床上随机应变，灵活施治。

这里我又介绍一例治疗胃癌病例。

案例二　钱××　男　81岁

2013年7月27日初诊：患者胃镜检查，胃上弯病变，病变位置不宜手术。脘部胀痛，形体消瘦，饮食减少，舌苔白腻，脉细弱，治宜清热解毒化瘀。

处方：

酒炒黄药子15克、半枝莲30克、半边莲30克、炒白芍10克、青陈

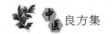

皮10克、蒲公英30克、藤梨根30克、全蝎3克、蜈蚣2条、守宫3只、地必虫10克、炒三棱10克、炒莪术10克、砂蔻仁各10克、生晒参15克、生甘草10克、红枣10克,医嘱15剂。

2013年9月15日二诊:服完15剂后,自觉症状好转,今晨为来杭州就诊,偷吃一碗蛋炒饭,自觉尚可,形体消瘦,原方加铁树叶30克、田三七片10克、焦山仙15克、乌梅15克,医嘱15剂,以观后效。

患者由于地处浙北山区,离城市很远,体弱不宜长途来杭看病,因此中断联系,不知后续如何。

第二十八章 痫症小发作的治疗

痫症有小发作、大发作之分。所谓大发作,昏仆倒地,意识丧失,不省人事,口吐白沫,四肢抽搐,片刻苏醒后如同常人,眼前发生的一切无所记忆。所谓小发作,短暂的意识障碍:吃饭时把筷子掉了,或目呆直视,数秒钟即恢复正常。现在就治疗小发作痫症举例说明。

案例一 胡×× 女 4岁

2008年5月3日初诊:小儿痫症已有三年,西药正规治疗,一天不少。第一年好些,第二年开始发作了,开始三个月发作一次,之后两个月发作一次,近来一个月发作一次。患者形体消瘦,胃纳不振,时发痫症,两眼发呆,手指抽动,精神呆滞,夜寐惊叫,舌苔薄白质红,脉弦细。此系肝火上亢,痰证壅盛,治以平肝熄风,清热化痰。

处方:

明天麻10克、双钩藤10克、全蝎2克、陈胆星10克、天竺黄10克、制天虫10克、广郁金10克、竹沥半夏10克、川贝3克、远志10克、白芥子10克、葶苈子10克、太子参10克、茯苓10克、生黄芪10克、焦山楂10克、生甘草10克、炒二芽30克,医嘱7剂。

2008年5月10日二诊:服中药后,痫症未发作,食欲不振,夜里惊叫已无,精神正常。嬉戏活动正常,苔薄质红脉弦细,原方再服7剂。

随访一年,间断服药,痫症未发作。本案治则平肝熄风,清热化痰,扶脾益气,近期疗效尚可。

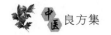

案例二　山×× 　男 　6岁

2008年4月15日初诊：患者经常努嘴，眨眼，经常发作。去儿保做脑电图，有脑电波放射。面色不华，形体消瘦，夜寐不安，舌苔薄腻，脉细弦。此系肝火上亢，痰涎内聚，拟平肝熄风，清热化痰。

处方：

全蝎3克、明天麻10克、双钩藤10克、生白芍10克、制天虫10克、蝉衣5克、竹沥半夏10克、陈胆星10克、太子参10克、茯苓10克、焦白术10克、生甘草10克，医嘱7剂。另服羚羊角粉0.6克一支，每次半支，一日二次，连服七天。

2008年4月22日二诊：母亲说，服药后，抽动、眨眼、努嘴明显好转，特来转方。舌苔薄腻，脉弦细，拟前方再服7剂。

2008年4月24日三诊：病情稳定，未发作，舌脉同前，上方再服7剂。
随访：继续服药一年，一年未发，病情稳定。

案例三　王×× 　女 　6岁

2009年2月7日初诊：痫症自3岁后经常发作，手指抽动、发呆定神，形体消瘦，纳少便干，舌苔薄腻脉细弦，治拟平肝熄风，清热化痰。

处方：

羚羊角粉0.3克，上、下午各一次。
汤药：制天虫10克、天竺黄10克、全蝎5克、黄芩10克、三叶青15克、炙鸡内金10克，医嘱7剂。

2009年3月24日二诊：因家住金华，来杭州不便，就在当地医院转方再服，已服一个多月，此间痫症未发作，目前情况稳定，前方加健脾开胃，再服一月，以观后效。

按语：此方所述是痫症小发作的治疗。此外，痫症还有大发作，大发作病情重，家属心里急，一般去急诊室治疗。

第二十九章　中医能治胆囊息肉

胆囊息肉是一种常见病、多发病。每年体检，一个单位总有几个人患胆囊息肉。有大有小，大者1厘米以上，小者0.7或0.5等厘米以下。有的全无症状，有的人肋下隐痛，时有时无。一般病人不当一回事，可是医生告诫，胆囊息肉1厘米以上，必须开刀，以防后患。得了0.7、0.6、0.5厘米的人有点紧张，再大一点不就要开刀了吗？因此寻求中医治疗。中药治疗有效，使胆囊息肉缩小，10年内使胆囊息肉保持在0.5厘米左右。下面举一个病案借以说明。

案例一　徐××　男　68岁

2007年5月25日初诊：患者体检发现0.9厘米的胆囊息肉，伴胆囊炎，平时肋下隐痛，时作时休。大便干结，形体肥胖，喜欢吃肉，不食烟酒，舌苔腻，脉弦，拟疏肝利胆，清热化湿，选用大柴胡汤加减治疗。

处方：

柴胡10克、黄芩10克、炒枳实10克、川朴10克、制军20克（后下）、广郁金10克、乌梅10克、焦山楂30克、炒白芍10克，医嘱7剂。

2007年5月22日二诊：服药后大便通顺，一日二次，肋下疼痛已无，舌苔薄腻脉弦，拟疏肝利胆，清热化湿，上方加生米仁30克，再服7剂。

2007年5月29日三诊：服药两周，大便通顺，肋下隐痛已无，舌苔薄腻，脉弦细，改用胆宁片，每日3片，临睡前服用，坚持一个月。

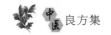

随访:两个月之后随访,患者B超复查,胆囊息肉为0.4厘米,感觉尚好。第二年、第三年……第十年体检,胆囊息肉未超过1厘米,安然无恙。

按语:胆囊息肉是为小恙,日久它会长大甚至变癌,不可不重视。中医治疗胆囊息肉,选用《伤寒论》大柴胡汤。汤药组成:柴胡、黄芩、白芍、大黄、枳实、半夏、生姜、大枣,本方柴胡、黄芩为君,疏肝利胆,清热化湿;大黄、枳实通腑泄热;乌梅、芍药缓急止痛;郁金、山楂理气化痰消食。

大柴胡汤还可治疗:

1. 胆囊炎,主症右肋下疼痛,口苦、恶心,甚者呕吐,大便秘结,B超检查胆囊炎,大柴胡汤主治。

2. 胆道蛔虫症,主症上腹部疼痛,阵发性加剧,口吐酸水,或有发热,舌苔黄腻脉弦细,B超检查为胆道蛔虫症,选用大柴胡汤加减治疗。

3. 神经官能症,精神抑郁,失眠心烦,面红多汗,耳鸣、头晕,大便干结,舌苔黄腻,脉弦细,经各种检查无器质性病变,诊断为神经官能症,选用大柴胡汤加味治之。

4. 高血压病,收缩压在21.3～22.7kpa之间,舒张压在14.7～16.0kpa之间,主症口苦口干,头目眩晕,面红目赤,舌苔黄燥,脉弦数,大便秘结,用大柴胡汤加味治之。

5. 毛细胆管型肝炎,主症目黄、尿黄,右肋下疼痛,转氨酶增高,舌苔黄腻,脉弦细,大便秘结,拟用大柴胡汤加减治之。

6. 多发性细菌性肝脓疡,主症寒热往来,脘肋痞满,肋下胀痛,咽干口苦,大便秘结,尿黄,舌苔黄腻脉滑数,选用大柴胡汤加减治之。

7. 急性胰腺炎,主症上腹部疼痛如刀割,恶心、呕吐、发热,左上腹压痛明显,口渴饮不多,尿黄便结,舌苔黄腻,脉滑数,可选用大柴胡汤加减治之。

大柴胡汤还可治疗胃肠神经官能症、精神分裂症、血管神经性头痛、肾绞痛等等。以上各病,病机一样,治法一致,体现中医的异病同治法则。所以中医界认为"辨证论治"是个宝一点也不错。

第三十章 风疹的中医治疗

风疹,其因多为外邪入侵腠理所致,皮肤发痒有红点,或圆或条状,大小不一,形态各异,痒而灼热,烦躁难忍。其急者一二日可消失,慢者数日发作消退,数日又作,迁延不已,甚则数月、数年不断根者,而成顽疾。虽为小疾,使人烦心。

国医大师何任教授用麻黄连翘赤小豆汤治疗荨麻疹,我学着何任教授的方子,在临床应用,也取得较好疗效。以下举例说明。

案例 孟×× 女 75岁

2015年7月7日初诊:患者反映荨麻疹反复发作,由来已久,迁延数月,多处红块,奇痒,晚上加剧,影响睡眠。舌苔薄腻脉细数,大便干结,此系风湿袭表,卫气不和,拟用麻黄连翘赤小豆汤加味主治。

处方:

麻黄3克(先煎去泡沫)、连翘10克、赤小豆30克、生地30克、赤芍10克、丹皮15克、生甘草10克、徐长卿10克、制军20克(后下)、白鲜皮10克、地肤子10克,医嘱7剂。

2015年7月14日二诊:服药后,荨麻疹已少一半,发痒也轻,不影响睡眠,舌苔薄腻脉细,大便已调,原方再投7剂。

2015年7月21日三诊:服药两周,荨麻疹全退,睡眠正常,二便也调,唯有颈椎病更方调治,以观后效。

按语:荨麻疹初发病轻,可选用麻黄连翘赤小豆汤,散风清热解毒。若反复发作,由来已久,半年一年的,已成顽疾,需要耐心治疗。

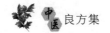

若瘙痒激烈、烦躁不宁者,可选用白虎汤加味治疗。若因过敏所致,可加地肤子、白鲜皮、僵蚕、蝉衣、徐长卿等抗过敏药物,配合治疗,以提高疗效。

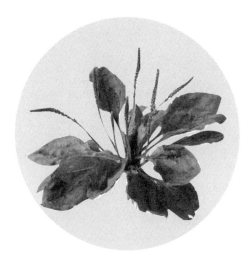

第三篇
膏方验方集

本篇序

膏方自古就有,它是滤取药物煎液、经浓缩后加入阿胶、蜂蜜或冰糖或木糖醇熬炼成稠厚的药膏,因药物多具滋补性质,故又称膏滋药,譬如宋朝的琼玉膏,明代李时珍的益母草膏,清代张路的二冬膏,医方集解的龟鹿二仙胶等等。随着人们生活水平提高,养生保健、延年益寿成为普遍需要,因膏方宜储存,方便携带,特别适用于亚健康人群、慢性病恢复期或病久全身衰弱的康复阶段,广受人们关注。鄙人所记录的膏方,药方精练、价廉物美、深受患者的欢迎。

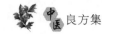

第一章　哮喘

膏方一　高女士

主症:肺脾气虚善噫唇白怕冷脚不温,有哮喘史,纳便尚可,舌苔薄腻脉细,拟调理脾肺。

藿香50克、防风50克、川芎50克、白芷50克、五味子50克、乌梅30克、柴胡50克、生甘草50克、生地50克、炙麻黄10克、金银花50克、连翘50克、地肤子50克、白鲜皮50克、露蜂房50克、蝉衣30克、僵蚕3克、徐长卿3克、熟地50克、代赭石30克、生山楂10克、炒苍白术50克、当归50克、桂枝10克、川半夏50克、紫河车30克、鲜铁皮石斛300克。另加冰糖500克、蜂蜜250克、黄酒250克、阿胶250克,精制成膏。

膏方二　万女士

人到中年脾肺肾均虚,形寒肢冷,哮喘常发,自幼至今未愈,舌苔薄白脉细弱,拟肺脾肾三脏调理。

生晒参30克、麦冬50克、五味子50克、炒山药100克、猪茯苓100克、干地龙50克、百合100克、炙麻黄50克、浙贝100克、川贝30克、炙苏子100克、白芥子50克、炒莱菔子50克、桂枝10克、甘草30克、红枣100克、炙甘草100克、银杏肉100克、太子参50克、天浆壳50克、野荞麦根50克、佛耳草50克、黄芩50克、鲜铁皮石斛150克。

另加黄酒250克、阿胶250克、冰糖500克,精制成膏。

膏方三　周先生

过敏体质,有哮喘史,鼻子常塞,皮肤发痒,容易咳嗽,胃纳一般,舌苔薄腻脉细,拟健脾补肾,佐以化湿。

太子参100克、焦白术100克、茯苓100克、炙甘草100克、仙鹤草150克、炙黄芪100克、乌梅50克、防风50克、麦冬100克、五味子50克、银柴胡50克、当归50克、川芎50克、白芷50克、炒苍耳子50克、辛夷50克、炒山药100克、地肤子100克、白鲜皮100克、炙麻黄15克、杏仁50克、象贝50克、藿香50克、生地50克、红芪50克、制首乌50克、黄芩50克、萸肉50克、鲜铁皮石斛100克、仙茅50克、仙灵脾50克。

另加黄酒250克、阿胶250克、冰糖500克、胎盘粉50克,精制成膏。

膏方四　包先生

去年曾服膏方两次,哮喘未发,为了巩固疗效,今年特来配膏方。形体瘦弱,纳便一般,舌苔薄腻脉细,拟益气健脾,润肺防喘。

生黄芪150克、焦白术150克、炒防风50克、炒山药300克、炒苍术100克、麦冬100克、姜半夏100克、陈皮100克、砂蔻仁50克、露蜂房150克、南北沙参100克、蝉衣50克、熟地100克、萸肉100克、泽泻100克、当归100克、焦山楂150克、炙内金150克、炒二芽300克、鲜铁皮石斛300克、地肤子150克、白鲜皮150克、徐长卿150克、鹿角片30克、桂枝50克、干姜30克、五味子150克、胎盘100克。

另加黄酒250克、东阿阿胶250克、冰糖500克,精制成膏。

膏方五　孟女士,59岁

脾肺肾三脏皆虚,素有哮喘,平素咳嗽有白痰,胸闷,伴萎缩性胃炎,舌苔腻脉弦沉,拟温肺补肾,和胃通络。

炙麻黄50克、杏仁100克、生甘草30克、川贝30克、蛤蚧一对、桂枝30克、香茶菜100克、干姜30克、黄芩100克、野荞麦根300克、蒲

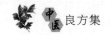

公英300克、白芥子50克、牛蒡子50克、炙苏子50克、桔梗100克、鲜铁皮石斛100克、生黄芪100克、远志100克、等外山参10克、破壁灵芝孢子粉4克、紫河车粉30克、焦山楂300克、佛手片300克、砂蔻仁30克、银杏100克、竹沥半夏100克。

　　另加黄酒500克、阿胶500克、冰糖250克、大核桃粉250克,精制成膏。

第二章　咳嗽

膏方一　何先生　64岁

年过五十,阳气已衰一半,体力不足,伴有高血压、高血脂,偶然有耳鸣目糊,伴有咳嗽,舌苔腻脉细弦,拟益气补肾,活血化滞,清肺化痰。

生晒参100克、麦冬100克、五味子100克、天冬100克、生甘草100克、百合100克、川贝30克、浙贝100克、杏仁100克、佛手片300克、黄精100克、黄芩100克、焦山楂300克、决明子300克、泽泻300克、炒枣仁300克、川芎300克、鲜铁皮石斛150克、红参须50克、等外山参10克、当归10克、熟地100克、萸肉100克、必甲100克、龟板100克

另加黄酒500克、阿胶500克、大核桃粉500克、破壁灵芝粉30克,精制成膏。

膏方二　沈先生 53岁

人过五十,阳气已丧一半,咳嗽有痰有白沫,气急,面色不华,心率快,舌苔腻脉细散,拟温阳化饮,活血通络。

茯苓300克、桂枝50克、白术300克、姜半夏300克、青陈皮100克、砂蔻仁50克、白芥子50克、葶苈子50克、炙苏子100克、竹茹50克、炒莱菔子100克、竹沥半夏100克、化橘红100克、川贝20克、浙贝100克、干地龙50克、地肤子300克、白鲜皮300克、丹参300克、当归300克、生晒参300克、红花50克、桃仁50克、炙麻黄50克、杏仁50克、绞股蓝300克、红参须50克、鲜铁皮石斛100克、生甘草100克、炒

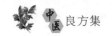

枣仁100克、冬凌草300克。

另加黄酒500克、阿胶500克、冰糖250克,精制成膏。

膏方三　王先生　49岁

人近五十,阳气已衰一半,经常咳嗽,有时咽痛,反复发作,由来已久,金水不足,舌质红脉细,拟肺肾双理。

生晒参300克、麦冬300克、五味子50克、熟地100克、萸肉100克、山药300克、芷青果50克、安南子50克、射干30克、山豆根30克、银花100克、连翘100克、蝉衣50克、川牛膝50克、炙麻黄30克、浙贝50克、川贝30克、桔梗50克、黄芩100克、炒枣仁100克、柏子仁100克、琥珀粉50克(包煎)、太子参50克、焦山楂100克、百合100克、黄精30克、鲜铁皮石斛300克、仙茅50克、仙灵脾50克。

另加黄酒250克、冰糖500克、阿胶250克,精制成膏。

膏方四　沈先生　75岁

高年体虚,肺脾胃五脏亏损,体检发现肺气肿,咳嗽有痰,胸闷,肠胃不和,舌苔腻脉细弦,拟扶脾补肾,清肺化痰。

生晒参100克、麦冬50克、五味子50克、川芎100克、赤芍100克、当归100克、白芥子30克、炙苏子30克、莱菔子50克、炒苍白术100克、马齿苋100克、姜半夏100克、蝉衣50克、生山楂300克、杞子100克、补骨脂100克、干地龙50克、炙百部100克、绞股蓝200克、五加皮100克、葛根50克、新会皮50克、砂蔻仁50克、浙贝50克、川贝30克、鲜铁皮石斛300克。

另加黄酒250克、阿胶250克、木糖醇500克、羚羊角粉13克,入膏。

膏方五　周先生　64岁

人过五十,阳气已衰一半,自感胸闷心悸,伴老慢支咳嗽,痰出不利,伴腰不利索,下肢乏力,舌薄腻脉弦细,拟养血通络,益气补阳。

当归 150 克、川芎 150 克、葛根 150 克、熟地 100 克、炒白芍 100克、赤芍 100 克、红参片 30 克、生白术 150 克、茯苓 100 克、生甘草 150克、红花 100 克、桃仁 100 克、炙麻黄 30 克、生石膏 100 克、杏仁 100克、浙贝 100 克、川贝 30 克、干地龙 50 克、银杏 150 克、竹沥半夏 100克、生山药 150 克、炒黄精 150 克、生山楂 150 克、黄芩 150 克、桔梗 100克、秦艽 100 克、威灵仙 100 克、蜈蚣 10 条(小)、五加皮 300 克、羌独活50 克、蕲蛇 30 克、萸肉 100 克、鹿角片 50 克、鲜铁皮石斛 300 克榨汁

另加黄酒 250 克、东阿阿胶 250 克、木糖醇 500 克,精制成膏。

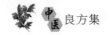

第三章 气血不足

膏方一 郑先生 成年

脾胃两虚,气血不足,卫外功能差,平时多汗每易感冒,舌苔薄腻脉细。

红参片30克、焦白术100克、茯苓100克、炙甘草100克、桂枝30克、炒白芍50克、炙甘草50克、干姜10克、红枣100克、生黄芪150克、糯稻根150克、仙鹤草100克、浮小麦100克、稽豆衣100克、煅龙骨100克、煅牡蛎100克、无花果300克、熟地100克、仙茅50克、仙灵脾50克、鹿角胶50克、炙必甲50克、炒山药100克、制黄精150克、佛手片100克、砂蔻仁100克。

另加黄酒250克、东阿阿胶250克、冰糖500克,精制成膏。

膏方二 秦先生 青年

青少年脏腑娇嫩,形气未充,体力智力尚可,一般情况尚可,要参加中考,拟健脾养血。

太子参100克、焦白术100克、猪茯苓100克、炙甘草50克、熟地100克、炒白芍50克、当归50克、川芎50克、丹参50克、生地50克、红芪100克、防风50克、乌梅50克、银柴胡50克、黄檗50克、焦山楂50克、砂蔻仁100克、黄精100克、百合100克、代赭石50克(包)、煅龙骨50克(包)、五味子50克、炒山药100克、丹皮100克、鲜铁皮石斛150克、炙必甲50克、炒米仁150克、石菖蒲100克。

另加黄酒250克、阿胶250克、冰糖500克,精制成膏。

第四章　青春痘

膏方　姚女士　17岁

青年身体正在生长,可是体疲少力,面有痤疮,月经不调多带,大便时干时稀,代拟方。

党参100克、茯苓100克、生白术100克、陈皮100克、佛手片60克、葛根300克、生枳壳150克、鸡内金100克、麦芽150克、阳春砂50克、制半夏100克、制香附50克、旋复花50克(包)、代赭石100克、广木香60克、仙鹤草50克、焦白术50克、炒山药300克、鸡冠花100克、椿根皮50克、当归100克、红花50克、益母草300克、鲜铁皮石斛300克、杞子50克、远志50克、无花果50克、蒲公英100克、炒苍白术100克

另加黄酒250克、东阿阿胶250克、冰糖500克、破壁灵芝孢子粉10克,精制成膏。

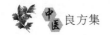

第五章　亚健康

膏方一　陶先生　47岁

脾肾两虚,目糊老视,腰疼,性功能低下,多汗疲劳,舌苔薄腻脉弦细,拟调理肝肾,以扶气血。

生晒参100克、焦白术100克、杞子100克、茯苓100克、桂枝50克、炒白芍100克、红参须50克、川断300克、桑寄生300克、炒杜仲300克、仙茅100克、仙灵脾100克、甜苁蓉100克、吐丝子100克、当归100克、熟地100克、萸肉100克、鹿角片10克、鲜铁皮石斛150克、炙必甲50克、龟板50克、土茯苓300克、炮山甲30克、姜半夏100克、等外山参10克、生甘草100克。

另加黄酒500克、阿胶500克、冰糖500克、大核桃粉250克,精制成膏。

膏方二　陈先生　47岁

肝肾两虚,脱发较多,少寐,有时疲劳便秘,舌苔薄腻,舌质红脉细弦,拟补肾养肝。

生地100克、熟地100克、女贞子300克、旱莲草300克、制首乌100克、龟板100克、必甲100克、炒白芍100克、杞子100克、金樱子300克、红参须150克、麦冬100克、五味子100克、鲜铁皮石斛150克、丹参300克、徐长卿300克、地肤子300克、黄精300克、焦山楂300克、决明子300克、泽泻300克、麻仁300克、枣仁300克、仙茅300克、仙灵脾300克、甜苁蓉300克、佛手片300克、砂蔻仁100克。

另加黄酒500克、阿胶500克、破壁灵芝粉30克、大核桃粉500

克、冰糖500克,精制成膏。

膏方三 丁先生 24岁

脾肾不足,劳累过度,时时乏力,有时腰痛,肾气不足,舌苔薄腻脉细,拟肝肾双理。

生黄芪300克、焦白术300克、茯苓300克、炙甘叶300克、补骨脂300克、吐丝子300克、仙茅300克、仙灵脾300克、红参片30克、红枣300克、生晒参50克、川断300克、杜仲300克、桑寄生300克、炒枣仁50克、炙必甲100克、龟板100克、鲜铁皮石斛100克。

另加阿胶250克、蜂蜜500克、黄酒250克、冰糖500克、芝麻粉500克、大核桃粉500克,精制成膏,切片。

膏方四 周先生 26岁

脾肾两虚,过度劳累,下班后精疲力尽,走路劳顿,舌苔薄腻脉细,拟健脾补肾,益气补血。

熟地300克、萸肉300克、炒山药100克、茯苓300克、泽泻300克、生黄芪300克、焦白术300克、仙茅300克、仙灵脾300克、蛇床子300克、苦参100克、红参片50克、生晒参300克、杞子300克、焦山楂300克、米仁300克、炙必甲100克、龟板100克、红枣300克、益智仁300克、吐丝子300克、补骨脂300克、五味子300克、鲜铁皮石斛100克

另加黄酒250克、阿胶500克、蜂蜜500克、冰糖500克、大核桃粉500克、芝麻粉250克,精制成膏,切片。

膏方五 丁先生 53岁

中年体弱多病,患有甲肝经治疗后好转,但体力不支,易感疲,拟疏肝和脾。

柴胡100克、元胡100克、炒白芍300克、炙内金300克、焦山楂300克、炙必甲300克、龟板300克、川楝子300克、虎杖根500克、藤梨根500克、水杨梅根500克、丹参500克、砂蔻仁100克、蛇舌草500

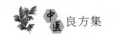

克、半枝莲 500 克、龙葵 500 克、广郁金 300 克、铁树叶 500 克、生甘草
500 克、熟地 300 克、炒米仁 300 克、萸肉 300 克、五味子 500 克、垂盆草
500 克、红枣 500 克。

另加黄酒 250 克、阿胶 500 克、冰糖 500 克、蜂蜜 500 克、大核桃粉
250 克、芝麻粉 250 克,精制成膏,切片。

膏方六　2008 年　吕先生　57 岁

人过五十,阳气已衰一半,形寒怕冷,体虚乏力,胃酸较多,少寐,
舌苔厚腻,胃寒阴冷,口水较多,脉细弱,拟益气健脾补肾。

桂枝 50 克、炒白芍 50 克、干姜 20 克、炙甘草 50 克、红参须 50 克、
五加皮 150 克、绞股蓝 300 克、象贝 300 克、海螵蛸 300 克、砂蔻仁 300
克、佛手片 15 克、仙茅 100 克、仙灵脾 100 克、香茶菜 300 克、焦山楂
300 克、鲜铁皮石斛 200 克、补骨脂 50 克、甜苁蓉 100 克、苦参 50 克、蛇
床子 100 克、炙鳖甲 100 克、炒枣仁 100 克、柏子仁 100 克、煅龙骨 100
克、红枣 100 克、生甘草 100 克。

另加黄酒 250 克、阿胶 500 克、冰糖 250 克,精制成膏。

膏方七　2008 年　屠先生　47 岁

肺肾两虚,咽喉干燥,声音嘶哑,由来已久,伴脚酸,舌苔薄腻,性
功能低,脉细,拟益气调肺补肾。

生晒参 100 克、麦冬 100 克、五味子 100 克、冬凌草 300 克、北沙参
100 克、炙枇叶 100 克、蝉衣 100 克、桔梗 100 克、炒米仁 300 克、芷青果
100 克、凤凰衣 50 克、失笑散 30 克、鲜铁皮石斛 150 克、炒苍白术 100
克、红枣 100 克、生地 50 克、野生首乌 50 克、仙茅 50 克、仙灵脾 100
克、苦参 50 克、补骨脂 100 克、萸肉 100 克、红参须 50 克

另加黄酒 500 克、阿胶 500 克、冰糖 250 克,精制成膏。

膏方八　2010 年　陈女士　成年

脾肾两虚,血脉不和,形瘦肢冷,冬天更甚,有时有潮热,舌苔薄

腻脉细,拟健脾补肾,温通血脉。

川牛膝50克、炒米仁100克、红花20克、桃仁50克、赤芍30克、川芎30克、熟地50克、炒山药50克、肉桂30克、桂枝30克、杞子30克、代赭石30克、仙鹤草100克、炙必甲30克、龟板30克、仙茅30克、仙灵脾50克、炙黄芪100克、焦白术100克、炙甘草50克、萸肉30克、鸡血藤100克、生山楂100克、晚蚕砂30克、生地30克。

另加黄酒250克、阿胶500克、冰糖500克,精制成膏。

膏方九　谢×× 成人

人到中年,体虚乏力,目糊开始,肥胖,舌苔薄腻脉细,五脏六腑之气上注于目,拟益气补肾,健脾升阳。

生晒参100克、麦冬100克、五味子50克、淮山药100克、杞子100克、白夕利100克、太子参100克、仙茅50克、仙灵脾50克、玉竹100克、黄精100克、决明子100克、生山楂100克、萸肉100克、生黄芪50克、补骨脂100克、覆盆子50克、桃仁50克、丹参50克、赤芍50克、平盖灵芝50克、炒枣仁50克、桑叶50克、鲜铁皮石斛300克、红枣100克、生甘草100克、石斛夜光丸100克。

另加黄酒250克、阿胶500克、冰糖500克,精制成膏。

膏方十　董先生 成人

脾肾气虚,亚健康,倦怠乏力,腰酸不舒,舌苔薄腻脉弦细,拟益气补肾。

川断50克、桑寄生50克、炒杜仲50克、萸肉50克、生晒参50克、熟地50克、仙茅50克、仙灵脾50克、补骨脂50克、焦白术50克、苦参50克、蛇床子50克、韭菜麻子50克、海马10克、海龙10克、生芪50克、王不留行50克、桃仁30克、炒三棱莪术50克、茯苓50克、甜苁蓉100克、生山楂100克、鲜铁皮石斛150克、生甘草50克、红枣50克。

另加黄酒250克、阿胶250克(拌入)、冰糖500克、蜂蜜500克,精制成膏。

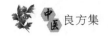

 良方集

膏方十一　钱先生　成人

肺脾气虚,鼻涕多而常鼻塞,常有咳嗽,舌苔薄腻脉细,拟扶脾清肺,佐以补肾。

藿香50克、生黄芪100克、焦白术100克、防风50克、地肤子100克、白鲜皮100克、川芎50克、白芷50克、蝉衣50克、白夕利50克、炙麻黄50克、生晒参50克、当归50克、生熟地50克、萸肉50克、仙茅50克、仙灵脾50克、苦参50克、蛇床子50克、川断50克、鲜铁皮石斛250克、制首乌50克、黄芩50克、浙贝50克、川贝30克、等外山参10克

另加黄酒250克、阿胶205克、蜂蜜500克、冰糖500克,精制成膏。

膏方十二　王女士　成人

脾胃两虚,手脚发凉,倦怠乏力,胃纳不香,月经欠调,舌苔薄腻脉弦细,拟归脾汤加味。

当归100克、熟地50克、炒山药100克、炒苍术50克、太子参50克、潞党参50克、茯苓50克、仙鹤草100克、代赭石50克(包)、鹿角片30克、甜苁蓉50克、焦山楂100克、炙内金100克、炒二芽100克、炙黄芪50克、蒲公英100克、桂枝10克、黄芩50克、砂蔻仁50克、佛手片100克、川芎50克、丹参100克、鸡血片50克、炒枣仁50克、鲜铁皮石斛150克

另加黄酒250克、阿胶250克、冰糖500克、破壁灵芝孢子粉20克,精制成膏。

膏方十三　杨先生　58岁

人到中年,劳累过度,体虚倦怠,房事不足,曾被狗咬伤,腰疼,舌苔薄腻脉细,拟健脾补肾。

炒山药100克、炒苍白术100克、猪茯苓100克、仙茅50克、萸肉100克、仙灵脾100克、甜苁蓉100克、菟丝子100克、补骨脂100克、炮山甲30克、土茯苓100克、蛇床子100克、焦山楂100克、丹参100克、决明子100克、虎杖根100克、生地50克、炒三棱50克、炒莪术50克、

186

炙必甲50克、龟板50克、红参片30克、生甘草50克、鲜铁皮石斛300克。

另加黄酒250克、阿胶250克、冰糖500克、破壁灵芝孢子粉10克，精制成膏。

膏方十四　孙女士　53岁

人到中年，体质下降，胃气不和，时有胀气，有胃炎，食欲欠佳，舌苔薄腻脉细，拟调理脾胃，佐安心神。

潞党参50克、焦白术50克、茯苓50克、炙甘草50克、姜半夏50克、陈皮50克、佛手片50克、砂蔻仁50克、蒲公英30克、香茶菜50克、田三七片10克、浙贝50克、海螵蛸50克、柴胡50克、黄芩50克、炒枣仁50克、石决明30克、琥珀粉30克、焦山楂30克、制香附50克、杞子50克、当归50克、熟地50克、萸肉50克、炒山药100克、杞子50克、炙必甲30克、炙龟板50克。

另加黄酒250克、阿胶250克、冰糖500克，精制成膏。

膏方十五　黄先生　45岁

人近中年元气始衰，形体消瘦，胃气不足，舌苔薄白脉细，拟益气养阴，健脾补肾。

红参片30克、麦冬100克、五味子100克、熟地100克、炒山药100克、丹皮50克、萸肉50克、仙茅100克、仙灵脾50克、巴戟天50克、益智仁50克、土茯苓150克、蛇床子50克、炙黄芪100克、西洋参50克、平盖灵芝100克、野生首乌50克、焦白术50克、炒苍术50克、煨诃子50克、当归50克、川芎50克、金毛狗脊100克、鲜铁皮石斛150克。

另加黄酒250克、阿胶250克、冰糖500克，精制成膏。

膏方十六　洪先生　49岁

人到中年，阳气始衰，自感心有余力不足，腰疼，便糊，性功能低下，无高血压，无糖尿病，舌苔薄腻脉细，拟健脾补肾。

红参片30克、麦冬100克、五味子100克、炒山药100克、熟地100

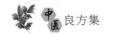

克、萸肉100克、丹皮50克、泽泻50克、仙茅50克、仙灵脾50克、川断150克、桑寄生150克、桑椹300克、土茯苓300克、蛇床子300克、鹿角片50克、田三七片30克、川芎50克

另加黄酒250克、阿胶250克、冰糖500克,精制成膏。

膏方十七　张先生　成人

脾胃湿滞,胃炎反复发作,舌苔腻皮肤油腻,胆中息肉,拟调理脾胃。

姜半夏100克、陈皮100克、藿香50克、佛手片100克、砂蔻仁100克、焦山楂100克、乌梅50克、广郁金50克、仙茅100克、仙灵脾100克、土茯苓100克、蛇床子50克、萸肉50克、山药100克、平盖灵芝50克、鲜铁皮石斛300克、茯苓100克、炒米仁300克、旋覆花100克、代代花100克、制首乌100克、炙内金100克、制香附100克、制大黄50克、瓜蒌皮100克、炒瓦楞子100克、象贝100克、海螵蛸100克。

另加黄酒500克、冰糖200克、阿胶250克,精制成膏。

膏方十八　叶女士　成人

体虚,术后白细胞长期不升,3.4左右,伴鼻炎,舌质红脉细,拟温补肾阳。

仙茅50克、仙灵脾50克、补骨脂50克、巴戟天50克、鸡血藤300克、太子参150克、麦冬100克、五味子100克、萸肉100克、炒山药300克、生芪300克、茯苓300克、陈皮100克、红枣100克、甜苁蓉100克、生甘草100克、炙必甲50克、龟板50克、熟地100克、焦山楂300克、鲜铁皮石斛300克、黄芩100克。

另加阿胶250克、冰糖500克、蜂蜜250克、黄酒250克,精制成膏。

膏方十九　令女士　成人

耳鸣肾亏,体虚少寐,舌质红,肾脾两虚,消化不佳,拟滋阴补肾。

熟地50克、炒山药100克、茯苓100克、萸肉100克、丹皮100克、石决明100克、琥珀粉50克、炒枣仁100克、红花50克、丹参300克、炒三棱100克、莪术100克、生地50克、炙䳍甲50克、龟板50克、女贞子100克、旱莲草100克、生山楂50克、川芎100克、葛根100克、当归100克、赤芍100克、红枣100克、炙甘草50克、鲜铁皮石斛100克、麦冬100克、玉竹100克。

另加黄酒250克、阿胶250克、冰糖250克,精制成膏。

膏方二十　洪女士　成人

脾胃两虚,经期不正,近更年期,冬天夏天均会中暑,舌质红苔白腻脉细弱,拟益气补肾。

生晒参300克、麦冬300克、五味子50克、炙黄芪100克、焦白术100克、防风50克、当归100克、杞子100克、阿胶50克、仙鹤草100克、熟地50克、炙䳍甲50克、炙龟板50克、炒山药100克、蝉衣50克、藿香50克、代赭石50克(包)、炒米仁300克、红枣100克、白芨片50克、葛根30克、桂枝30克、茯苓100克、鲜铁皮石斛300克。

另加黄酒250克、阿胶250克、冰糖500克,精制成膏。

膏方二十一　姜女士　成人

中年体虚,阳气不足,感冒鼻炎反复发作,汗闭服汤药已有好转,建议巩固。

生黄芪100克、防风100克、焦白术100克、茯苓100克、五味子50克、乌梅50克、生甘草50克、柴胡100克、藿香100克、白芷100克、川芎100克、炙麻黄30克、生地100克、炒枣仁100克、白鲜皮100克、地骨皮100克、生晒参100克、炙䳍甲50克、炙龟板50克、白薇50克、麦冬100克、生首乌100克、黄芩100克、金银花100克、鲜铁皮石斛300克。

另加黄酒250克、阿胶250克、冰糖500克,精制成膏。

膏方二十二　姚先生　成人

人到中年,工作劳累,体虚未复,易感冒,今近两个月感冒2次,

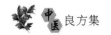

咳嗽乏力,不能入睡,苔薄腻脉细弦,拟扶脾肾佐安心神。

熟地100克、萸肉100克、五味子50克、丹皮100克、山药300克、茯苓100克、猪苓100克、泽泻100克、防风50克、生黄芪100克、焦白术100克、乌梅50克、石决明100克、琥珀粉30克、炒枣仁100克、明天麻50克、僵蚕30克、焦山楂100克、炙麻黄30克、浙贝50克、川贝30克、黄芩50克、银花100克、连翘50克、蝉衣30克、仙茅50克、仙灵脾50克、甜苁蓉50克、鲜铁皮石斛150克、平盖灵芝50克、野生首乌50克。

另加黄酒250克、阿胶250克、冰糖500克,精制成膏。

膏方二十三　薛女士　44岁

甲状腺已两次手术,体虚,术后倦怠乏力,舌苔薄腻脉细,拟益气养阴。

生晒参300克、麦冬100克、五味子50克、当归100克、赤芍50克、鸡血藤50克、炒米仁300克、赤小豆100克、仙鹤草100克、当归100克、熟地50克、山药100克、绞股蓝100克、五加皮100克、炙必甲50克、龟板50克、红景天50克、野生首乌100克、平盖灵芝50克、仙茅50克、仙灵脾50克、鲜铁皮石斛30克。

另加黄酒250克、阿胶500克、冰糖500克,精制成膏。

膏方二十四　章先生　50岁

人到中年,阳气已衰一半,体质有所下降,常感冒,口鼻干燥,工作忙也感到累,舌薄腻脉细,拟益气养阴健脾补肾。

生晒参100克、麦冬100克、五味子50克、北沙参100克、赤芍100克、地骨皮300克、南沙参100克、乌梅50克、生甘草100克、红花50克、防风50克、银柴胡50克、藿香50克、地肤子50克、桃仁50克、白鲜皮100克、仙茅100克、仙灵脾50克、生地50克、红枣50克、萸肉50克、土茯苓300克、蛇床子100克、川芎100克、当归50克、炙必甲50克、龟板50克、鹿角片30克。

另加黄酒250克、阿胶500克、冰糖500克,精制成膏。

膏方二十五　陈女士　43岁

体虚,冬天也易中暑,月经量多如生病一样,少汗,舌苔薄腻脉细,拟调理月经,兼顾脾胃。

生晒参150克、麦冬150克、生甘草100克、防风50克、生黄芪100克、焦白术100克、益母草100克、白芨片50克、茜草炭50克、仙鹤草100克、女贞子100克、旱莲草100克、佛手片100克、砂蔻仁100克、当归100克、炒苍白术100克、桂枝50克、丹参100克、代赭石100克、鹿角胶100克、鲜铁皮石斛100克、熟地100克、制首乌100克、龙眼肉100克、红枣100克、生甘草40克、阿胶50克。

另加黄酒250克、阿胶250克、冰糖500克,精制成膏。

膏方二十六　周先生　成人

人到中年体质始虚,夜寐欠安,体力减弱,舌薄腻质红脉细,拟益气养血安神,健脾补肾。

红参片30克、麦冬100克、五味子100克、当归100克、炒白芍100克、熟地100克、黄肉100克、石决明100克(包)、琥珀粉50克、黄芩50克、炒枣仁100克、夜交藤100克、柏子仁100克、柴胡50克、川连5克、炒山药100克、仙茅50克、仙灵脾50克、巴戟天50克、补骨脂50克、土茯苓100克、蛇床子50克、百合50克、南北沙参100克、龟板50克、平盖灵芝100克、野生首乌50克、鲜铁皮石斛150克、炙必甲50克、生甘草50克。

另加黄酒250克、阿胶250克、冰糖500克,精制成膏。

膏方二十七　林先生　成人

脾肾两虚,有亚健康现象,倦怠乏力,舌苔薄腻脉细,拟健脾补肾。

当归100克、赤芍100克、丹参300克、党参100克、炙黄芪100克、茯苓100克、猪苓100克、仙茅100克、仙灵脾100克、巴戟天100克、金毛狗脊100克、甜苁蓉100克、菟丝子100克、补骨脂100克、炒

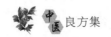

山药300克、萸肉100克、五味子100克、绞股蓝300克、五加皮500克、苦参100克、蛇床子50克、熟地100克、砂蔻仁100克、焦山楂300克、金樱子300克、鲜铁皮石斛150克、生甘草50克、红景天50克。

另加红参片50克磨粉入膏,黄酒250克、阿胶250克、木糖醇500克,精制成膏。

膏方二十八 应女士 成人

脾胃不和,胃脘胀气,月经已无,舌苔薄腻脉细,拟调理脾胃。

姜半夏50克、陈皮50克、佛手片50克、炒白芍50克、川楝子50克、砂蔻仁50克、生晒参150克、麦冬50克、炒枣仁50克、柴胡50克、黄芩50克、蒲公英300克、香茶菜150克、九香虫30克、制香附50克、象贝50克、煨瓦楞子50克、红枣50克、虎杖根50克、决明子50克、焦山楂100克、瓜蒌皮100克、生甘草100克、鲜铁皮石斛100克、杭菊50克、冬桑叶50克。

另加黄酒250克、阿胶250克、冰糖500克,精制成膏。

膏方二十九 王女士 成人

心神不宁,水火不济,经常失眠,舌质红脉细,月经正常,面黄不华,拟调理心神,水火相济。

川连10克、炒枣仁100克、黄精50克、柴胡50克、石决明100克(包)、琥珀末10克(包)、柏子仁50克、炒苍术100克、炒白术100克、炒山药100克、炒米仁300克、熟地50克、萸肉50克、陈皮50克、佛手片50克、红景天50克、平盖灵芝(中级)50克、红枣50克、野生首乌50克、代赭石50克(包)、鲜铁皮石斛300克、焦山楂50克、炙必甲50克、龟板50克。

另加黄酒250克、阿胶500克、冰糖500克,精制成膏。

膏方三十 唐女士 39岁

子宫虚寒,不欲性生活,夜寐不安,四肢发凉,舌苔薄腻脉弦细,拟健脾补肾,温补冲妊。

仙茅100克、仙灵脾100克、鹿角片50克、巴戟天50克、补骨脂50克、益母草300克、当归100克、赤芍100克、红花50克、桃仁50克、川椒30克、艾叶30克、香附50克、代赭石50克(包)、仙鹤草100克、女贞子100克、生甘草50克、石决明50克(包)、琥珀粉30克(包)、桂枝30克、熟地50克、生山楂100克、黄芩50克、炒山药150克、炒枣仁50克、佛手片100克、砂蔻仁100克、乌鸡白凤丸二盒入煎、党参100克、炙黄芪100克、生地100克、紫石英50克。

另加黄酒500克、阿胶500克、冰糖500克,精制成膏。

膏方三十一　钱先生　成人

脾胃虚寒,胃中寒冷,局部不舒,已检查有萎缩性胃炎,痔疮三次开刀,舌苔薄腻脉弦细,拟温中健脾。

潞党参150克、炙黄芪150克、焦白术100克、茯苓100克、炙甘草100克、干姜30克、姜半夏150克、陈皮150克、砂蔻仁100克、田三七片30克、元胡150克、炒白芍50克、玫瑰花50克、茉莉花50克、炒瓦楞子50克、蒲公英100克、香茶菜50克、九香虫30克、制香附50克、焦山楂30克、炙内金150克、炒二芽100克、平盖灵芝50克(四级)、红景天10克、鲜铁皮石斛150克。

另加黄酒250克、阿胶250克、冰糖500克、破壁孢子粉10克,精制成膏。

膏方三十二　杨先生　成人

脾肾两虚,性功能低下,抵抗力下降,偶有头痛,舌苔薄腻脉细,拟健脾补肾。

红参片30克、焦白术100克、茯苓100克、生甘草50克、当归50克、熟地50克、萸肉100克、泽泻50克、川芎50克、炒白芍50克、仙茅50克、仙灵脾50克、巴戟天50克、金毛狗脊50克、川断50克、桑寄生50克、杜仲50克、土茯苓100克、蛇床子100克、红花50克、桃仁50

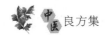

克、炒三棱50克、炒莪术50克、赤芍50克、甜苁蓉50克、肉桂30克、松子50克、生山楂500克、米仁100克、红景天50克、野生首乌50克、平盖灵芝50克、鲜铁皮石斛100克。

另加黄酒250克、阿胶250克、冰糖250克、灵芝破壁孢子粉20克，精制成膏。

膏方三十三　吴先生　57岁

人到中年，脾肾已亏，腰疼耳鸣，性功能减退，伴有脂肪肝肥胖，舌苔腻脉弦细，先调中州再补脾肾。

潞党参100克、炙黄芪100克、焦白术100克、猪茯苓100克、炒山药100克、川断100克、杜仲100克、仙茅100克、仙灵脾100克、石决明100克、磁石100克、补骨脂50克、苍耳子100克、萸肉100克、生山楂100克、杞子100克、乌梅50克、蒲公英100克、香茶菜100克、砂蔻仁100克、佛手片100克、柴胡50克、黄芩50克、决明子100克、虎杖根100克、鲜铁皮石斛300克、熟地100克、生地100克、炒枣仁100克、炒米仁300克、姜半夏100克、陈皮100克、珍珠母100克、首乌50克、绞股蓝300克、当归100克、川芎100克。

另加黄酒500克、冰糖500克、阿胶250克，精制成膏。

膏方三十四　吕先生　38岁

中年至，自感体力稍逊去年，曾有心悸心慌，服膏方后自觉好转，舌苔薄腻脉细弦，拟健脾补肾，养血益气。

当归100克、赤芍100克、葛根100克、紫丹参100克、红花50克、桃仁50克、仙茅50克、仙灵脾50克、上茯苓100克、蛇床子50克、甜苁蓉50克、炮山甲30克、瞿麦50克、菖蒲50克、炒三棱50克、莪术50克、红参片30克、川断50克、桑寄生50克、炒杜仲50克、红景天50克、平盖灵芝30克(甲级)、鲜铁皮石斛150克、炒枣仁50克、远志50克、鹿角片30克。

另加黄酒250克、阿胶500克、冰糖500克、破壁灵芝孢子粉10

克,精制成膏。

膏方三十五　郑先生　54岁

人过五十,阳气已衰一半,肾气不足,房事不足时光不长,舌苔白腻脉细,拟健脾补肾。

炒山药300克、茯苓300克、萸肉50克、焦白术50克、仙茅50克、仙灵脾50克、狗脊50克、土茯苓100克、蛇床子50克、炙必甲50克、龟板50克、黄檗50克、当归50克、陈皮50克、佛手片50克、当归100克、熟地100克、黄精150克、炒三棱50克、炒莪术50克、生地100克、红参片30克。

另加黄酒250克、阿胶250克、冰糖500克、蛤蟆油20克,精制成膏。

膏方三十六　张女士　成人

人到中年,自感体虚,长期睡眠欠佳,体虚乏力,常打呵欠,夜尿较频,月经尚调,舌苔薄腻脉细,拟健脾补肾以调气血。

熟地100克、炒山药100克、茯苓100克、萸肉100克、五味子50克、炙黄芪100克、焦白术100克、炙狗脊100克、川断100克、桑寄生100克、芡实100克、益智仁100克、露蜂房100克、金樱子100克、远志100克、石决明100克(包)、茯神100克、浮小麦100克、红枣100克、杞子100克、姜半夏100克、砂蔻仁50克、佛手片50克、红景天30克、焦山楂100克、平盖灵芝50克(四等)、炙必甲50克、炙龟板50克

另加黄酒250克、阿胶250克、冰糖500克,精制成膏。

膏方三十七　马先生　成人

人过五十,阳气已衰,骨质增生,体虚倦怠,记忆力减退,两耳欠聪,关节不利,舌苔厚腻脉弦细,有高血压、糖尿病史,拟健脾补肾,理气化湿(体虚湿重),中药7剂开路。

炒山药150克、焦白术100克、茯苓100克、炙甘草50克、当归100

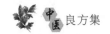

克、生地50克、制首乌50克、炒杏仁30克、焦山楂300克、炙内金50克、仙茅50克、仙灵脾50克、补骨脂50克、甜苁蓉50克、萸肉50克、红参片30克、土茯苓100克、蛇床子50克、砂蔻仁100克、杞子150克、柴胡50克、广郁金50克、广木香50克、菟丝子50克、红景天50克、平盖灵芝50克(中等)、石菖蒲50克、远志50克、炙黄芪100克、鲜铁皮石斛150克、川芎50克、鸡血藤100克、炒杜仲100克、鹿鞭1条。

另加黄酒250克、阿胶250克、木糖醇500克、灵芝破壁孢子粉10克,精制成膏。

膏方三十八 张女士 36岁

脾胃两虚,腰疼,倦怠乏力,寐时多梦,白带较多,舌苔黄薄腻脉细,拟健脾补肾。

炒山药300克、焦白术300克、茯苓300克、炙甘草50克、鸡冠花100克、椿根皮100克、猪茯苓100克、炙黄芪100克、炒米仁300克、当归100克、川芎100克、熟地100克、代赭石50克、露蜂房100克、益母草150克、川断100克、桑寄生100克、炒杜仲100克、石决明50克、明天麻30克、仙鹤草100克、生晒参100克、党参50克、琥珀末30砍(包煎)、炒枣仁50克、夜交藤150克、合欢花100克、远志50克、炒黄精100克、鲜铁皮石斛100克。

另加黄酒250克、阿胶250克、冰糖500克、灵芝破壁孢子粉10克,精制成膏。

膏方三十九 郑先生 成人

人到中年,阳气已衰一半,性功能低下,怕冷,体力下降,舌苔薄腻脉细弱,拟健脾温肾,以扶元阳。

仙茅100克、仙灵脾100克、鹿角片50克、萸肉50克、炙黄芪100克、金毛狗脊50克、土茯苓50克、蛇床子50克、炙山甲30克、炙必甲50克、红花50克、桃仁50克、炒三棱50克、炒莪术50克、桂枝50克、川芎50克、葛根50克、鲜铁皮石斛150克、煨诃子100克、石榴皮50

克、赤石脂50克(包)、炒苍白术50克、广木香30克、肉桂30克、炮姜30克、生甘草50克、陈皮50克、砂蔻仁50克、红参片50克、鹿角片10克。

另加黄酒250克、阿胶500克、冰糖500克,精制成膏。

膏方四十 郑女士 53岁

人到中年,脾肾两虚,失眠,有时尿失禁,盗汗心慌,一夜不热,舌苔薄腻脉细沉,拟健脾补肾,益气补血。

红参片50克、焦白术100克、炙黄芪100克、茯苓100克、生甘草100克、熟地100克、炒山药100克、当归100克、萸肉100克、补骨脂50克、巴戟天50克、仙茅50克、仙灵脾50克、桂枝50克、川芎50克、葛根50克、紫丹参100克、浮小麦50克、稽豆衣50克、炒白芍50克、仙鹤草50克、益智仁50克、五味子50克、金毛狗脊100克、川断50克、炒杜仲50克、佛手片50克、砂蔻仁50克、炒枣仁50克、柴胡50克、黄芩50克、煅龙牡各50克、石决明50克、明天麻50克、瓜蒌皮50克、生甘草50克。

另加黄酒250克、阿胶500克、冰糖500克、哈士蟆油20克、冬虫夏草打粉3克、胎盘粉30克,精制成膏。

膏方四十一 谢先生 成人

烧焊工作灼伤眼睛,经手术后好转,腰酸背痛,舌苔薄腻脉细,拟益气补肾明目。

炙黄芪100克、焦白术100克、茯苓100克、生甘草100克、当归100克、川芎100克、熟地100克、萸肉100克、金毛狗脊100克、川断100克、炒杜仲100克、泽泻100克、杭菊50克、制川草乌30克、元胡50克、杞子100克、白蒺藜100克、冬桑叶50克、金樱子100克、益智仁50克、黄精100克、玉竹100克、炒山药100克、南北沙参100克、二冬100克、甜苁蓉100克、生地100克、焦山楂50克、炙必甲50克、龟板50克、鲜铁皮石斛100克。

另加黄酒250克、阿胶250克、冰糖500克,精制成膏。

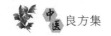

膏方四十二 张女士 成人

脾肾两虚,下肢时感麻痹,有时腰痛,夜寐不安,舌质红脉细,拟健脾补肾,益气养血。

当归150克、炙黄芪150克、川断150克、炒杜仲50克、桑寄生150克、石决明150克、炒枣仁150克、明天麻150克、柏子仁100克、夜交藤100克、炙龟板100克、炙必甲100克、鹿角胶30克、白芨片50克、焦白术50克、太子参150克、鲜铁皮石斛150克、柴胡50克、黄芩50克、焦山楂100克、熟地50克、制首乌100克、杞子50克、仙鹤草50克、女贞子50克、炒白术50克、艾叶50克、益母草100克、萸肉100克、生甘草100克、代赭石50克。

另加黄酒250克、东阿阿胶250克、冰糖500克、蜂蜜250克,精制成膏。

膏方四十三 林先生 70岁

人过五十,阳气已衰一半,血压140/90毫米汞柱,略有肥胖,舌苔薄腻脉弦细,拟健脾补肾,养血通络。

炒山药100克、焦白术100克、茯苓100克、炒苍术100克、陈皮100克、仙鹤草100克、炒米仁300克、炙黄芪300克、当归100克、杞子100克、仙灵脾50克、仙茅50克、补骨脂100克、苦参50克、蛇床子50克、生晒参100克、田三七片50克、露蜂房100克、鲜铁皮石斛150克、熟地100克、制首乌100克、川芎50克、葛根50克、明天麻30克、焦山楂300克、炙甘草50克、炒枣仁50克。

另加黄酒250克、东阿阿胶250克、冰糖500克、羚羊角粉10克,精制成膏。

膏方四十四 沈先生 成人

人到中年,阳气已衰一半,白天倦怠乏力,有偏头痛史,舌苔薄脉细,拟益气补血,健脾补肾通络。

红参片 30 克、焦白术 100 克、茯苓 100 克、炙甘草 100 克、熟地 100 克、萸肉 100 克、制首乌 100 克、金樱子 100 克、益智仁 100 克、杞子 100 克、炒山药 100 克、川朴花 100 克、焦山楂 100 克、鲜铁皮石斛 100 克、仙鹤草 100 克、田三七片 50 克、萸肉 100 克、炙黄芪 100 克、五加皮 100 克、葛根 100 克、白蒺藜 100 克、制川草乌 30 克、生地 100 克、红枣 100 克、补骨脂 100 克、川芎 100 克、仙茅 100 克、仙灵脾 100 克、明天麻 100 克。

另加黄酒 250 克、东阿阿胶 250 克、冰糖 500 克,精制成膏。

膏方四十五 赖先生 59 岁

腰为肾之府,肾虚则腰酸痛,伴胃炎时有不舒服,夜寐欠安,舌苔薄腻脉弦细弱,拟温中和胃,健脾补肾。

姜半夏 100 克、陈皮 100 克、炒白芍 100 克、炙甘草 100 克、佛手片 100 克、砂蔻仁 100 克、无花果 300 克、田三七片 30 克、焦山楂 300 克、当归 50 克、赤芍 50 克、川芎 50 克、葛根 50 克、丹参 150 克、蒲公英 300 克、川断 100 克、炒杜仲 100 克、萸肉 100 克、五加皮 100 克、补骨脂 100 克、桑寄生 100 克、红花 50 克、桃仁 50 克、炒枣仁 50 克、明天麻 50 克、夜交藤 50 克、生晒参 150 克、生白术 100 克、炙必甲 50 克、龟板 50 克、鹿角片 30 克、鲜铁皮石斛 150 克榨汁。

另加黄酒 250 克、东阿阿胶 250 克、木糖醇 500 克、羚羊角粉 10 克,精制成膏。

膏方四十六 张先生 成人

脾胃始虚,怕冷肢凉,精力不够,记忆力欠佳,舌苔白腻脉细,拟健脾补肾,益气养血。

熟地 100 克、萸肉 100 克、炒山药 100 克、当归 100 克、川芎 100 克、赤芍 100 克、生晒参 100 克、红参片 30 克、焦白术 300 克、炒苍术 100 克、炙、生黄芪各 100 克、代赭石 50 克(包)、仙鹤草 300 克、桂枝 30 克、肉桂 10 克、露蜂房 300 克、炙必甲 100 克、仙茅 50 克、仙灵脾 50 克、补骨脂 50 克、冬桑叶 300 克、桑椹子 100 克、鹿角片 30 克 生山楂

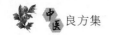

300克、鲜铁皮石斛150克。

另加黄酒500克、东阿阿胶250克、蜂蜜500克、冰糖500克,精制成膏。

膏方四十七　李女士　39岁

脾胃两虚,脚凉不温由来已久,面色不华,舌苔白腻脉细,拟温补脾胃以通血脉。

当归100克、赤芍100克、丹参100克、鸡血藤100克、葛根100克、熟地100克、黄肉100克、山药100克、川芎100克、炙、生黄芪各150克、仙茅50克、仙灵脾100克、巴戟天100克、肉桂30克、鹿角胶50克、露蜂房150克、川牛膝300克、炒米仁300克、生山楂300克、桂枝50克、炙甘草150克、宣木瓜50克、代赭石100克(包)、仙鹤草300克

另加黄酒500克、东阿阿胶250克、冰糖500克、蜂蜜250克、哈士蟆油10克,精制成膏。

膏方四十八　陈先生　40岁

人到中年,工作繁忙,时有腰痛,体力恢复较慢,舌苔薄腻脉细,拟益气健脾,补肾填精。

红参片30克、焦白术300克、茯苓300克、炙甘草100克、熟地300克、炒白芍300克、当归100克、川芎100克、仙茅100克、仙灵脾100克、金毛狗脊300克、露蜂房300克、杞子100克、鹿角胶100克、制首乌300克、金樱子300克、益智仁300克、苦参50克、蛇床子50克、焦山楂100克、炒米仁300克、炙必甲50克、砂蔻仁100克。

另加黄酒250克、东阿阿胶250克、冰糖500克,精制成膏。

膏方四十九　汤先生　成人

人到中年,阳气已虚一半,肢凉不温,有时体疲,舌苔黄腻脉细,拟健脾补肾。

熟地100克、黄肉100克、猪茯苓100克、金毛狗脊100克、鹿角片

50克、炙必甲50克、炙龟板50克、红参片30克、麦冬150克、仙茅50克、仙灵脾100克、炙黄芪200克、焦山楂100克、炒枣仁300克、杞子50克、露蜂房150克、桂枝50克、炒山药300克、土茯苓100克、蛇床子50克、冬桑叶100克、鲜铁皮石斛100克、桑椹子100克。

另加黄酒250克、东阿阿胶250克、蜂蜜500克，精制成膏。

膏方五十　孙女士　成人

人到中年，工作劳累，体虚乏力，面色黄萎，月经量小，记忆下降，鼻炎常发，舌苔薄白腻脉弦细，调理脾肾肺。

生地100克、麦冬100克、五味子50克、乌梅50克、银柴胡50克、地肤子100克、白鲜皮100克、蝉衣50克、徐长卿50克、炙麻黄50克、当归100克、生、炙黄芪各100克、熟地100克、萸肉50克、炒苍术100克、焦山楂100克、代赭石50克(包)、田三七片30克、露蜂房50克、焦白术50克、炙必甲30克、炙龟板30克、仙鹤草100克、制黄精30克、炒防风50克。

另加黄酒250克、东阿阿胶250克、蜂蜜250克、紫河车粉15克，精制成膏。

膏方五十一　徐女士　成人

人到老年，肾已亏，腰痛转动不利，尚无高血压，尚无糖尿病，人有微热，舌质红脉细，拟补肾健脾。

川断100克、桑寄生100克、炒杜仲100克、生白术300克、熟地100克、萸肉100克、金毛狗脊100克、鸡血藤100克、当归100克、赤芍100克、海枫藤100克、五加皮100克、丝瓜络100克、生地100克、太子参150克、生黄芪300克、桂枝30克、秦艽100克、独活50克、威灵仙100克、制川草乌10克、生甘草50克、炒山药300克、焦山楂300克、明天麻50克、无花果300克、蒲公英300克。

另加黄酒250克、东阿阿胶250克、木糖醇500克、破壁灵芝孢子粉20克，精制成膏。

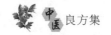

膏方五十二　戚先生　成人

人到中年,阳气不足,肝肾不足,体形肥胖,血脂偏高,体力减退,记忆始降,舌质红脉细,拟理脾化湿,益气补肾。

虎杖根300克、决明子300克、炒山药100克、生米仁300克、生山楂30克、姜半夏150克、陈皮150克、砂蔻仁150克、制黄精300克、生地150克、无花果300克、蒲公英300克、熟地100克、麦冬150克、土茯苓300克、苦参100克、炒三棱100克、炒莪术100克、炮山甲50克、杞子50克、鲜铁皮石斛300克、炙必甲50克、龟板50克、红参片30克。

另加黄酒250克、东阿阿胶250克、木糖醇500克、破壁灵芝孢子粉30克,精制成膏。

膏方五十三　王女士　成人

脾胃虚弱,体质亏虚,面色不华,平时乏力,睡眠一般,二便尚可,月经尚调,舌苔薄腻脉细,拟健脾补肾,调补气血。

当归100克、炙黄芪100克、炒苍术100克、生白术100克、无花果300克、蒲公英300克、代赭石100克(包)、仙鹤草300克、生晒参100克、麦冬100克、五味子100克、炙龟板100克、炙必甲100克、川断100克、炒杜仲100克、煨诃子100克、赤石脂50克(包煎)、熟地100克、焦山楂100克、萸肉100克、乌鸡白凤丸100克、露蜂房100克。

另加黄酒250克、东阿阿胶250克、冰糖500克、破壁灵芝孢子粉10克,精制成膏。

膏方五十四　陈先生　成人

人到中年,阳气已虚,五脏六腑元气不足,自感乏力,腰酸目糊,舌苔薄白脉细,拟益气补肾。

潞党参300克、麦冬300克、五味子50克、熟地50克、萸肉50克、当归100克、生黄芪300克、绞股蓝300克、仙茅50克、仙灵脾50克、苦参50克、蛇床子50克、炒三棱50克、炒二芽50克、虎杖根150克、决明子100克、炒山药300克、制黄精150克、杞子100克、丹参150克、红参片30克、生地150克、焦山楂150克、炒枣仁100克、炒杜仲50克、川断50克、红景天30克、鲜铁皮石斛150克、炙必甲50克、炙山甲30克。

另加黄酒500克、东阿阿胶250克、冰糖500克、破壁灵芝孢子粉10克,精制成膏。

膏方五十五　蒋女士　成人

脾肺肾三脏功能欠佳,有鼻炎,脾气躁急,失眠多梦,倦怠乏力,舌苔薄腻脉细,拟益气健脾肺,补肾平肝。

生晒参100克、麦冬100克、五味子50克、炒枣仁100克、夜交藤300克、制首乌100克、萸肉10克、焦白术100克、茯苓100克、糯稻根100克、浮小麦100克、穞豆衣100克、桂枝30克、明天麻30克 石决明100克、琥珀末30克、代赭石50克(共包)、柴胡50克、黄芩50克、焦山楂150克、生甘草150克、炒白芍50克、蒲公英150克、无花果150克、制香附100克、红枣100克、露蜂房150克、鲜铁皮石斛100克、红景天50克、生地100克、杭菊50克、炒米仁300克、淮小麦300克

另加黄酒250克、东阿阿胶250克、冰糖500克、破壁灵芝孢子粉10克,精制成膏。

膏方五十六　尚先生　35岁

腰为肾之府,肾亏则腰酸腰痛,形体发胖,有痛风史目前正常,舌苔薄腻脉细,二便尚调,拟补肾通络。

当归300克、川芎300克、赤芍150克、红花50克、桃仁50克、丹参300克、炒三棱50克、炒莪术30克、川断150克、桑寄生150克、炒杜仲150克、萸肉100克、金毛狗脊150克、益智仁100克、菟丝子100克、土茯苓300克、蛇床子150克、炒山药300克、鹿角片30克、丝瓜络150克、炮山甲30克、红参片30克(入煎)、生山楂300克、田三七片30克、制川草乌各30克、鲜铁皮石斛300克、生米仁300克、黄芩150克、炒

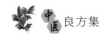

苍术150克、宣木瓜150克、无花果150克、蒲公英150克、杞子150克、红景天50克、生甘草100克。

另加黄酒250克、东阿阿胶250克、木糖醇500克、破壁灵芝孢子粉50克,精制成膏。

膏方五十七　郑先生　45岁

人到中年,体力已虚,脏腑亏损,夜间盗汗,白天手心多汗,咽喉干燥,舌苔薄腻脉细,拟益气养血,补五脏元气。

生晒参150克、麦冬100克、五味子50克、生黄芪150克、生白术100克、糯稻根300克、浮小麦150克、稽豆衣150克、麻黄根50克、煅龙骨150克、当归50克、赤芍50克、无花果150克、蒲公英100克、甜苁蓉50克、仙鹤草100克、仙灵脾50克、仙茅50克、土茯苓100克、蛇床子50克、益智仁50克、远志50克、红参片30克入煎、红景天50克、生甘草100克、冬桑叶100克、桑椹100克、地骨皮300克、鲜铁皮石斛300克。

另加黄酒250克、东阿阿胶250克、冰糖500克、破壁灵芝孢子粉20克,精制成膏。

膏方五十八　丁女士　成人

宫血,多梦少寐,舌苔薄腻脉细,拟益气养血调经。

熟地100克、萸肉100克、山药100克、当归100克、川芎100克、赤芍100克、制首乌100克、制黄精100克、生晒参100克、麦冬100克、五味子100克、鲜铁皮石斛300克、冬桑叶30克、金银花100克、蝉衣50克、太子参150克、石决明250克、琥珀末50克、代赭石30克(共包)、明天麻50克、炒枣仁100克、益母草150克、川断100克、生山楂150克、炙内金100克、杞子100克、炒杜仲150克、仙鹤草150克、炙甲30克、炙龟板30克、蒲公英300克、无花果300克、黄芩100克、制香附100克、佛手片50克、砂蔻仁50克、夜交藤50克、生白术100克。

另加黄酒250克、东阿阿胶250克、冰糖500克、破壁灵芝孢子粉

10克,精制成膏。

膏方五十九　吕先生　43岁

人到中年,元气始虚,自感乏力腰酸,肾气不足寐少,舌苔薄腻脉细,拟益气补肾,健脾和胃。

熟地100克、萸肉100克、炒山药100克、麦冬100克、五味子100克、红参片30克、仙茅100克、仙灵脾100克、苦参100克、蛇床子100克、蒲公英300克、无花果300克、冬桑叶100克、桑椹100克、甜苁蓉50克、川断100克、桑寄生50克、炒杜仲100克、金毛狗脊100克、炒三棱50克南北沙参100克、炒莪术50克、炮山甲30克、红枣100克、生甘草100克、杭菊花50克、金银花50克、生地50克、蒲公英100克、无花果100克、鲜铁皮石斛150克、杞子50克、炒枣仁50克、紫丹参30克、焦山楂30克。

另加黄酒250克、东阿阿胶250克、冰糖500克、破壁灵芝孢子粉20克,精制成膏。

膏方六十　郑先生　45岁

人到中年,体力已虚,脏腑亏损,夜间盗汗,白天手心多汗,咽喉干燥,舌苔薄腻脉细,拟益气养阴,补五脏之气。

生晒参150克、麦冬100克、五味子50克、生黄芪150克、生白术100克、糯稻根300克、浮小麦150克、稽豆衣150克、麻黄根50克、煅龙骨150克、当归50克、赤芍50克、无花果150克、蒲公英100克、甜苁蓉50克、仙鹤草100克、仙灵脾50克、仙茅50克、土茯苓100克、蛇床子50克、益智仁50克、远志50克、红参片30克、红景天50克、生甘草100克、冬桑叶100克、桑椹100克、地骨皮300克、铁皮石斛300克。

另加黄酒250克、东阿阿胶250克、冰糖500克、破壁灵芝孢子粉20克,精制成膏。

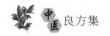

膏方六十一　舒先生　48岁

人近中年,工作劳累,元气始衰,脾肾两虚,前列腺略大,性功能低弱,伴腰酸少寐,略有焦虑症,舌质红脉细数,拟健脾补肾,益气化湿。

红参片30克、仙茅100克、仙灵脾100克、甜苁蓉100克、补骨脂100克、土茯苓150克、蛇床子100克、炒三棱50克、炒莪术50克、杞子100克、炮山甲30克、金毛狗脊100克、萸肉50克、炙必甲100克、炒枣仁100克、姜半夏100克、茯苓100克、浮小麦150克、石决明100克、琥珀粉30克、大枣150克、焦山楂300克、熟地150克、炒山药300克、益智仁100克、新鲜铁皮石斛150克、制黄精100克。

另加黄酒250克、东阿阿胶250克、冰糖500克、破壁灵芝孢子粉30克,精制成膏。

膏方六十二　李女士　成人

肺脾肾三脏元气不足,以前有哮喘史,去年服膏方二次,哮喘未发,仍有痰,每天有一点但不多,近来有盗汗至颈,睡中觉寒,舌苔薄腻脉细,拟扶脾补肾,益肺化痰。

生地100克、麦冬100克、五味子50克、乌梅50砍、银柴胡50克、地骨皮50克、生晒参100克、猪茯苓100克、炒苍白术50克、熟地100克、萸肉50克、百合50克、炙麻黄50克、天浆壳50克、浙贝50克、川贝40克、蛤蚧三对(去头足,打碎入煎)、糯稻根300克、浮小麦100克、稆豆衣100克、桂枝30克、炒白芍50克、红枣100克、徐长卿50克、柴胡30克、黄芩50克、蒲公英300克、无花果300克、平盖灵芝100克、红芪100克、鱼腥草300克、鲜铁皮石斛150克。

另加黄酒250克、东阿阿胶250克、冰糖500克,精制成膏。

膏方六十三　胡先生　51岁

人到中年,阳气已虚,动辄汗出由来4～5年,平时咳嗽,腰酸肢乏,阳事不兴,舌苔薄腻脉细,拟益气健脾补肾。

潞党参 150 克、焦白术 150 克、茯苓 150 克、炙甘草 100 克、生米仁30 克、熟地 100 克、炒白芍 100 克、当归 100 克、川芎 100 克、丹参 30克、仙茅 100 克、仙灵脾 100 克、巴戟天 100 克、补骨脂 100 克、甜苁蓉100 克、萸肉 100 克、川断 100 克、炒杜仲 100 克、菟丝子 100 克、金樱子100 克、苦参 100 克、红参片 30 克(入煎)、鲜铁皮石斛 100 克、焦山楂100 克、红枣 100 克、露蜂房 100 克、鹿角片 30 克、冬桑叶 100 克、杞子100 克。

另加黄酒 500 克、阿胶 250 克、木糖醇 500 克、胎盘粉 30 克、破壁孢子粉 20 克、冰糖 500 克,精制成膏。

膏方六十四　李女士　成人

哮喘服膏方三年,哮喘未作,今因灰尘过多自感胸闷,平素少有感冒,但有胆中结石,舌苔薄腻脉细,拟扶元养正,利胆化石。

生地 100 克、麦冬 100 克、五味子 30 克、红芪 30 克、党参 100 克、茯苓 100 克、地肤子 100 克、白鲜皮 100 克、乌梅 30 克、徐长卿 30 克、炙麻黄 100 克、象贝 30 克、川贝 10 克、蛤蚧三对(去头足打碎入煎)、熟地 100 克、萸肉 50 克、天浆壳 50 克、杏仁 50 克、黄芩 50 克、柴胡 30克、生鸡金 30 克、金钱草 150 克、海金砂 30 克(包)、广郁金 30 克、制军50 克、炒枳壳 50 克、升麻 30 克、鲜铁皮石斛 100 克、麦冬 100 克、天冬100 克、金银花 50 克、生甘草 30 克、鱼腥草 150 克。

另加黄酒 250 克、阿胶 250 克、木糖醇 500 克、胎盘粉 10 克、虫草菌粉 4 克,精制成膏。

膏方六十五　孙女士　成人

肺腰两虚,常感乏力,声音不扬,咽喉干燥,偶有腰酸,舌苔薄腻脉细,拟益气补肺,养阴润喉。

太子参 100 克、麦冬 100 克、五味子 50 克、百合 100 克、南北沙参100 克、炙枇叶 100 克、生地 100 克、藏青果 50 克、安南子 50 克、银杏肉50 克、野生黄芪 50 克、熟地 50 克、川断 50 克、炒杜仲 50 克、当归 50

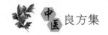

克、生甘草100克、桔梗100克、萸肉50克、桂圆肉50克、益智仁100克、升麻30克、炒枳壳50克、炙必甲50克、炙龟板50克、蒲公英300克、炙枯草100克、漏芦50克、龙骨100克牡粉100克琥珀末30克(包煎)、蝉衣50克、焦山楂100克、炒枣仁50克、鲜铁皮石斛100克。

另加黄酒250克、阿胶250克、冰糖500克、紫河车粉10克,精制成膏。

膏方六十六　陈先生　成人

人到中年,日见体虚,下身自汗由来已久,正气不足每易感邪,舌苔薄腻脉细软,拟健脾益气。

潞党参100克、焦白术100克、茯苓100克、生甘草100克、红芪100克、熟地100克、当归100克、川芎100克、萸肉100克、补骨脂100克、五味子50克、糯稻根300克、浮小麦100克、稽豆衣100克、碧桃干100克、煅龙牡100克、黄精100克、炒米仁300克、炒苍白术150克、仙鹤草100克、炙必甲30克、炙龟板30克、鹿角片30克、露蜂房100克、红枣30克、炒荔枝核30克、炒小茴30克。

另加黄酒250克、阿胶250克、木糖醇500克,精制成膏。

膏方六十七　刘先生　成人

脾胃虚寒,吃螃蟹则胃腹隐痛,平时肢体脱皮由来已久,反反复复,舌苔白腻脉细,拟健脾和胃化湿。

桂枝30克、炒白芍30克、干姜10克、甘草30克、红枣50克、高良姜30克、砂蔻仁50克、佛手片50克、九香虫30克、田三七片30克、象贝50克、乌贼骨50克、焦山楂300克、炙内金150克、炒二芽150克、蒲公英150克、无花果150克、竹沥半夏100克、陈皮50克、红芪50克、炒白术100克、炒米仁300克、地肤子300克、白鲜皮300克、土槿皮50克、徐长卿100克、黄檗50克、川牛膝100克、露蜂房50克。

另加黄酒250克、阿胶250克、木糖醇500克,精制成膏。

膏方六十八　徐女士　成人

脾肾两虚,长期尿检蛋白±潜血2＋,月经提前,舌苔腻脉细软,拟健脾补肾化湿。

潞党参100克、炒白术100克、茯苓100克、生甘草100克、生地炭150克、大小蓟100克、茜草炭100克、女贞子100克、田三七片30克、炙黄芪60克、连翘100克、蝉衣100克、白芨片100克、藕节炭100克、白茅根150克、猪茯苓100克、檵木根150克、炒苍白术150克、炙必甲50克、炙龟板50克、益母草300克、太子参100克、炒山药300克、乌梅炭100克、焦山楂100克、蒲公英300克、金银花50克、鹿角片30克、鲜铁皮石斛150克、生甘草150克。

另加黄酒250克、阿胶250克、冰糖500克、紫河车粉30克,精制成膏。

膏方六十九　许女士　成人

人到中年,气血虚弱,多汗盗汗,月经不调时多时少,舌苔薄腻舌质红脉细,大便偏干,拟益气补血调经。

潞党参150克、炙黄芪150克、防风50克、焦白术150克、糯稻根300克、炒白芍100克、熟地100克、益母草300克、当归100克、茯苓100克、猪茯苓100克、煨龙骨100克、琥珀粉50克、代赭石100克(纱布包煎)、炒山药300克、制黄精300克、川断100克、桑寄生100克、太子参100克、仙鹤草300克、制香附100克、丹参300克、红枣100克、生甘草100克、川芎100克、焦山楂100克、田三七片30克、红景天30克、鲜铁皮石斛150克、露蜂房100克、制首乌150克、平盖灵芝30克。

另加黄酒500克、阿胶250克、木糖醇500克、破壁灵芝孢子粉20克,精制成膏。

膏方七十　陈女士　成人

人到中年,自感怕冷,自产子后体质开始下降,仍有腰酸,舌苔腻

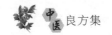

舌质红脉细,拟益气补血,健脾补肾。

熟地 100 克、萸肉 100 克、当归 100 克、川芎 100 克、生晒参 100 克、焦白术 100 克、茯苓 100 克、生甘草 100 克、川断 100 克、桑寄生 100 克、炒杜仲 100 克、菟丝子 100 克、甜苁蓉 100 克、麦冬 100 克 五味子 50 克、炒山药 100 克、鲜铁皮石斛 100 克、田三七片 30 克、露蜂房 50 克、杞子 100 克、益母草 100 克、冬桑叶 100 克、桑椹 200 克、椿根皮 100 克、鸡冠花 100 克、炙黄芪 100 克、焦山楂 100 克、砂仁 30 克、鹿角片 30 克、平盖灵芝 50 克。

另加黄酒 250 克、阿胶 250 克、紫河车粉 30 克、破壁灵芝孢子粉 10 克,精制成膏。

膏方七十一　郑先生　成人

人到中年,脾肾两虚,湿浊中阻,性功能甚差,肝功能异常,血脂等偏高,血压 140/85mmHg,经常口腔溃疡,脉细弦,拟健脾补肾,清胃化湿。

生地 100 克、知母 100 克、黄檗 100 克、蒲公英 150 克、泽泻 100 克、焦山楂 100 克、炙内金 100 克、淡竹叶 100 克、制军 50 克、炒枣仁 100 克、柏子仁 100 克、炒枳壳 100 克、决明子 100 克、虎杖根 300 克、垂盆草 300 克(后下)、茵陈 100 克、马鞭草 150 克、当归 100 克、制黄精 300 克、仙茅 100 克、仙灵脾 100 克、甜苁蓉 100 克、苦参 100 克、蛇床子 100 克、鲜铁皮石斛 300 克、石决明 50 克、琥珀粉 50 克、煅龙骨 100 克(纱布包煎)、明天麻 100 克、紫丹参 100 克、红景天 30 克。

另加黄酒 250 克、阿胶 250 克、羚羊角粉 12 克、木糖醇 500 克、破壁灵芝孢子粉 10 克,精制成膏。

膏方七十二　许女士　成人

人到中年,气血亏损,阳气不足,血脉不通,膝关节不利,手脚不便,小便不利,舌苔薄腻脉细,拟益气补血,健脾补肾。

熟地 150 克、萸肉 150 克、当归 100 克、川芎 100 克、炒白芍 100

克、党参100克、炙黄芪150克、炒山药300克、川牛膝150克、宣木瓜150克、炒米仁300克、益智仁100克、五味子100克、补骨脂100克、垂盆草100克、红花100克、桃仁100克、菟丝子100克、仙鹤草300克、制黄精150克、炒三棱100克、炒莪术100克、益母草100克、代赭石100克、琥珀粉50克(纱布包煎)、鲜铁皮石斛100克 田三七片50克、露蜂房100克、红景天30克。

另加黄酒250克、阿胶250克、冰糖500克、破壁灵芝孢子粉20克,精制成膏。

膏方七十三　王女士　43岁

人到中年,劳累过度,久经失眠,胸闷叹气,月经量少,体虚乏力,舌苔腻脉细弱,拟养血安神,调理冲妊。

熟地100克、萸肉100克、当归100克、炒山药300克、炒枣仁150克、柴胡100克、黄芩100克、石决明150克、琥珀粉100克、煅龙骨100克、代赭石100克(纱布包煎)、太子参100克、麦冬150克、柏子仁100克、夜交片100克、防风50克、生黄芪200克、川芎100克、广郁金100克、生山楂300克、淮小麦300克、炙甘草150克、红枣100克、益母草300克、椿根皮300克、鸡冠花150克、远志150克、猪茯苓100克、紫丹参100克、鲜铁皮石斛150克、炙必甲50克、炙龟板100克、女贞子100克、旱莲草100克、鱼腥草300克。

另加黄酒500克、阿胶250克、冰糖500克、破壁灵芝孢子粉10克、三七粉20克,精制成膏。

膏方七十四　王女士　成人

人到中年,阳气日衰,冬天手脚发凉,特别下肢冰凉,俗称寒腿,月经不调,时有黄带,伴有腰酸乏力,舌苔腻舌质红脉细,拟温阳补气,健脾化湿。

桂枝100克、制附片30克、炒白芍100克、炙甘草100克、牛膝150克、仙茅100克、仙灵脾100克、五加皮100克、补骨脂100克、炒米仁

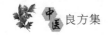

300 克、黄檗 100 克、炒苍术 100 克、熟地 150 克、萸肉 100 克、炒山药 100 克、干姜 30 克、炒川椒 30 克、艾叶 30 克、肉桂 30 克、生地 100 克、三七片 30 克、川断 100 克、桑寄生 100 克、金樱子 150 克、红枣 100 克、生甘草 100 克、焦山楂 300 克、甜苁蓉 50 克、鲜铁皮石斛 100 克、炙黄芪 150 克、砂蔻仁 100 克。

另加黄酒 250 克、阿胶 250 克、木糖醇 500 克、破壁灵芝孢子粉 10 克,精制成膏。

膏方七十五　廖女士　成人

人到中年,气阴两虚,口干盗汗,伴有胃气不和,时有呃气,头发稀脱,盆腔炎症,白带色黄,舌质红脉细,拟益气养血,安神和胃。

党参 300 克、麦冬 250 克、五味子 100 克、生地 100 克、天花粉 30 克、知母 50 克、生黄芪 150 克、糯稻根 300 克、浮小麦 100 克、稽豆衣 100 克、煅龙骨 150 克、煅牡蛎 150 克、琥珀粉 50 克(纱布包煎)、明天麻 50 克、炒枣仁 100 克、远志 100 克、益母草 100 克、焦山楂 300 克、炙内金 100 克、炒二芽 150 克、鲜铁皮石斛 150 克、黄檗 150 克、白花蛇舌草 150 克、猪茯苓 100 克、制首乌 100 克、田三七片 30 克、炙必甲 50 克、炙龟板 50 克、生甘草 150 克、红枣 150 克。

另加黄酒 250 克、阿胶 250 克、冰糖 500 克、破壁灵芝孢子粉 20 克,精制成膏。

膏方七十六　吴女士　31 岁

肺卫气虚,一年十次感冒之多,倦怠乏力,肾气不足,尿频尿少,虚汗较多,舌苔腻脉细弱,拟补肺益气,安神补肾。

潞党参 100 克、麦冬 100 克、五味子 50 克、炒山药 100 克 炙黄芪 150 克、生黄芪 100 克、焦白术 100 克、益智仁 100 克、桑椹子 150 克、冬桑叶 100 克、覆盆子 50 克、仙茅 50 克、仙灵脾 50 克、防风 50 克、石决明 100 克、磁石 100 克、琥珀粉 50 克、煅龙骨 100 克(包煎)、鲜铁皮石斛 150 克、糯稻根 300 克、浮小麦 100 克、稽豆衣 100 克、炙必甲 50 克、炙龟板50克、生甘草100克、生熟地100克、缩泉丸50克、金匮肾气丸50克、柴胡50克、黄芩50克、炒枣仁100克、明天麻50克。

另加黄酒250克、阿胶250克、冰糖500克、破壁灵芝孢子粉20克、紫河车粉30克,精制成膏。

膏方七十七　李先生　52岁

人过五十,阳气已虚一半,怕冷,经常感冒,体力较差,形体瘦弱,舌苔薄腻脉弦细,拟益气固卫,健脾补肾。

红参片30克、麦冬100克、五味子100克、生黄芪100克、防风50克、当归100克、熟地100克、炒山药300克、制首乌100克、制黄精100克、桑椹子300克、冬桑叶300克、甜苁蓉100克、杞子150克、补骨脂150克、覆盆子100克、菟丝子100克、蛇床子150克、炙麻黄30克、生石膏150克(纱布包煎)、浙贝100克、川贝30克、炙百部150克、天浆壳150克、干地龙150克、南北沙参150克、桂枝30克、知母50克、土茯苓300克、蛇床子50克、炮山甲30克、黄檗50克、鱼腥草300克、生甘草100克、杞子100克、白蒺藜100克、平盖灵芝30克、鲜铁皮石斛100克。

另加黄酒250克、阿胶250克、木糖醇500克、破壁灵芝孢子粉10克,精制成膏。

膏方七十八　程女士　成人

人到中年,气阴不足,体虚乏力,肢冷不温,有色素斑,面色不华,舌苔薄脉细,治予调理气血,健脾补肾。

生晒参30克、麦冬30克、茯苓30克、炙甘草30克、生地30克、当归30克、川芎30克、炒白芍30克、炒米仁100克、炙黄芪100克、冬桑叶100克、金樱子100克、炒山药100克、瞿麦30克、炒二芽50克、川萆薢100克、鲜铁皮石斛100克、焦山楂50克、益智仁50克、桑椹100克、露蜂房50克、陈皮50克、熟地50克、黄芩10克、代赭石30克(包)、炒苍白术50克、黄连30克。

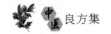

另加黄酒250克、阿胶250克、木糖醇500克,精制成膏。

膏方七十九　厉女士　成人

肝肾不足,咽喉鼻子干燥,口舌生疮,面部有斑,二便尚可,脉细,拟滋阴清热。

生地150克、麦冬150克、知母150克、天花粉30克、女贞子100克、炙黄芪100克、藏青果50克、安南子100克、蝉衣50克、南北沙参150克、炙枇叶150克、鲜铁皮石斛300克、生甘草100克、炒山药300克、生山楂300克、决明子300克、虎杖根300克、冬桑叶300克、火麻仁100克、郁李仁100克、白蒺藜100克、太子参100克、百合150克、玉竹100克、瓜蒌皮50克。

另加黄酒250克、阿胶250克、冰糖500克、破壁灵芝孢子粉20克、紫河车粉10克,精制成膏。

膏方八十　黄女士　50岁

脾虚痰湿内居,血压偏高,血脂偏高,体虚乏力,舌苔腻脉弦细且有哮喘,治予健脾化痰。

太子参100克、茯苓100克、焦白术100克、炙甘草100克、炒山药100克、生山楂300克、决明子300克、虎杖根300克、冬桑叶300克、陈皮50克、生米仁300克、姜半夏50克、平盖灵芝50克、制首乌50克、生地50克、地肤子100克、白鲜皮100克、蝉衣30克、浙贝50克、川贝30克、白芥子30克、莱菔子30克、炙苏子30克、珍珠母50克(包煎)、鲜铁皮石斛100克、炙麻黄30克、杏仁50克、明天麻30克、泽泻50克、桑椹子150克、车前子150克、茯苓皮100克、生甘草100克、炙必甲30克、炙龟板30克。

另加黄酒250克、阿胶250克、木糖醇500克、羚羊角粉6克、破壁灵芝孢子粉10克,精制成膏。

第六章　肩周炎

膏方一　周先生　53岁

人过五十，阳气已衰一半，漏肩风已年余，反复酸痛，体虚乏力，素有咳嗽，拟活血化瘀，清肺化痰。

当归尾500克、紫丹参500克、红花100克、桃仁100克、鸡血藤500克、桂枝50克、制附片50克、红参须300克、葛根50克、秦艽50克、宣木瓜300克、姜黄300克、桑枝300克、干姜300克、红枣300克、川贝30克、浙贝100克、仙鹤草100克、鱼腥草500克、银杏300克、野荞麦根500克、生甘草300克、黄芩500克、炙必甲50克、龟板50克。

另加黄酒500克、阿胶500克、冰糖500克、蜂蜜500克、大核桃500克、芝麻粉500克，精制成膏，切片。

膏方二　朱女士　68岁

肩椎炎发作，颈部不舒，肢麻疼痛，由来年余，经打营养针后不酸，胃不和，口干，舌红脉细弦，血压150/80mmHg左右，拟通络活络，行气化滞。

当归100克、川芎50克、赤芍50克、鸡血藤100克、桂枝50克、鹿角片50克、葛根50克、生地50克、生黄芪50克、炙必甲50克、龟板50克、杞子50克、秦艽50克、僵蚕50克、桑寄生50克、威灵仙50克、海风藤50克、川牛膝50克、络石藤50克、海螵蛸100克、象贝10克、瓦楞子100克、姜半夏50克、佛手片500克、焦山楂100克、天花粉30克、制附块10克、紫丹参150克、鲜铁皮石斛150克、太子参50克、生晒参50克、炒苍白术50克、炒米仁100克。

另加黄酒250克、阿胶250克、冰糖500克，精制成膏。

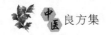

第七章　头晕

膏方　韩先生　18岁

幼年脏腑虚寒,尤其脾胃更甚,形体虚弱,面色不华,精神欠振,时有头晕,舌苔薄腻脉细,拟健脾开胃,益气补血。

潞党参100克、焦白术100克、茯苓100克、生甘草100克、当归100克、熟地100克、萸肉100克、制首乌100克、五味子100克、代赭石100克、炙必甲50克、龟板50克、焦山楂300克、杞子300克、生黄芪300克、石菖蒲100克、马齿苋300克、炙内金300克 干姜30克、仙鹤草300克、鲜铁皮石斛100克、紫河车50克、金樱子100克、红枣100克、蒲公英300克、失笑散50克。

另加黄酒250克、阿胶500克、冰糖500克、大核桃粉250克、芝麻粉250克,精制成膏,切片。

第八章 子宫肌瘤

膏方 曲女士 成人

体虚多湿,湿热内阻,血压、血糖略高,子宫肌瘤,平素乏力,舌苔薄腻脉弦细,拟理脾化滞祛湿。

炒山药30克、炒苍术30克、焦白术30克、半枝莲30克、明天麻30克、泽泻30克、虎杖根30克、桂枝30克、茯苓30克、藤梨根100克、当归30克、赤芍30克、广木香30克、丹参30克、王不留行30克、白花蛇舌草50克、白毛夏枯草50克、猫爪草50克、生山楂100克、太子参30克、炒米仁100克、佛手片30克、大腹皮30克、茯苓皮30克、车前子30克(包)。

另加黄酒250克、必甲膏200克(拌入)、木糖醇500克,精制成膏。

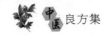

第九章　颈椎病

膏方一　徐先生　成人

人到中年,气血不调,下肢怕冷,上身潮热,纳佳便调,颈椎不和,背肩不舒,舌苔薄腻脉弦细,拟调理气血,以通经络。

当归50克、赤芍50克、鸡血藤100克、明天麻100克、葛根50克、川芎50克、生黄精50克、制半夏100克、炒枣仁100克、宣木瓜50克、仙鹤草100克、旱莲草100克、鹿角片100克、桂枝10克、制附片6克、肉桂10克、生地100克、麦冬50克、天冬50克、炒枣仁100克、柏子仁50克、砂蔻仁50克、佛手片50克、鲜铁皮石斛100克。

另加黄酒500克、阿胶250克、冰糖500克,精制成膏。

膏方二　方先生　成人

人到中年体虚,每晚颈部发硬,体虚胃痛,舌苔厚腻脉细,冬天肢冷,平时多汗,拟活血通络,调理肝肾。

当归100克、赤芍50克、川芎100克、全蝎5克、蛤蚧3对、葛根100克、生黄芪100克、生地100克、鸡血藤100克、炒米仁100克、羌独活50克、防风50克、焦白术100克、麦冬100克、五味子100克、蒲公英100克、香茶菜100克、川朴花50克、砂蔻仁100克、仙茅50克、仙灵脾50克、佛手片100克、焦山楂100克、炙内金50克 鲜铁皮石斛300克。

另加黄酒250克、阿胶250克、鹿角胶250克、冰糖500克,精制成膏。

膏方三 徐女士 65岁

年高体虚,经常伤风,尚无糖尿病高血压,遇冷遇热容易咳嗽,颈椎不和,舌苔薄腻脉细弦,拟活血通络补肺。

太子参150克、麦冬150克、五味子50克、生晒参100克、百合100克、黄精100克、玉竹100克、生地100克、山药300克、天花粉50克、葛根50克、全蝎10克、蜈蚣10克、水蛭5克、丹参300克、乌梅50克、冬桑叶30克、红景天50克、平盖灵芝50克、野生首乌50克、柴胡50克、杞子100克、焦山楂500克、炒米仁300克、鲜铁皮石斛300克、防风50克。

另加黄酒250克、阿胶250克、冰糖250克、冬虫夏草3克,精制成膏。

膏方四 施女士 成人

人到中年,阳气已衰一半,颈椎不和,膝关节不利,脚麻乏力,舌苔薄腻脉弦细,拟补肾健脾化湿。

熟地100克、炒山药100克、泽泻100克、茯苓100克、葛根100克、川芎100克、蜈蚣10克、水蛭3克、羌活100克、独活100克、黄檗100克、炒米仁300克、宣木瓜100克、川牛膝150克、花椒30克、杜仲100克、桑寄生100克、当归100克、代赭石100克、仙鹤草100克、益母草100克、田三七片50克、僵蚕50克、秦艽50克、焦山楂100克、无花果100克、佛手片100克、砂蔻仁50克、生黄芪150克。

另加黄酒250克、东阿阿胶250克、冰糖500克,精制成膏。

膏方五 刘女士 成人

人到中年,气血已虚,月经已止,元气不足,颈部胀痛,头晕不舒,倦怠乏力,咽红不利,舌质红脉细,拟益气通络,养血补元。

当归150克、川芎100克、葛根100克、羌独活100克、炙黄芪150克、生白术100克、全蝎3克、蜈蚣5克(打碎包煎)、熟地100克、桑枝

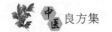

50克、桑椹150克、川牛膝150克、木瓜150克、黄芩50克、太子参100克、炒山药300克、升麻30克、萸肉50克、琥珀末50克（包）、无花果100克、石决明50克（包）、蒲公英300克、红景天50克。

另加黄酒250克、东阿阿胶250克、冰糖250克、破壁灵芝孢子粉5克，精制成膏。

第十章 腰痛

膏方一 戚先生 60岁

舌苔厚腻,中焦湿阻,面色黧黑,癌胚抗片8.9,胆固醇偏高,腰疼口干口苦,大便较干,脉弦,拟行气化湿,兼顾扶元。

大腹皮100克、川朴花100克、焦山楂300克、虎杖根300克、决明子300克、佛手片100克、砂仁100克、甘菊100克、陈皮100克、藿香100克、鲜铁皮石斛500克、蒲公英500克、香茶菜500克、炒白芍50克、萸肉50克、葛根100克、炒米仁300克、仙茅50克、仙灵脾50克、菟丝子50克、补骨脂50克、土茯苓300克、全蝎10克、守宫10条、半支莲300克、半边莲150克、藤梨根500克、破壁灵芝粉30克、冬虫夏草4克。

另加黄酒500克、木糖醇500克、阿胶250克,精制成膏。

膏方二 谢女士 68岁

年高体虚,有陈伤,腰疼痛仍在,尚无高血压、糖尿病,睡眠欠佳,舌苔薄腻脉细,拟养血通络。

当归50克、赤芍50克、鸡血藤50克、川断50克、桑寄生50克、巴戟天50克、麻仁50克、生地50克、生晒参100克、麦冬50克、五味子50克、红景天50克、平盖灵芝50克、萸肉50克、金毛狗脊50克、炒杏仁50克、火麻仁50克、生山楂100克、绞股蓝100克、五加皮50克、炙鳖甲50克、炙龟板50克。

另加黄酒250克、阿胶250克、冰糖500克、冬虫夏草3克磨粉,

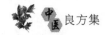

精制成膏。

膏方三　陆女士　63岁

人到老年,肝肾不足,肝阳偏亢,高血压20多年,伴腰痛脚痛,两耳重听,舌苔白腻脉细弦,拟补阴潜阳,健脾补肾。

熟地100克、萸肉100克、茯苓100克、丹皮50克、泽泻100克、双钩藤100克、石决明、琥珀粉30克共包、炒枣仁100克、川断100克、炒杜仲100克、桑寄生100克、生白术100克、补骨脂50克、益智片100克、金樱子150克、鸡血藤150克、海枫藤150克、女贞子100克、旱莲草100克、杞子100克、川牛膝100克、无花果150克、蒲公英150克、焦山楂100克、生晒参150克、太子参100克、鲜铁皮石斛300克。

另加黄酒250克、东阿阿胶250克、木糖醇500克、羚羊角粉20克,精制成膏。

膏方四　俞女士　59岁

人过五十,元气已虚,腰酸背痛,夜深不寐,有时通宵不眠,经常咳嗽,舌苔薄腻脉细数,拟治肺补肾,活血通络。

生晒参300克、麦冬300克、五味子100克、生地150克、乌梅50克、银柴胡50克、杏仁50克、浙贝100克、川贝50克、制百部50克、干地龙50克、黄芩50克、柴胡50克、石决明100克、炒枣仁100克、夜交藤100克、川断100克、桑寄生100克、五加皮150克、萸肉100克、琥珀粉50克(包煎)、炒杜仲100克、补骨脂100克、绞股蓝300克、百合100克、炙枇叶100克、银杏50克、生山楂300克、鲜铁皮石斛300克、红景天30克、佛手片100克、瓜蒌皮100克。

另加黄酒250克、东阿阿胶250克、冰糖500克、破壁灵芝孢子粉20克,精制成膏。

第十一章　高血压

膏方一　章女士　70岁

年高体虚,有高血压,有胃病,倦怠乏力,代诉,拟方。

当归50克、赤芍50克、丹参50克、川牛膝100克、车前子100克、茯苓皮50克、焦山楂50克、炙内金100克、蒲公英300克、香茶菜300克、太子参150克、炒米仁300克、佛手片100克、砂仁50克、玫瑰花100克、代代花50克、川草薢300克、杞子100克、菖蒲100克、黄芩100克、石决明100克、鲜铁皮石斛300克、生甘草50克。

另加黄酒250克、冰糖500克、阿胶250克,精制入膏。

膏方二　何先生　74岁

年高体虚,血压偏高,常服高血压药,但体力较差,上楼困难,睡眠一般,记忆力减退,舌薄腻脉弦细,拟调理脾肾,佐以平肝。

熟地50克、炒山药150克、茯苓100克、生甘草100克、当归100克、赤芍100克、川芎100克、川牛膝100克、宣木瓜100克、生山楂100克、丹参300克、生米仁300克、生晒参100克、太子参50克、炙黄芪150克、焦白术150克、珍珠母150克、明天麻50克、杞子50克、秦艽50克、炙必甲50克、龟板50克、鲜铁皮石斛150克、红景天100克、车前子100克、五加皮100克、猪茯苓100克。

另加黄酒250克、阿胶250克、冰糖500克、羚羊角粉3克,精制成膏。

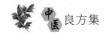

膏方三 沈女士 64岁

人到中年,阳气已衰一半,腰背发凉,四肢不温,血压140/90mmHg左右,有时牙龈肿痛,舌苔薄腻脉细,拟健脾补肾平肝。

炙黄芪150克、当归150克、炙必甲50克、炙龟板50克、熟地100克、萸肉100克、五味子50克、麦冬100克、仙茅50克、仙灵脾50克、伸筋草150克、鸡血藤150克、当归100克、川芎100克、赤芍50克、炒山药300克、金樱子100克、淡竹草50克、生石膏30克(包)、仙鹤草300克、田三七片30克、桂枝30克、熟地50克、焦山楂100克、黄芩50克、川贝30克、浙贝50克、炒米仁300克、鲜铁皮石斛300克。

另加黄酒250克、东阿阿胶250克、木糖醇500克、羚羊角粉4克,精制成膏。

膏方四 朱先生 62岁

年过五十,阳气已衰,时有头晕,血压略高,舌苔薄腻脉弦细,拟健脾补肾,平肝通络。

太子参50克、炒苍白术50克、焦白术50克、当归50克、明天麻50克、珍珠母50克(包)、决明子30克、焦山楂50克、炙必甲50克 龟板50克、车前子50克、生黄芪300克、川芎50克、炒米仁100克、炒枣仁30克、仙茅30克、仙灵脾30克、杞子50克、鲜铁皮石斛150克、生熟地50克、萸肉50克、川牛膝50克、平盖灵芝30克、野生首乌30克、五加皮50克、绞股蓝100克。

另加黄酒250克、阿胶250克、羚羊角10克、木糖醇500克,精制成膏。

第十二章 白细胞减少症

膏方 朱女士 67岁

年高体虚,白细胞偏低,胆囊切除术,右肋下发胀,无高血压、糖尿病,舌苔薄腻,拟扶正化湿通络。

太子参100克、茯苓100克、生地100克、天花粉50克、北沙参50克、鸡血藤100克、红枣50克、生米仁300克、仙鹤草300克、赤小豆50克、柴胡100克、黄芩50克、川朴50克、乌梅50克、茵陈50克、炒山药300克、红景天50克、海金沙草50克、砂仁50克、川楝子50克、青陈皮50克、代赭石50克(包)、炙必甲50克、龟板50克、猫爪草50克、元胡50克、炒枣仁50克、平盖灵芝50克、鲜铁皮石斛300克。

另加黄酒250克、阿胶500克、冰糖500克,精制成膏。

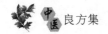

第十三章 心悸

膏方 冯先生 76岁

年高体虚,面色不华,颜面不清,经年睡眠尚可,无高血压、糖尿病,舌苔薄腻脉细,拟活血养心。

当归100克、赤芍50克、红花50克、桃仁50克、川芎50克、麦冬50克、绞股蓝100克、五加皮50克、生晒参50克、五味子50克、炒枣仁50克、明天麻50克、杞子50克、仙鹤草100克、焦山楂100克、红景天50克、平盖灵芝50克、野生首乌100克 干桂圆肉300克、鲜铁皮石斛150克。

另加黄酒250克、阿胶250克、冰糖500克,精制成膏。

第十四章 低血糖

膏方 蒋先生 70岁

年高体虚,血压偏高,血糖偏低,已有低血糖现象,睡眠、体力尚可,胃不和,舌苔薄腻脉弦细,拟调理脾胃气血。

姜半夏50克、陈皮50克、佛手片50克、砂仁50克、焦山楂300克、丹参300克、赤芍50克、葛根50克、川芎50克、焦白术50克、绞股蓝100克、山药300克、天花粉30克、生地100克、玉竹50克、珍珠母50克、蒲公英300克、香茶菜50克、九香虫30克、玫瑰花50克、桃仁50克、红花30克、银杏肉50克、鲜铁皮石斛300克。

另加黄酒250克、阿胶250克、木糖醇500克,精制成膏。

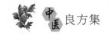

第十五章　糖尿病

膏方一　李先生　51岁

人到中年,糖尿病史,血脂略高,颈椎增生,腰椎增生,一年四次感冒,舌苔薄腻脉细,拟益气补阴平肝通络。

生黄芪30克、炒白术30克、防风30克、当归50克、丹参50克、川芎50克、水蛭3克、川草乌100克、生山药150克、乌梅50克、天花粉50克、葛根50克、仙茅50克、仙灵脾50克、巴戟天50克、补骨脂100克、五加皮100克、土茯苓300克、蛇床子100克、全蝎10克、蜈蚣10条、麦冬100克、炙必甲100克、炙龟板100克、川断50克、杜仲150克、杞子100克、鲜铁皮石斛300克、平盖灵芝50克、红景天50克。

另加黄酒250克、阿胶250克、木糖醇500克,精制成膏。

膏方二　王女士　成人

糖尿病已服西药,口苦口干,倦怠乏力,大便不调,容易感冒,舌苔厚腻脉细弦,拟清热滋阴,健脾补肾。

生山药500克、麦冬500克、玉竹500克、天花粉100克、生黄芪300克、五味子250克、乌梅100克、黄精100克、杞子100克、甘菊100克、生山楂100克、紫丹参100克、知母50克、生地100克、玄参50克、生石膏100克、鲜铁皮石斛150克、炒米仁150克、炒苍白术50克、煨诃子100克、石榴皮100克、赤石脂50克(包)、太子参50克、炒枣仁50克、茯苓皮100克、川牛膝100克、炙必甲30克、龟板30克、平盖灵芝50克(甲级)

另加黄酒250克、阿胶500克、木糖醇500克、破壁孢子粉10克,精制成膏。

第十六章 耳鸣

膏方 吴先生 57岁

服膏方自觉好转,腰疼已无,没有感冒,疲劳好转,但有耳鸣,胆中息肉0.6厘米,舌苔中腻脉细,血压临界线,拟调理脾胃,佐以利胆化湿。

生晒参100克、炙黄芪100克、茯苓100克、焦白术100克、熟地100克、炒白芍100克、当归100克、川芎100克、炒米仁100克、炒山药100克、仙茅100克、仙灵脾100克、金毛狗脊50克、土茯苓100克、鹿角片100克、萸肉100克、五味子100克、石决明100克、炒枣仁100克、柴胡100克、琥珀粉10克(包煎)、黄芩100克、金钱草100克、茵陈100克、广郁金100克、生山楂300克、升麻50克、炒枳壳100克、大腹皮100克、川断100克、桑寄生100克、炒杜仲100克、制军50克、姜半夏100克、砂仁50克、鲜铁皮石斛300克、红景天50克、平盖灵芝50克

另加黄酒250克、阿胶250克、冰糖500克、炙必甲膏250克、破壁灵芝孢子粉20克,精制成膏。

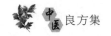

第十七章　鼻炎

膏方　桑女士　成人

　　肺脾两虚，常年鼻炎，反复喷嚏，由来已久，伴有痛经，白带较多，舌苔薄腻脉细弱，拟扶本固元活血调经。

　　藿香100克、生黄芪100克、焦白术100克、防风50克、川芎50克、蝉衣30克、地肤子100克、白鲜皮100克、炙麻黄50克、炒苍耳子50克、辛夷50克、徐长卿50克、党参100克、僵蚕50克、红花30克、桃仁50克、当归50克、益母草100克、椿根皮100克、露蜂房50克、炒山药150克、鸡冠花100克、猪茯苓50克、生甘草50克、红景天50克、鲜铁皮石斛150克、炙必甲50克、炙龟板50克、煨诃子100克、佛手片50克、砂蔻仁100克、五味子50克

　　另加黄酒250克、阿胶250克、冰糖500克、破壁灵芝孢子粉40克，精制成膏。

第十八章　甲减

膏方　翁女士　47岁

面黄不胖,舌苔薄腻,有甲减,正在服药,高血压刚刚开始服药,降至正常,脉弦细,拟健脾益气。

炒山药300克、炒苍白术300克、焦白术300克、代赭石30克(包)、茯苓200克、炙黄芪100克、炒米仁300克、仙鹤草100克、生晒参50克、太子参50克、川牛膝50克、昆布30克、海藻30克、当归50克、川芎10克、红景天50克、炒米仁300克、女贞子300克、旱莲草100克、炙必甲50克、龟板50克、熟地50克、萸肉50克、陈皮50克、砂仁50克、鲜铁皮石斛300克、平盖灵芝50克(中级)。

另加黄酒250克、阿胶250克、冰糖500克、羚羊角粉3克、破壁灵芝孢子粉10克,精制成膏。

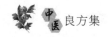

第十九章　口腔溃疡

膏方一　陈先生　47岁

人到中年,阳气已衰一半,经常口腔溃疡,倦怠乏力,每到下班回家,精疲力尽,夜睡不安多梦,舌质红脉细弦,拟滋阴益气,健脾补肾。

生晒参100克、麦冬100克、五味子100克、生山药300克、焦白术100克、生黄芪100克、红景天50克、石决明50克(包)、琥珀末30克(包煎)、炒枣仁50克、柏子仁50克、夜交藤50克、生地100克、知母50克、泽泻50克、太子参100克、焦山楂150克、平盖灵芝50克(中级)、石菖蒲100克、鲜铁皮石斛300克、升麻100克、葛根50克、川芎50克、炒米仁100克、丹参100克、半边莲50克、半枝莲50克。

另加黄酒250克、阿胶250克、冰糖500克,精制成膏。

膏方二　俞女士　47岁

人到中年,脾胃积热,经常口腔溃疡,口角疮,血糖9.7,口干欲饮,形体略胖,舌红脉细弦,拟滋阴养胃补肾。

生山药300克、天花粉50克、生黄芪300克、葛根50克、生地300克、麦冬30克、乌梅50克、知母50克、生山楂300克、生石膏50克(包)、淡竹叶50克、补骨脂50克、黄芩50克、柴胡100克、制军50克、炒枳壳50克、川朴花50克、大腹皮50克、鲜铁皮石斛150克、肉桂3克、人中白50克、生晒参50克、西洋参50克、杞子50克、地骨皮50克、银柴胡50克、冬桑叶50克、生甘草50克、炙必甲50克、干姜30克

另加黄酒250克、东阿阿胶250克、木糖醇500克、破壁灵芝孢子粉20克,精制成膏。

第二十章　坐骨神经痛

膏方　胥先生　成人

人过五十,阳气始衰,有点高血压已服药,坐骨神经痛,面有油脂,血化验正常,舌苔薄腻脉弦,拟调脾肾,以防感冒。

生晒参100克、炙黄芪100克、焦白术100克、防风100克、麦冬100克、五味子50克、川断100克、炒杜仲200克、伸筋草100克、五加皮100克、萸肉50克、鸡血藤100克、川芎50克、当归100克、炙必甲50克、龟板50克、杞子50克、旱莲草50克、川牛膝50克、虎杖根50克、决明子50克、红景天30克。

另加黄酒250克、阿胶250克、冰糖500克、羚羊角粉5克,精制成膏。

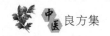

第二十一章　泄泻

膏方　陆女士　53岁

人到中年，阳气已衰一半，脾肾阴虚，五更泄泻，由来已久，伴有胃不和，舌苔薄腻脉细，冲妊已亏，月经已止，拟健脾补肾和胃。

炒山药300克、炒苍白术100克、煨诃子50克、赤石脂50克、石榴皮50克、马齿苋100克、地锦草100克、黄芩100克、黄檗50克、佛手片50克、砂仁100克、香茶菜100克、蒲公英300克、仙茅50克、仙灵脾50克、炮姜50克、制附片30克、红景天50克、平盖灵芝50克（中级）、鲜铁皮石斛150克、焦山楂150克、广木香50克、茯苓50克、车前子50克。

另加黄酒250克、阿胶250克、冰糖500克、蛤士蟆油10克、破壁灵芝孢子粉4克，精制成膏。

第二十二章　前列腺增生

膏方　陈先生　54岁

人过五十,阳气已衰一半,体力不足,精神欠佳,前列腺增生,胃部不和时有胀气有胃炎,舌苔薄腻脉细,拟调理脾胃,佐以补肾。

姜半夏100克、陈皮50克、佛手片100克、砂蔻仁100克、蒲公英30克、川朴花50克、大腹皮100克、川连30克、香茶菜150克、焦山楂100克、仙茅50克、仙灵脾100克、萸肉100克、菟丝子50克、补骨脂50克、土茯苓50克、蛇床子50克、红花50克、桃仁50克、炒米仁100克、炒苍白术50克、藿佩叶各50克、炙内金50克、红景天50克、平盖灵芝50克、红参片30克、金毛狗脊50克、金樱子100克、生甘草50克

另加黄酒250克、阿胶250克、冰糖500克、破壁灵芝孢子粉4克,精制成膏。

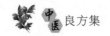

第二十三章　失眠

膏方　王女士　60岁

人过五十,阳气已衰一半,体虚乏力,失眠多梦,大便秘结,面色黄萎,胃不和,时有嗳气,血压正常,舌质红脉弦细,拟调理脾胃,元气安神。

炒山药150克、茯苓100克、生晒参50克、炒白术100克、炙甘草50克、熟地50克、生地50克、当归50克、川芎50克、黄芪50克、姜半夏50克、陈皮50克、砂仁50克、佛手片50克、川朴花50克、大腹皮50克、炒枣仁50克、瓜蒌皮50克、火麻仁50克、炙必甲50克、炙龟板50克、红景天50克、鲜铁皮石斛150克、炒米仁100克、平盖灵芝50克。

另加黄酒250克、阿胶500克、冰糖500克、琥珀粉10克,精制成膏。

第二十四章　甲状腺结节

膏方　韦女士

体检有肝肾中肿，伴甲状腺多发性结节，舌边齿龈，苔薄脉细，拟调理肝肾，清热化结。

猫爪草100克、夏枯草100克、土贝母50克、黄药子30克、太子参100克、麦冬100克、黄精100克、炒山药300克、半枝莲150克、半边莲150克、车前子150克（包）、茯苓100克、炙黄芪150克、炒苍术100克、白术100克、陈皮100克、姜半夏100克、生山楂300克、炒三棱100克、炒莪术100克、炙必甲100克、龟板100克、女贞子100克、旱莲草100克、当归100克、川芎100克、鲜铁皮石斛150克、生地50克、熟地50克、煅龙骨50克、生白芍50克、枸橘叶50克。

另加黄酒250克、阿胶250克、冰糖500克、灵芝破壁孢子粉10克，精制成膏。

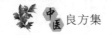

第二十五章　胆结石

膏方　陈先生　成人

体虚挟湿,脂肪肝伴胆中结石,喜油腻,舌苔薄腻脉弦,拟理脾化湿,消积化瘀。

当归100克、赤芍100克、丹参300克、生山楂300克、决明子100克、泽泻100克、白术100克、猪茯苓100克、广郁金100克、制香附100克、茵陈100克、生米仁300克、青陈皮100克、佛手片100克、砂蔻仁100克、平盖灵芝50克、红景天50克、鲜铁皮石斛300克、仙鹤草100克、生鸡金100克、海金沙草100克、川连3克、姜竹茹100克、吴茱萸30克、生晒参50克、麦冬50克、五味子50克、黄精100克、炙必甲50克、代代花50克、广木香30克、蒲公英300克、黄芩100克、生甘草50克。

另加黄酒250克、阿胶250克、冰糖500克,精制成膏。

第二十六章 脾肾两亏

膏方一 盛女士 64岁

人过五十,阳气已衰一半,患者近来体力下降,夏天无汗,四肢麻木乏力,睡眠欠佳,舌苔薄腻脉细弱,拟健脾补肾,益气养血。

熟地100克、炒白芍100克、当归100克、川芎100克、炒山药300克、炒黄精100克、猪茯苓100克、泽泻100克、明天麻300克、炒枣仁150克、制首乌100克、生炙黄芪各100克、生白术150克、炙甘草50克、藿香50克、仙鹤草300克、石决明300克(包)、生山楂100克、生晒参150克、麦冬150克、五味子100克、萸肉100克、炙必甲50克、龟板50克、杞子100克、葛根50克、鲜铁皮石斛300克(榨汁冲入)、鹿角片30克、桂枝30克、砂仁100克、桑椹100克、益智仁100克生地100克。

另加黄酒250克、东阿阿胶250克、木糖醇500克,精制成膏。

膏方二 张先生 86岁

人到高龄,元气大虚,形寒肢冷,骨折卧床休息,时醒时糊,精力虚弱,代诊拟方(无高血压糖尿病)。

红参片30克、麦冬100克、五味子100克、制附子30克、石菖蒲100克、远志100克、夜交藤100克、柏子仁50克、川牛膝150克、木瓜150克、黄檗100克、炙龟板50克、炙必甲50克、炒米仁300克、炙黄芪100克、桂枝50克、生地100克、南北沙参100克、百合150克、五加皮100克、绞股蓝300克、升麻50克、炒枳壳50克、桂圆肉100克、肉桂30克、鹿角胶50克、地骨皮100克 无花果300克 蒲公英300克 焦山

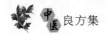

楂300克、生甘草150克、红枣100克 鲜铁皮石斛300克。

另加黄酒250克、东阿阿胶250克、冰糖500克、破壁灵芝孢子粉20克,精制成膏。

第二十七章　咽喉炎

膏方　廖女士　成人

脾胃结热,咽红唇赤干燥,胸部潮热,月经瘀滞,舌红脉细数,拟清热养阴。

生地 100 克、麦冬 100 克、五味子 100 克、南北沙参各 100 克、蒲公英 300 克、知母 100 克、黄芩 30 克、金银花 100 克、冬桑叶 300 克、甘菊 100 克、鲜铁皮石斛 300 克、葛根 300 克、生蒲黄 100 克(包)、蛤壳 50 克、胖大海 100 克、地骨皮 100 克、白薇 100 克、石决明 100 克、琥珀粉 30 克、炒枣仁 100 克、明天麻 100 克、炙必甲 50 克、桂枝 30 克、红枣 100 克、炙甘草 100 克、炒白芍 100 克、炙生黄芪各 100 克、干姜 20 克。

另加黄酒 250 克、蜂蜜 500 克、冰糖 500 克、东阿阿胶 250 克,精制成膏。

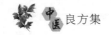

第二十八章　腹泻

膏方　韩女士　79岁

　　耄耋之年五脏之气已虚,目前情况除高血压外并无重要疾病,身体虽虚但日常起居常能自理,只脾胃虚弱易拉稀,偶有头晕,纳便一般,舌苔薄腻脉细,拟补肾健脾,以养气血。

　　炒山药100克、炒苍术100克、焦白术100克、茯苓100克、当归100克、熟地100克、葛根50克、炙黄芪100克、炙必甲30克、炙龟板30克、明天麻30克、太子参50克、炒枣仁50克、煨诃子100克、焦六曲50克、川芎50克、紫丹参100克、露蜂房100克、鹿角片30克、代赭石30克、煅龙骨30克、琥珀粉30克(包煎)、焦山楂100克、麦冬100克、五味子50克、鲜铁皮石斛100克、萸肉100克、生甘草50克、红枣50克、远志100克。

　　另加黄酒250克、阿胶250克、羚羊角粉10克、木糖醇500克,精制成膏。

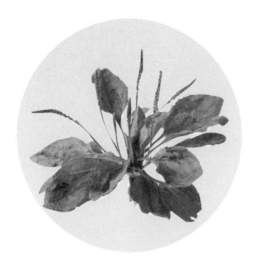

第四篇

古方验方新传

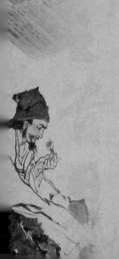

本篇序

这些古方，是老师从先生手中传下来的。今天的学生，明天又变成了老师。这样，老师—学生—老师，世代相传，几千年的中医文化，就继承下来了。今天写古方验方，目的是让后人传承下去。方子虽然古老，炮制也比较简单，但疗效卓捷。当你的疾病到了山穷水尽的时候，用了它，柳暗花明又一村。

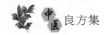

第一章　外用方

第一方　滑黄散方

处方：飞滑石6克、大黄6克、赤石脂18克、黄檗15克、五倍子12克、蛇床子15克、人中白6克。

制法与用法：研粉混匀外用，赤油丹用麻油调敷。

主治：臀部湿疹。

第二方　陀黄散方

处方：密陀僧60克、轻粉6克、煅石膏6克、枯矾6克、制炉甘石3克、硫黄3克。

制法与用法：研粉混匀外用。

主治：足癣。

第三方　奶癣灵方

处方：寒水石6克、冰片2克、黄鱼齿3克、青黛9克。

制法与用法：研粉调匀外用。

主治：癣疮。

第四方 蛇床子散方

处方:蛇床子60克、硫黄9克、青黛30克、黄檗90克、苦参90克。
制法与用法:研粉调匀外用或用菜油调外用。
主治:肥疮。

第五方 甘螵散方

处方:制炉甘石6克、海螵蛸3克、硼砂3克、冰片3克、陈皮炭6克。
制法与用法:研粉混匀外用。
注治:中耳炎。

第六方 穿粉散方

处方:穿山甲9克、轻粉6克、铅粉9克、黄丹9克。
制法与用法:研粉混匀外用。
主治:旋耳疮。

第七方 蚊蛤散方

处方:蚊蛤30克、轻粉30克、川椒30克。
制法与用法:轻粉调匀外用。
主治:癣疮。

第八方 碘硼散方

处方:海碘仿5克、硼酸5克、氧化锌50克、滑石粉适量。
制法与用法:混匀外用。
主治:皮肤湿疹。

第九方 青黛散方

处方:硼砂、青黛。
制法与用法:硼砂、青黛(1:3),冰片少许混匀外用。

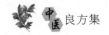

主治:鹅口疮。

第十方　五槿散方

处方:五倍子9克、川楝子12克、蛇床子6克、荔枝核6克、硫黄百部30克、木槿皮9克。

制法与用法:研粉调匀外用。

主治:牛皮癣。

第十一方　温热散方

处方:煅石膏60克、密陀僧15克、轻粉15克、枯矾9克、白芨30克

制法与用法:研粉调匀用50％,凡士林或菜油调匀,外用。

主治:皮肤发痒,灼热疼痛。

第十二方　肥效散方

处方:煅蛤粉30克、青黛30克、煅石膏30克、轻粉15克、黄檗15克、密佗僧30克、川荆皮30克、铜绿6克。

制法与用法:研粉调匀外用。

主治:一切肥疮重症。

第十三方　黄连甘草汤方

处方:黄连、甘草。

制法与用法:煎汤外用,拭口内。

主治:鹅口疮。

第十四方　湿疹外用方

处方:煅石膏45克、滑石6克、炉甘石30克、蛤粉30克、黄檗末4.5克、青黛4.5克、枯矾4.5克。

制法与用法:共研细末,加麻油125毫升,调和成膏,待用。

主治:干型湿疹。

第十五方　烫伤方

处方:熟石灰。

制法与用法:取熟石灰一两,浸清水中沉淀,取上层澄清液若干,贮瓶备用。用时涂擦患处。

主治:中轻度热水或灼伤疼痛。

第十六方　活眼出血方

处方:生理盐水。

制法与用法:去医院配制生理盐水一瓶,每天早晨用10毫升生理盐水洗眼睑,天天坚持,就可痊愈。如无生理盐水,可自取食盐少许,用凉开水冲泡,每天早晨自己洗眼睛,注意自己的手指要用自来水冲洗干净。

主治:结膜出血。

第十七方　止痒方

处方:食盐少许。

制法与用法:取细的食盐,擦洗患处一分钟,即可止痒。

主治:一切无名瘙痒症,尤其是六十岁以上老人,莫名其妙皮肤发痒,局部皮肤完好,无创伤者。

第十八方　婴儿上感发热方

处方:青蒿50克。

制法与用法:煎汤洗澡,浴后卧床休息,汗出而解。

主治:婴幼儿风寒感冒(伤风)。

第十九方　小儿鞘膜积液方

处方:苏叶30克、蝉衣10克、川椒3克。

制法与用法:煎汤温洗,每次10分钟,每日一剂,连用七剂。

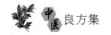

主治:小儿鞘膜积液。

第二十方　小儿阴部湿疹方

处方:干苏叶50克、苦参10克。

制法与用法:煎汤外洗,早晚各一次。

主治:小儿阴部湿疹。

第二十一方　治小儿风寒发热方

处方:生姜30克。

制法与用法:生姜捣烂敷涌泉穴(双侧),十五分钟取下,必要时一日二次,汗出热退为止。

主治:风寒发热。

第二十二方　外阴瘙痒方

处方:苦参、蛇床子、防风、泽泻、蝉蜕。

制法与用法:蝉蜕3克,其他各10克,煎汤外洗,一日一次,连续两周。

主治:外阴瘙痒症

第二十三方　婴儿鼻塞方

处方:葱白50克

制法与用法:将50克葱白捣烂,敷于前囟,用纱布覆盖,每4～5小时更敷一次,一日二次,连用3～5天。

主治:婴儿鼻塞。

第二十四方　鼻息肉方

处方:川芎15克、黄芩15克、银花15克、薄荷15克、辛夷15克、乌梅10克、五味子5克、白芷10克。

制法与用法:煎汤热气熏鼻,每次15分钟,一日三次,连续1～2月。

主治:鼻息肉。

第二十五方　腋臭方

处方:冰片5克、菊花20克、辛夷10克、滑石粉30克、面粉30克。

制法与用法:共为细末,用麻油调,搽在患处,一日二次,连用十天。

主治:腋臭。

第二十六方　蝎子蜇伤方

处方:柴胡60克。

制法与用法:上述取15克煎服,取45克煎洗患处。

主治:蝎子蜇伤痛。

第二十七方　小儿龟头炎方

处方:威灵仙30克。

制法与用法:加水500毫升煎汤外洗,一日二次。

主治:小儿龟头炎。

第二十八方　外阴瘙痒方

处方:防风30克、蝉蜕10克、生甘草10克、土茯苓30克、蛇床子30克。

制法与用法:煎汤外洗,每日一剂。

主治:外阴瘙痒症。

第二十九方　流涎方

处方:肉桂末。

制法与用法:肉桂末10克,敷脐。

主治:小儿流涎,流涎不止者。

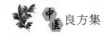

第二章　内服方

第一方　羚羊角方

处方:羚羊角粉。

制法与用法:每次0.3克,一日二次。

主治:奶癣。

第二方　万全方

处方:柴胡、生白术、杭白芍、麦冬、炙甘草、紫苏叶、荆芥、冬桑叶、山楂、白薇、云苓、炒米仁、当归。

制法与用法:煎汤服,一日三次。

主治:小儿四季无名高热。

第三方　八味口疳散方

处方:生石膏、鲜生地、芦根、大青叶、赤芍、黄芩、甘草。

制法与用法:煎汤口服。

主治:婴儿鹅口疮。

第四方　一捻金方

处方:大黄、党参、槟榔、黑丑、白丑。

制法与用法:煎汤口服。

主治:胎热蕴结、大便不通。

第五方　葱豉汤方

处方:葱白、豆豉。

制法与用法:煎汤口服。

主治:生后2～3天小便不通者。若上方无效时,可用消毒针略刺小腹皮肤数下,刺出紫血少许,小便必通。或将食盐炒热,用消毒纱布包好,熨脐中也很有效。若治疗后,小便仍不通,送急诊。

第六方　茵陈蒿汤方

处方:茵陈、栀子、大黄。

制法与用法:煎汤口服。

主治:生理性黄疸,过期不退,湿热型。

第七方　蝉衣汤方

处方:单味蝉衣10只。

制法与用法:用蝉衣10只,去上半截,药用下半截,台乌药1.5克,煎汤服。

主治:原因不明的夜啼。

第八方　泻黄散方

处方:藿香、栀子、生石膏、甘草、防风。

制法与用法:煎汤口服。

主治:流涎,若体虚者用温脾丹(丁香、广木香、半夏、陈皮、白术、干姜)。

第九方　羚羊角散方

处方:羚羊角粉。

制法与用法:羚羊角研粉(贮瓶备用),每次0.6克,口服,大人加倍。

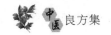

主治:小儿发热,38℃上下,如果上方不效,启用第二十三方。

第十方　清热解毒汤方

处方:银花15克、连翘20克、麻黄5克(先煎去沫)、生石膏20克、杏仁10克、生甘草10克、柴胡10克、黄芩5克、荆芥10克、薄荷3克(后下)。

制法与用法:上述煎汤,一日二煎,服后上床休息一小时,连服三天。

主治:小儿高热。

第十一方　新生儿黄疸方

处方:茵陈15克、焦栀子5克、制大黄5克、生甘草10克。

制法与用法:一日一方,煎二次,服三次,每次50ml。

主治:新生儿生理性黄疸,生后十五日黄疸不退者。

第十二方　眩晕方

处方:明天麻50克、红枣5枚、冰糖2块。

制法与用法:取明天麻50克,红枣5枚,冰糖2块,放入杯内,再加水200ml,放在高压锅内蒸15分钟,待凉后取出,分二餐饭前服(天麻、红枣均要吃下),连续三天。

主治:眩晕症,严重者卧床不起,伴呕吐,有眩晕病史,反复发作者。

第十三方　口唇湿疹方

处方:地肤子10克、白鲜皮10克、制首乌10克、蝉衣10克、淡竹叶10克、生石膏10克、玄参10克、炒米仁30克、黄芩5克、生甘草10克。

服法与用法:煎汤,一日一剂,一剂二煎,每次50毫升。

主治:婴幼儿口唇周围湿疹。

第十四方　三子加味方

处方:炙苏子10克、莱菔子10克、白芥子5克、炙麻黄5克、生石膏10克、杏仁5克、生甘草5克。

制法与用法:煎汤,一剂一日,一剂二煎,每次50毫升,一日二次。

主治:婴幼儿毛细支气管炎。

第十五方　糖尿病方

处方:生黄芪30克、生山药30克、天花粉10克、葛根10克、知母10克、生地30克、麦冬30克、制黄精30克、乌梅10克。

制法与用法:煎汤服一日二次,连续一月。

主治:初期糖尿病或预防糖尿病。

第十六方　漏尿方

处方:生黄芪30克、焦白术30克、炒防风5克、煅龙骨30克、煅牡蛎30克、生地10克、炙必甲10克、蝉衣5克、僵蚕5克。

制法与用法:煎汤服用,一日一剂,一剂二煎,每次100毫升,一日二次。

主治:制多动症伴发漏尿症。

第十七方　虚火牙痛方

处方:熟地30克、生石膏6克。

制法与用法:煎汤服。

主治:牙痛(不是蛀牙)牙齿肿痛。

第十八方　脐湿方

处方:炒苍术50克。

制法与用法:煎汤服,一周有效。

主治:脐湿。

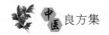

第十九方　头痛方

处方：川芎40克、白芷10克。
制法与用法：煎汤代茶饮。
主治：不明原因的头痛。

第二十方　小便淋沥方

处方：川楝子30克。
制法与用法：煎汤连服七天。
主治：尿频、尿急、尿痛。

第二十一方　脖子痛方

处方：全蝎1克、小蜈蚣1条。
制法与用法：研粉，一日一次，连服2～3天。
主治：颈椎病脖子痛。

第二十二方　食道癌方

处方：瓜蒌皮120克。
制法与用法：煎汤代茶，时时饮服，此为一天量。
主治：食道阻塞初期（注意便泄）。

第二十三方　胃出血方

处方：生地榆45克。
制法与用法：煎汤代茶，连服三天，卧床休息三天。
主治：胃溃疡出血。

第二十四方　阴道炎方

处方：淡竹叶100克。
制法与用法：水煎服，连服七天。

主治：阴道炎。

第二十五方　鼻衄方

处方：鲜地龙10克、白糖一匙。

制法与用法：地龙捣碎，与白糖拌匀，用凉开水吞下，连服三天。

主治：鼻衄。

第二十六方　治妊娠高血压方

处方：冬瓜皮250克。

制法与用法：煎汤代茶，引用3～7天。

主治：妊娠高血压。

第二十七方　神经衰弱方

处方：百合30克、杞子20克、枣仁30克。

制法与用法：煎汤服，连服3～7天。

主治：神经衰弱失眠。

第二十八方　鹤膝风方

处方：黄芪240克、远志90克、牛膝90克、石斛120克。

金银花30克。

制法与用法：煎汤服，一日一剂。

第二十九方　坐骨神经痛方

处方：羌独活10克、秦艽10克、海枫藤10克、当归10克、川芎10克、桑枝15克、乳香6克、广木香6克、生甘草3克。

制法与用法：煎汤服，连服一月。

主治：坐骨神经痛。

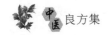

第三十方　阳痿方

处方:红参片3克、绿茶一撮。

制法与用法:作茶饮,一日一杯,连续服用。

主治:轻度阳痿者。

第三十一方　三叉神经痛方

处方:生地30克、川芎20克、地必虫10克、蜈蚣2条、生甘草20克、白芷20克。

制法与用法:煎汤服用,连续2～3周,并适量服维生素B_1片。

主治:三叉神经痛。

第三十二方　预防痔疮方

处方:蜂蜜1匙、番泻叶2克。

制法与用法:蜂蜜与番泻叶作茶饮,一日一剂。

主治:大便经常秘结者,用此方可通便,防止生痔疮。

第三十三方　干燥综合征方

处方:生地30克、知母10克、百合10克、黄芪30克、乌梅10克、枫斗10克、五味子5克、生甘草10克、天花粉10克。

制法与用法:煎汤服。

主治:干燥综合征。

第三十四方　老人夜尿方

处方:大核桃3个。

制法与用法:临睡服核桃三个,有效。

第三十五方　小便不通方

处方:鹿角胶、青葱。

制法与用法:煎汤服用。

主治:老年人小便不通者(气滞型)。

第三十六方　耳聋方

处方:柴胡12克、制香附9克、川芎12克、石菖蒲12克、骨碎补9克、六味地黄丸30克(包煎)。

制法与用法:水煎服,一日一剂,连服一月。

主治:老年人耳聋初期。

第三十七方　小儿遗尿方

处方:桂枝。

制法与用法:10克桂枝研粉,与醋调匀,用蛋清与面粉少许,捣匀成糊状,用纱布袋装好,热敷脐中,用胶布固定,一夜一次,连用7天。

主治:小儿遗尿。

第三十八方　慢性前列腺炎方

处方:红参3克、茯苓10克、白术10克、柴胡10克、枳壳10克、三棱10克、莪术10克、防风5克、郁金10克。

制法与用法:煎汤服,连服2～3周。

主治:老年性前列腺炎。

第三十九方　脱发方

处方:熟地30克、当归10克、白芍10克、川芎10克、何首乌30克、补骨脂10克、羌活10克、木瓜10克、天麻10克、牛膝30克。

制法与用法:煎汤服,1～2月。

主治:脱发。

第四十方　女童性早熟方

处方:知柏地黄丸、加味逍遥散。

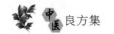

制法与用法：上方早晚各服10克,如服汤剂,每日一剂,一日二煎。

主治：女童性早熟症。

第四十一方　眼睑跳动症方

处方：当归10克、麦冬10克、琥珀10克、白芍10克、蝉蜕10克、酸枣仁10克。

制法与用法：煎汤服。

主治：顽固性眼睑跳动症。

第四十二方　飞蚊症方

处方：杭菊10克、杞子10克。

制法与用法：煎汤服,一日一剂,连服两周,不能提重物。

主治：老年飞蚊症。

第四十三方　嗜睡方

处方：柴胡10克、当归10克、白芍10克、白术10克、枳壳10克、陈皮10克、姜半夏10克、薄荷3克、杞子10克、藿香10克、太子参10克、茯苓10克、益母草30克、制香附10克、山茱萸3克。

制法与用法：煎汤服,一日一剂,一剂二煎,连服二周。

主治：嗜睡症。

第四十四方　呃逆方

处方：桂枝10克、白芍10克、葛根20克、香附10克、高良姜5克、制军10克、沉香5克。

制法与用法：煎汤服,一日二次。

主治：呃逆。

第四十五方 防止醉酒方

处方：葛根。

制法与用法：葛根50克，煎汤100毫升，酒前服用。

主治：防止醉酒。

第四十六方 神经性耳鸣耳聋方

处方：葛根、猪蹄（前脚）。

制法与用法：葛根250克、煮猪蹄250克，二日一次，连服五次。

主治：治疗神经性耳鸣耳聋症。

第四十七方 顽固性头痛方

处方：葛根、川芎。

制法与用法：上述二味各30克，煎汤，连服一周。

主治：非器质性头痛。

第四十八方 偏头痛方

处方：鸡蛋、荆芥末。

制法与用法：把10克荆芥末，塞入鸡蛋白内，鸡蛋孔用创可贴封住，煮熟，一日一个，连服七日。

主治：偏头痛。

第四十九方 术后腹胀气方

处方：枳壳、广木香、防风。

制法与用法：上述各味各10克，煎汤，服用1～2周。

主治：手术后腹胀气。

第五十方 失音方

处方：安南子、羌活、蝉蜕。

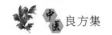

制法与用法：安南子、羌活各 15 克，蝉蜕 5 克，煎汤服，连服一周。

主治：急性失音。

第五十一方　小儿鼾症

处方：炙麻黄 5 克、杏仁 5 克、生石膏 15 克（包）、生甘草 3 克、辛夷 10 克、炒苍耳 10 克、白芷 10 克。

制法与用法：上方煎汤服用，连续 1—2 周，好转后，再服 2 周。

主治：小儿打鼾。

第五十二方　眉棱骨痛方

处方：荆芥 10 克、炒防风 5 克、黄芩 15 克、葛根 15 克、羌活 15 克、生甘草 10 克。

制法与用法：煎汤服，一日一剂，连服 1～2 周。

主治：眉棱骨疼痛。

第五十三方　不寐方

处方：蝉蜕 10 克、天麻 3 克。

制法与用法：煎汤服，连服一周。

主治：成人不寐症。

第五十四方　斑秃方

处方：冬桑叶 30 克、党参 10 克、茯苓 10 克、生甘草 10 克、黑芝麻 30 克。

制法与用法：黑芝麻打碎，与他共煎，一日一剂，连服一月。

主治：斑秃。

第五十五方　坐骨神经痛方

处方：蔓荆子 60 克。

制法与用法:蔓荆子炒黄研粉,浸入500毫升白酒内,七日后取用。取用时,再兑凉开水300毫升,每日早晚各服10毫升。

主治:坐骨神经痛。

第五十六方 强直性脊柱炎方

处方:川芎30克、川乌20克、制海枫藤60克、狗脊40克、续断30克、骨碎补30克、威灵仙40克、地必虫15克。

制法与用法:水煎服,一日二次。

主治:强直性脊柱炎。

第五十七方 类风湿性关节炎方

处方:麻黄10克、桂枝10克、赤芍10克、生甘草10克、雷公藤10克。

制法与用法:雷公藤先煎30分钟,再入他药,煎30分钟,一日二次。

主治:类风湿性关节炎。

第五十八方 升学方

处方:党参30克、麦冬15克、五味子5克、葛根10克、远志10克、干地黄30克、白茯苓10克、丹参30克、柏子仁10克、炙百部10克、防风10克、杜仲10克、山药30克、桂枝10克、荆芥10克、川芎20克。

制法与用法:上述诸药煎汤服,考试前一个月开始服,连服三周。

主治:注意力欠佳者。

第五十九方 耳聋方

处方:升麻10克、葛根10克、柴胡10克、蔓荆子10克。

制法与用法:煎汤内服,一日二煎,连服三日。时时头痛耳鸣为有效反应,若无反应则应停药。

主治:耳聋。

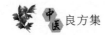

第六十方　小儿遗尿方

处方:麻黄3克、桂枝3克、杏仁5克、生甘草10克、黄芪10克、益智仁10克。

制法与用法:上方煎服,一日二次,上、下午各服一次,不要在临睡前服。

主治:小儿遗尿。

第六十一方　胆息肉方

处方:中成药胆宁丸。

制法与用法:一般胆息肉每夜服三颗。

主治:胆息肉。

第六十二方　戒毒方

处方:制川乌7.5克、麻黄15克、仙茅10克、仙灵脾10克、川芎15克、元胡25克、生甘草10克、生白芍25克、焦山楂7.5克、川连2.5克、白花蛇舌草15克。

制法与用法:上方连服七日,如无效,则剂量加倍,再服。

主治:戒毒。

第六十三方　突发性聋方

处方:麻黄15克、制附片30克、生姜20克。

制法与用法:附片先煎一小时,麻黄、生姜,再煎30分钟,共煎二次,晚上服一次,第二天再服一次,服后汗出,烦躁、震颤缓解,转入调理阶段。

主治:突发性聋。

第六十四方　体温过低方

处方:桂枝6克、白芍10克。

制法与用法:因散热剂过量,汗出过多,体温过低者,煎服1—2剂。

主治:体温过低症。

第六十五方 八珍糕方

处方:中成药。

制法与用法:每次25克,一日二次。

主治:小儿厌食。

第六十六方 绿便散方

处方:中成药。

制法与用法:周岁内每次0.5克,1—2岁用2克,每日三次,温开水服。

主治:小儿拉绿色大便。

第六十七方 脑积水方

处方:通草24克、香白芷15克、蜂房15克、青皮15克、陈皮15克、白僵蚕15克、川红花6克。

制法与用法:上述研为细末,用白酒20毫升,童便50毫升,面粉10克,调制糊状,患儿剃发,再用纱布将药包贴于枕、颞、额、太阳穴,每日一次,连用1—2周。

主治:脑积水。

第六十八方 湿疹方

处方:川连10克、黄檗10克、炙龟板10克、枯矾10克。

制法与用法:上述四味共研粉,用香油调敷。

主治:小儿湿疹。

第六十九方 扁桃体肥大方

处方:麻黄5克、生石膏30克、杏仁10克、生甘草10克、金银花10

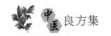

克、连翘10克、炒三棱10克、炒莪术10克、肉桂3砍、炮山甲5克。

制法与用法：煎汤服，一日一剂，一剂煎二次，上下午各服一次，连服2～3周。

主治：扁桃体肥大。

第七十方　食道癌方

处方：酒炒黄药子30克、蛇舌草30克、白英30克、龙葵30克、铁刺苓30克、石打川30克、姜半夏12克、党参15克、姜竹茹9克、广木香6克、三棱6克、制川草乌各6克、莪术6克、守宫2条、干蟾皮18克、白芨片12克、丹参30克、地必虫9克、山楂炭18克、红枣10克。

制法与用法：上方煎汤服，一剂可煎四次，二天服完，连续1—2月。

主治：食道癌初期，也可治疗肺癌。祖传方，已传至第三代。

第七十一方　主治三叉神经痛

处方：维生素B1
服法：每次三片，一日三次，连服2月。复发后，再服二月。

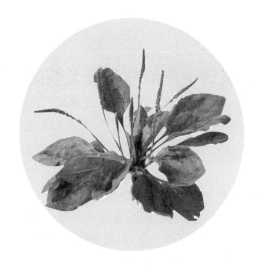

第五篇／论文集

本篇序

作者在从事中医教学、科研、临床中有不少心得体会。勤在业余时间总结写成论文，在各种杂志上发表三十余篇。在此书中选用十篇。其中有的是老师指导写的，有的是科研成果，有的是临床心得，有的是教学体会。发表在此，供大家分享，以致共勉。

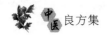中医良方集

慢性肾炎辨证施治与免疫关系的探讨

儿科教研室　马莲湘　吴康健

《浙江中医学院学报》1979年第1期

　　慢性肾炎是一种免疫性疾病。免疫是机体防卫机能的一种,它是人体中一种复杂的生理保护功能,通常称免疫反应。免疫反应中具有对机体有益的生理反应的一方面,能够提高机体抗病能力,抵御病原体的侵袭,维持体内环境的相对稳定。可是,免疫反应中也有异常反应,即对机体有害的反应,包括免疫功能失调、生理机能紊乱,出现反常的免疫反应,俗称变态反应。慢性肾炎就是其中一种变态反应。根据我们临床实践,慢性肾炎可按照祖国医学中"扶正固本""祛邪扶正""活血祛瘀"的治疗原则进行治疗,这些治法中药物在体内与人体免疫有着密切关系,我们试以慢性肾炎辨证施治与免疫的关系加以初步探讨,望同志们指正。

一、扶正固本

　　《素问·阴阳应象大论》说:"治病必求其本。""本"是什么?《医宗必读》云:"故善为医者必责根本,而本有先后之别,先天之本在肾……后天之本在脾。""正"是什么?《素问遗篇·刺法论》云:"正气存内,邪不可干。"说明正气代表机体抵抗力,其中也包括了重要的正常免疫功能,所以免疫功能与祖国医学中脾肾关系密切。故"扶正固本"主要是健脾补肾。祖国医学对疾病的发生、发展和转归,认为是正气与邪气相争的过程,正如《素问·评热病论》云:"邪之所凑,其气必虚。"所以扶正固本法在治疗慢性肾炎中是很重要的。

　　在辨证施治上,以脾肾两虚偏气虚者,补脾肾之气,例如党参、白

266

术、黄芪、茯苓、淮山药、芡实、米仁、杜仲、熟地、萸肉等;脾肾两虚偏阳虚者,用温补脾肾法,如鹿角霜、补骨脂、附子、肉桂、紫河车、红参、炮姜、黄精等;脾肾两虚偏肾阴虚者,用健脾益阴法,如生地、麦冬、萸肉、党参、白术、黄芪、茯苓等。

阴阳相互为根,阳根于阴,阴根于阳;无阳则阴无以生,无阴则阳无以化。肾阴滋润各脏,肾阳温煦各脏,建立了以"肾"为本的观念,故肾虚可使各脏功能失调而病久不愈。肾主封藏,五脏之精气均藏于肾,肾气足则精气内守,肾气虚而精外泄,故强肾固精,是治疗中主要关键。精气包括先天之精和后天水谷之精,后者源于脾胃,故肾气充沛又有赖于后天补养,若脾虚不能补养肾,肾之精气也虚,肾虚精关不固,精液流失。因此慢性肾炎蛋白尿产生,脾肾之气不足,肾关不固是主要的一个原因。现代医学认为抗原侵入人体,引起机体发生变态反应,促使肾小球发生病理改变。现代医学实验证明,当肾小球毛细血管受损害时,毛细血管基底膜通透性增加,蛋白即可渗出,因此就出现了蛋白尿,此种现象可归入祖国医学中肾气不固范围内,所以在治疗中采用健脾补肾法。通过健脾补肾,恢复脾肾摄纳之权。通过临床实践,我们体会到用健脾补肾法,是有效果的(例一、例二)。我们在1977至1978年40例慢性肾炎治疗中,大多数患者可在1～3月内使蛋白尿转为阴性和微量,而且比较巩固。有人实验证明,人参试可使免疫球蛋白的M增加,糖类如茯苓提取物有某些类似免疫激活剂的作用,某教授实验证明补肾的办法能够提高免疫球蛋白正常范围内的值,这样就能提高机体的抗病能力,从而帮助体内环境建立新的平衡,恢复机体正常免疫功能,达到治疗慢性肾炎的目的。

例一:高××,女,20岁,1977年5月27日初诊。慢性肾炎多年,蛋白尿始终波动在＋～＋＋/HP之间,有时＋＋＋＋/HP,红细胞少许,颗粒管型0～1/HP。水肿不明显,血压不高,面色萎黄,倦怠乏力,苔薄,脉细软,拟健脾补肾。处方:潞党参、炒白术、淮山药、生地、旱莲草、炒扶筋各9克,茯苓12克,乌梅炭3克,7剂。

6月6日二诊:服药后自觉症状好转,尿检蛋白微量,红细胞＋/

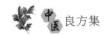

HP。处方：潞党参、炒白术、炙黄芪、淮山药、炒扶筋、女贞子、旱莲草、生地炭、大小蓟、藕节炭各9克，茯苓12克，乌梅炭3克，七剂。上文加减连续治疗一月，蛋白尿转为阴性，病情稳定。

例二：陈××，女，21岁，1977年7月23日初诊。慢性肾炎六年，1977年7月血化验非蛋白氮30%，肌酐1.8%，P.S.A30%，患者自觉经常头晕、耳鸣，腰酸乏力，寐时多梦，手心热，舌质红，脉细。尿检蛋白±/HP（过去尿蛋白经常波动在＋～＋＋/HP之间），再治宜调补肝肾。处方：生地、杞子、泽泻、丹皮、地骨皮、麦冬、甘菊、楤木、夜交藤各9克、茯苓12克、鸭跖草15克、乌梅炭3克，7剂。

1977年8月12日二诊：服药后自觉症状好转，尿检蛋白＋/HP，苔少、舌红、脉细，治宜益肾扶脾。处方：生地、杞子、旱莲草、女贞子、淮山药、党参、白术各9克、茯苓、车前草各12克，鸭跖草15克，米仁30克，7剂。服后精神显著好转，夜梦减少，腰酸乏力亦减，又服7剂，经尿检蛋白微量，胃纳增加，舌苔转润，舌质正常。又以健脾补肾法调治二个月，至1977年11月3日，尿检蛋白阴性后未复发。

二、祛邪扶正

慢性肾炎的病程较长，往往虚中挟实，病情容易反复，反复的一个原因是感受外邪。有些患者尿蛋白阴性或微量半年以上，偶因感冒，尿检蛋白重现，病情反复。这些患者与某些抗原、半抗原物质接触后，机体已对这种物质处于致敏状态，当再次接触同样物质时，在体内又重新引起不利于机体的免疫反应，由此导致组织再次损伤，使蛋白尿重现。此时投以清利之剂以驱邪，能收到较好效果。若一味追求滋补，反而无用。我们认为外邪的侵袭，干扰了人体的免疫反应，使不利于机体的变态反应得于延续，采用黄芩等清利之剂，就是减少它的不利于机体的变态反应的发生，从而达到治疗慢性肾炎的目的。

例三：钟××，女，15岁，1977年7月20日初诊。1976年4月，咽痛、颜面浮肿两三月去医院诊治，尿检蛋白＋＋/HP，红细胞＋/HP、白细胞少许,颗粒管型0～1/HP肾炎多年,诊断为慢性肾炎,经治后好转。

近来发热咽痛,咳嗽痰多,尿检蛋白＋＋＋＋/HP,舌苔薄黄,脉滑数,拟清利。处方:黄芩、黄檗、忍冬藤、大小蓟各9克,知母6克,蝉衣3克,生甘草6克,茯苓12克,7剂。

1977年7月29日二诊:尿检蛋白＋/HP,红细胞少许,其他无殊,病情有所好转。原方加减:黄芩、黄檗、忍冬藤、茯苓各9克,蝉衣3克,知母6克,生甘草5克,7剂。

1977年8月7日三诊:咽痛已无,尿检蛋白痕迹。患者有遗尿史,再进健脾补肾之品治之,随访三月,每周小便复查,尿蛋白阴性或痕迹。

三、活血祛瘀

现代医学用免疫荧光镜检查、发现肾小球基底膜有免疫球蛋白复合体沉积,从而引起局部炎症;毛细血管痉挛,甚至形成血栓,影响肾功能的恢复,产生一系列临床症状,特别是血压持续升高,头痛头晕,腰痛如折,舌有瘀点,脉象沉涩或弦细等症状,属于祖国医学“瘀血”范围,可用活血祛瘀的药物。祛瘀的目的是疏通经络,改善肾脏灌流,促使肾小球功能恢复,从而达到治疗慢性肾炎的目的。

例四:李××,男,17岁。

患肾炎近三年,肾功能轻度不全,尿检蛋白经常波动在＋＋～＋＋＋＋/HP,形体消瘦,但无腰酸乏力等症,始用健脾补肾药,治疗一个半月,病情如故,测血压135/90毫米汞柱。1977年9月6日后,改用活血祛瘀。处方:当归、赤芍、川芎、广玉金、怀牛膝各9克,桃仁3克,丹参12克,7剂。服后尿蛋白减少到＋/HP,再用活血祛瘀,佐以扶脾。处方:当归,赤芍、怀牛膝、党参、炒白术、广郁金各9克,川芎、桃仁各5克,丹参12克,7剂。患者服药14剂,尿检蛋白痕迹,血压120/80毫米汞柱,仍坚持服药两个月,尿检蛋白波动在微量与阴性之间,病情稳定。

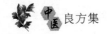

结　语

　　本文总结了应用祖国医学中的"扶正固本""祛邪扶正""活血祛瘀"的原则来治疗慢性肾炎,体现了祖国医学辨证施治的精神。为什么慢性肾炎不能用同一种方法来治疗而必须辨证呢? 我们同意国内外许多学者的看法,肾炎不是单独的一种疾病,而是包括病因不同,病理变化及临床表现不一致的多种疾病的综合体。这些不同疾病在临床表现、病理变化、免疫反应以及预后等方面均有不同的特征。因此,给肾炎治疗带来了很大困难。随着科学的发展,中西医结合的共同探讨,这个必然王国肯定会走向自由王国。

电子计算机与继承老中医经验

儿科教研室 吴康健

《浙江中医学院学报》1980年第3期

　　祖国医学是一个伟大的宝库，它是我国悠久文化遗产的重要组成部分。在举国上下实现"四化"的今天，如何实现祖国医学诊治疾病的现代化，更好地继承名老中医的宝贵经验，这是继承和发扬祖国医学的一个重要课题。

　　自从20世纪40年代，美国科学家诺贝特·维纳提出了控制论这门新兴科学的基本理论，并在1946年诞生了世界上第一台电子计算机以后，大大地加速了自动控制技术的发展。到了20世纪50年代，有人称其为"控制论思想的影响和重新组合的新时代"。目前控制论的体系思想，已在航天、原子能、工程控制等领域，得到了实际应用。由于电子计算机的不断更新，大规模集成电路研制成功，各种自动控制、自动管理技术不仅适用于工业、国防等大型科学技术，而且可以深入人们日常生活之中。同样，它可以应用到医学领域中来，国外许多现代化医院就是这样建立起来的。

　　那么祖国医学能不能利用控制论的理论、应用电子计算机的技术来促进自身的现代化发展呢？回答是肯定的，能！

　　祖国医学的理论特点，主要是根据人体外部的表象（即四诊所得的症状和体征）、表象之间的逻辑关系，以及表象的量变等，来实现对人体病理的控制，以此建立了所谓"审证求因""辨证施治"等一套理论，创立了许多实用的诊断和治疗方法。这种通过对人体的外部表象，来确立机体内在病理变化的逻辑推理方法，即中医所谓"有诸内必形诸外"的思想方法，乃是中医理论的精华。这种"由外及内"的观

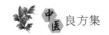

察方法,与控制论的基本理论的逻辑思维非常相似。控制论是研究任何一个体系的规律,同时利用这些规律加以控制的一门科学。黑箱理论是控制论用以认识、改造客观事物的一种方法。控制论把我们要研究和控制的对象看作一个黑箱,它的内部结构和性质是未知的,有待于去研究和探索。控制论的黑箱理论是指任何事物都可以通过这个事物跟其他事物互相联系与作用来了解。所谓研究黑箱,也就是通过研究它的输入与输出来达到研究它本身的目的。它的输入就是别的事物或人对它施加的影响,它的输出就是它对别的事物或人的反作用。

医生在望闻问切的过程中,是医生和病人之间的一种信息交流。对医生来说,主要是获得病人的症状与体征,即病人输出的信息,例如发热、头痛、恶寒、舌苔薄白、脉浮紧等,医生听病人说话,是接收病人的语言信息;医生看舌苔,通过眼睛接收病人体征的信息,医生切脉是接收脉象的信息。病人是输出各种信息,医生接收各种信息。变换信息的过程,主要有两条途径:一是通过医生的感官,传到医生的大脑;二是通过病人的感觉,变换成语言信息,再通过医生的感官传到医生的大脑。病人输出的信息之所以重要,因为这些消息从各种角度反映了病人的状态。医生正是根据这些信息来处方用药。医生对病人的治疗过程,也就是控制的过程。这里有一个很重要的问题,医生要控制病人的什么?受控量是人体黑箱内的一些疾病状态的变量,对中医来说,病人状态的信息是通过四诊获得的,因此受控量也只限于四诊所能辨析的症状变量系统范围,对各种施治的输入,中医关心的是它们对症状变量系统的影响,也就是治疗效果。中医看病,病是黑箱,医生通过四诊→辨证→处方→预后→效果→复诊,这就是中医辨证施治离线反馈示意图。

中医诊治疾病的方法,如何进入电子计算机呢?因为电子计算机同人的大脑一样,有识记、保存、再现和确认的本领。遗憾的是,电子计算机不认识汉字,更不懂中医。它好像一座自动化的数字加工厂,用数字做原料,经过加工、运算,得出数字形式的产品,因此这就

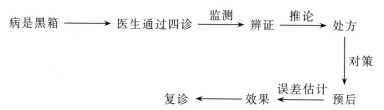

需要把中医中药变换成电子计算机的语言,就需要建立数学模型。所谓数学模型,就是人们根据自己研究的任务的要求,利用数学这个工具对研究对象做数学上的描述,帮助我们进行逻辑推理。把中医的病名、病机、症状、分型、治则、中药等进行编码,然后确定它们有关的阈值,再编好程序,由穿孔机将程序(指令、信息)复制在纸带上制成软件,再输入指令将穿孔纸带上的信息通过光电输入机输入电子计算机的内存储器,这样就完成了储存步骤。从输入到储存的过程,好像人们通过学习把知识记在脑子里一样,保存起来,相当于人的记忆力。临床应用时只要将指令由穿孔机输入电子计算机内,电子计算机很快做出反应,好像人的记忆中再现和确认一样。电子计算机诊治一次病人,根据所输入姓名、年龄、性别、症状、化验数据等,然后做出诊断、处方用药、批价,以及写出一份病情证明书,仅需15秒左右,真正做到多快好省。这样,就把传统的中医诊治方法推进到现代化的行列中去了。这种方法,尤其是适宜继承名老中医经验,它可把著名老中医的经验全部储存在电子计算机内,使其永不失传,永远造福于人民。

此外,祖国医学的文献浩如烟海,各家学说众多,也可以储存到电子计算机内。对于文献整理和储存、管理和使用,是一个巨大的"系统工程",特别需要应用控制论的理论和电子计算机的技术,将中医文献储存在电脑内,实现中医查阅文献现代化。

现在,我们正在把马莲湘教授治疗肾炎肾病的经验,输入到电子计算机内,再由电子计算机进行中医的辨证施治,到今年三月已上机试行,符合设计要求。在继承和发扬祖国医学遗产方面,我们向前迈进了一步。

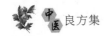

应用电子计算机对肾炎辨证施治的研究

吴康健

《浙江中医学院学报》1981年第1期

马莲湘教授是经验丰富的老中医。为了继承马老的经验,我们把他治疗肾炎的方法,编成电子计算机程序,在TQ-16型电子计算机上,应用BCY语言实现。通过150余例的验证和双盲法测验,总符合率较高,实践证明应用电子计算机对肾炎的辨证施治是正确、有效的。如病员王××,男,28岁,患肾炎5年,尿检蛋白长期在＋/Hp以上,经上机治疗两次,尿检蛋白即转阴性,他感激地说:"机器真灵。"

那么,辨证施治如何在电子计算机上来实现呢?电子计算机是一座自动化的数学加工厂,它的原料主要是数字,而中医却很少有数字,多数是名词、术语,如阴阳、表里、寒热、虚实,……也很少有数量方面的记载。为了实现在电子计算机上进行辨证施治,要有一个转换过程,必须把马老的经验变成数量化。

一、数量化的实现

我们把肾炎的辨证施治分成28型,其中主要的有脾气虚、脾阳虚、肝血虚、肾气虚、肾阳虚、肾阴虚、脾肾气虚、肾虚水泛、脾虚湿困、脾肾阳虚、肝肾阴虚等,每一型有一系列症状,其中有主症、次症、兼症、舌苔、脉象,主症值高,次症值低,这个值称之为"权"。如脾肾气虚亚型各症的"权"为:腰酸20,肢乏10,纳少10,面色萎黄10,舌苔薄5,脉沉细弱5,尿检蛋白＋/Hp10。该型的阈值定为35分。将患者的症状由计算机进行分项加权求和,使辨证结果等于或大于阈值,即>35分,诊断即可成立。不同类型的阈值是不一样的,同一个症状在不同型中的"权"也有差别。计算机运算结果,不但能确定患者属于哪一类型,并能迅速拣出相应的方药,如有兼症,还可适当加味。最后,通过电传打字机,用汉字拼音的方法打出处方,结出药价,开好医嘱。电子计算机的辨证过程,基本上符合马莲湘教授的思维过程。

二、诊断步骤与框图

按中医望、问、闻、切的方法,收集患者的表象,共计200多个,并在"表象输入表"中,把有关症状按顺序做好特殊的记号,然后按顺序穿孔制成纸带,由光电输入机输入,由电子计算机对病人的表象进行逻辑判断,经过13秒钟时间完成本病辨证施治的全过程。

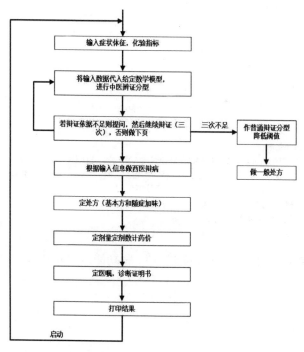

肾炎辨证施治电子计算机程序框图

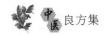

三、电子计算机辨证施治举例

王××,女,29岁,患肾炎三年余,自觉腰酸,肢乏纳少,面色萎黄,苔薄腻,脉沉细,尿检蛋白＋/Hp,颗粒管型＋/Hp。经电子计算机辨证施治结果如下:

(一)处方:

```
XING MING：WANG JU YING   XING BIE：NYU NIAN LING：29
  姓  名：  王  菊  英   性  别：  女  年  龄
ZHI FA：BU PI YI SHEN
  治  法：  补  脾  益  肾
                    ***  CHU FAN  ***
DANG SHEN 9G CHAO BAI ZHU 9G ZHI HUANG QI 12G
  党  参      炒  白  术    炙  黄  芪
SHU  DI 12G SHAN ZHU YU  9G  DU ZHONG 9G
  熟  地      山  茱  萸      杜  仲
FU LING PI 9G  SHAN YAO 12G BU  GU  ZHI 9G
  茯  苓  皮    山  药    补  骨  脂
                  *  *  *        *  *  *
                  * FU      3    JI  *
                  *-----------------------*
                  *YAO FEI 1.66        *
                        —·-1979*04*20*—·-
```

(二)医嘱:

```
WANG JU YING：MAN XING SHEN YAN, PI SHEN QI  XU  YA XING
  王  菊  英：  慢  性  肾  炎：  脾  肾  气  虚  亚  型
1. JIAN YI XIU XI  2 ZHOU
   建  议  休  息  2  周
2. BI MIAN LAO LEN：
   避  免  劳  累
```

该患者经过治疗,诸症逐渐消失,肾功能也渐好转。

紫癜证的辨证施治

马莲湘　吴康健

《浙江中医学院学报》1981年第3期

　　紫癜是指皮肤、黏膜、关节、内脏出血为特征的出血性疾病,常见皮下出现瘀点、瘀斑,压之不褪色,故名紫癜。本文重点讨论类似肌衄的一类疾病,主要包括现代医学中过敏性紫癜和原发性血小板减少性紫癜。

　　引起紫癜的原因,大致可分为:一、感受风热或湿热之邪;二、脏腑气血亏损,或脾虚不能摄血,或是阴虚火旺;三、热毒内伏,以致化火动血所致。

　　本病早期,属热属实为多。迁延、反复发作,属气虚、阴虚为多。实证和虚证虽各有不同的病因病理,但在疾病发展过程中是可以转化的。

　　辨证分型,临床常见以下六型。

　　一、风热型:发热微恶寒,面部微浮,紫癜下肢为甚,伴瘙痒,舌苔薄黄,脉浮数。或有关节肿痛,或腹痛,便血。

　　二、湿热型:紫癜以四肢为多,肌酸乏力,小便短赤,舌苔薄腻或微黄。

　　三、热毒型:发病急骤,壮热不退,皮肤瘀点或瘀斑成片,颜色深紫,面赤心烦,舌苔黄腻,舌红,脉滑数。可伴有观衄血、尿血、腹痛、便血等。

　　四、气血亏损型:疾病反复发作,瘀点或瘀斑色较淡,面色不华,神疲乏力,头晕心悸,唇舌淡红,脉细软。或腹隐痛,大便隐血,试验阳性。

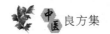

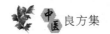

五、阴虚火旺型:皮肤紫癜时发时止,头晕耳鸣,低热盗汗,手足心热,颧红,舌红少津,脉象细数。

六、气滞血瘀:紫癜紫暗,腹痛较剧,舌有紫点,脉弦细,伴有恶心呕吐,或关节肿痛。

治法方药

一、风热型:治拟祛风清热、凉血止血。方用连翘败毒散加减(黑荆芥、炒防风、大力子、银花、连翘、丹皮、赤芍、生地、蝉衣)。若皮肤瘙痒甚者,酌加地肤子、杜赤豆;伴有关节肿痛者,酌加车前子;若腹痛、便血,酌加地榆炭。

二、湿热型:治拟清热化湿。方用导赤散加减(生地、竹叶、木通、滑石、甘草、白茅根、黄檗)。

上述两型,若表征已解,湿热渐清,紫癜消失,唯有镜检血尿,可选用生地炭、鲜茅根、大小蓟、茯苓、旱莲草、藕节炭、连翘、淡豆豉等凉血止血药;若病久脾气已虚,见有面黄、乏力等症,宜扶脾止血,可选用孩儿参、白术、淮山药、荠菜花、仙鹤草、红枣。

三、热毒型:治拟清热凉血解毒。方用犀角地黄汤加减(犀角、生地、生白芍、丹皮、玄参、黄芩、阿胶、紫草)。热重酌加银花、连翘;鼻衄加鲜茅根、侧柏叶;腹痛便血酌加蒲黄炭、煨木香、地榆炭、荆芥炭;血尿酌加大小蓟、旱莲草;兼见口渴喜冷饮,汗出,脉洪大之胃热亢盛时,可加用白虎汤,如兼烦躁便秘,舌苔黄燥,脉沉实之阳明腑实证,可选用生大黄、黄连、黄芩;若出血量多,脉象微细,面色苍白,四肢厥冷,冷汗淋漓等阳虚欲脱者,可急服独参汤以益气固表。

四、气血亏损型:治拟补气摄血。方用归脾汤加减(潞党参、炒白术、熟地、炙黄芪、当归、炒白芍、旱莲草、甘草)。若有血尿者,加阿胶,或乌梅炭、血余炭;若便血,可酌加煨木香、地榆炭,重者酌加云南白药;如病程日久,紫斑色淡,面色㿠白,肢冷便溏,舌质淡胖,脉沉细无力者,为脾肾虚寒,可酌加肉苁蓉、制附片等。

五、阴虚火旺型:治拟滋阴降火、凉血止血。方用大补阴丸加减

（生熟地、制首乌、知母、龟板、麦冬、川断炭、黄檗、阿胶）。若盗汗，酌加牡蛎、红枣；低热，手足心热者，酌加地骨皮、陈青蒿、胡黄连、银柴胡、炙鳖甲；头晕重者，酌加珍珠母、熟女贞、旱莲草。

六、气滞血瘀型：治拟活血化瘀、凉血止痛。方用失笑散合犀角地黄汤加减（蒲黄炭、五灵脂、生地、芍药、丹皮）。腹痛剧烈者，酌加炙乳没；关节肿痛者，酌加牛膝、防己；若见出血后，瘀血内阻，症见瘀斑或血肿严重，舌色瘀紫，且出血难止者，可选用三七粉或云南白药，或酌加桃仁、红花等活血祛瘀之品。

病案举例

例一：姚××，男，2岁，1975年4月2日初诊。患者发热咳嗽，体温39.5℃，下肢乌青块较多，伴有鼻衄，舌苔薄黄，指纹紫。血小板2.2万。治宜疏风清热、凉血止血，拟方：冬桑叶、甘菊、连翘、焦山栀、丹皮各6克，蝉衣3克，银花、大力子各9克，鲜芦根30克，3剂。

1975年4月5日二诊：发热渐退，体温38℃，下肢乌青块减少，略有鼻衄，咳嗽亦轻，面色不华，苔薄质红，指纹紫。血小板检查为5.5万。拟方：银花、连翘、生白芍、紫草各6克，大生地15克，牡蛎12克，丹皮3克，红枣5枚，3剂。

1975年4月8日三诊：发热咳嗽已无，鼻衄亦止，未见新的乌青块，面色转华，胃纳欠佳，苔薄质淡红，指纹淡红。血小板检查为8万，治宜扶脾助消化，拟方：太子参、羊蹄根各15克，焦白术、仙鹤草、谷麦芽各10克，炒白芍6克，炙甘草3克，红枣10枚，7剂。

1975年4月15日四诊：血小板上升至12万。面色已华，食欲亦佳，舌苔薄润，拟归脾汤化裁巩固。

例二：宋×，女，15岁，1978年3月21日初诊。血小板1.6万，面色萎黄，形体瘦弱，近来下肢乌青块多处出现，有时鼻衄，胃纳不振，舌苔薄白，脉细软。拟健脾补血、益气摄血。处方：炒白术、炒白芍、生熟地、茯苓、仙鹤草、阿胶、当归、萸肉各9克，川芎、炙甘草各6克，党参12克，7剂。

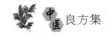

1978年4月5日二诊：上方服后,血小板升至2.4万,仍有乌青块出现,脉舌如前,仍拟健脾补气摄血为主,处方：潞党参、怀山药、丹参、仙鹤草各12克,生熟地、炒白芍、萸肉、炒白术、当归、龟甲胶(后下)各9克,甘草6克,7剂。

1978年4月14日三诊：血小板4.5万,下肢乌青已消退,食欲好转,脉象细滑,舌苔薄黄,仍宗前法,处方：潞党参、丹参、生苡仁、炒淮山药各12克,生熟地、炒白术、茯苓、萸肉、炒白芍、当归、仙鹤草各9克,炙甘草6克,红枣30克,7剂。

1978年5月16日四诊：紫癜及鼻衄均未出现,精神面色均见好转,脉细滑,苔薄。血小板4.6万,仍宗前法,处方：炒白术、当归、丹参、淮山药、生地、紫草、旱莲草各9克,仙鹤草12克,炙甘草6克,红枣30克。服7剂后,血小板升至6.5万,诸症消失,仍宗原法巩固治疗。

结 语

本病在儿科临床上,以学龄儿童为多见,尤其是过敏性紫癜症状严重的病例,常合并肾炎。中医从血证范围辨证施治,一般初起多属火盛血热,治疗原则以清热解毒、凉血止血,用犀角地黄汤加味治之；如病程日久不愈,导致脾气虚弱,以致气不摄血而见紫癜,治宜益气摄血,用归脾汤加减；又有气虚血瘀,瘀血结于肤腠之间者,可用活血化瘀法,以四物汤加丹参、红花、桃仁、参三七等；紫癜若兼有风热、湿热等症,宜酌加祛风、清热、化湿之品。(犀角可用水牛角代)

陈复正的《幼幼集成》

吴康健

《浙江中医学院学报》1983年第4期

陈复正,号飞霞,乾隆时人,乃广东罗浮山道士,以医家著称于世。1750年撰于潓阳之种杏草堂的《幼幼集成》是陈氏的杰出著作。全书六卷,卷一概论小儿指纹、脉法及有关初生儿的救治、调护、变蒸、保产等内容,卷二至卷四为小儿主要疾病、杂证及疮疡诸证,各证附有正方、验方、外治;卷五、卷六为经陈氏删节润色的万氏痘麻歌赋,并有凡例。通读全书,陈氏不但遵经旨,而且有独创精神。现将陈氏的学术思想略述如下。

指纹晰义　承先启后

察指纹,主要观察三岁以下小儿食指掌面靠拇指一侧的浅表静脉,分为三关,即风关、气关、命关。陈氏认为盖位自下而上,邪则自浅至深,证则自轻至重,即所谓风轻、气重、命危。虽未必其言悉验,而其义可取。直至今天,指纹学说还被医生所运用,对临床确有指导意义。

陈氏继承了前人的指纹学说,并系统地论述了指纹的生理、病理与临床之间的关系。对指纹的评价也比较客观、中肯。陈氏认为:"小儿每怯生人,初见不无啼哭,呼吸先乱,神志仓忙,而迟数大小,先失本来之象,诊之何益,不若以指纹之可见者,与面色病候相印证,此亦医中望切两兼之意。"[1]陈氏把指纹学说作了提纲挈领的归纳:"浮沉分表里,红紫辨寒热,淡滞定虚实,三关测轻重"[2],并指出这样掌握指纹学说,便可"用之不尽矣"。又说观其三关,察其形色,细心体会,

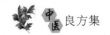

辨其表里寒热虚实,六字分明,辨证用药,胸中自有主宰,决无虚虚实实之误。

陈氏在《幼幼集成》中,治疗各种儿科疾病方面积有丰富经验,各证附有正方、验方,并自创八个集成方。例如治三焦郁热的集成沆瀣丹③,治疗积毒内伏的集成三仙丹④,治疗咳嗽抽搐的集成金粟丹⑤,治疗久痢的集成至圣丹⑥,治疗瘰疬的集成白玉丹⑦;保产护胎的集成三合保胎丸⑧,消食健脾的集成肥儿丸⑨,化痰定痫的集成定痫丸⑩。这些宝贵验方至今还被临床所应用。例如董氏应用集成金粟丹治疗小儿发热性惊厥几百例,其中75％虽有高热但不再复发,15％虽有惊厥但亦减轻,10％因属其病原因未见效果(本方对脑膜炎痫证无效)⑪。又张氏应用白玉丹治疗瘰疬三十余年,有一定疗效。轻者不出一月即愈;中等程度者一月上下可愈;重者四五十天亦能收效⑫。

陈氏不仅论述了各种疾病的内治法,并根据"小儿脏未充,则不能受"的特点,创立了不少外治法,"神奇外治法"⑬便是一例。所采用按摩、热敷、贴药、针刺、艾火、神火、灸法、刮痧等等,以补内治法之不足,使治疗更有效验。同时,陈氏特别强调火攻为第一要方,详细说明了火攻的宜忌。主张断脐须用火烙,这确是一大进步。综上所述,陈氏不但在诊治上精益求精,而且在方药上造诣很深。

《幼幼集成》不仅是一本治疗小儿各种疾病的专书,而且是一本调养护理的专书。陈氏十分重视护胎,认为胎儿在腹,与母同呼吸,共安危,而母之饥饱劳逸,喜怒忧惊,食饮寒暖,起居慎肆,都息息相关。陈氏指出小儿初生,饮食未开,胃气未动,廓然清虚之府,宜乘此时加以调燮,切忌苦寒之药,伐生生之气⑭。陈氏认为,小儿生理并非一团火,若肆用寒凉,必败伤脾胃,因此顾护小儿脾胃之气,是非常重要的。若婴儿得病,母宜忌口,只宜清淡之品,不可过食油腻辛辣。婴儿有微疾,不用仓忙,令乳母忌口,能得乳汁清和,一二日不药而愈。因此,只要调护得当,自能防患于未然。所以陈氏主张"勿轻服药",同时竭力反对"前药未行,后药继至,甚至日易数医"。⑮必克伤脾胃,摧残身体的做法。

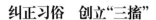

纠正习俗 创立"三搐"

惊风古称儿科四大要证之一。正如《幼科释谜》云:"小儿之病,最重惟惊。"又如《东医宝鉴》云:"小儿病之最危者,无越惊风之证。"惊风是一个大证,其涉及疾病的面是非常广泛的。因此古代医家观察到不同季节,不同病因,不同症状的惊风,从而定了各种惊风的名称,除急慢惊风、慢脾风外,还有胎风、天吊,发搐、五藏惊、伤风惊、伤食惊、筋惊、三焦惊等等;到了明清时代惊风竟有七八十种之多。这样名目繁多的分类,显得有点玄妙了,有的医家认为惊风由吓致,并且形成只知惊风,不知伤寒的局面。因此引起了喻嘉言、夏禹铸、陈复正等氏反对。喻氏认为:"惊风一门,古人凿妄空谈,后世之小儿受其害者,不知千百亿兆。"夏氏云:"推前人所称蛇丝、马蹄、鲫鱼、乌鸦等惊名之意,无非为后人之痴人立其名色。"陈氏云:"妄名之害,其祸最酷,不特举世儿科满口惊风,而举世病家亦满口惊风……习俗相传,竟成一惊风世界。"⑯因此陈氏采纳上说,竭力主张废除惊风之病名,而创立误搐、类搐、非搐。其中"误搐"系指伤寒病痉、头项强、背反张、目上视;"类搐"系指暑、疟、痢、丹毒等病由于失治造成的抽搐;"非搐"系指大吐大泻、久病后,脾败胃绝,昏睡露睛。陈氏提出了"三搐"证治。在病因方面,陈氏指出:"小儿易于外感,惟伤寒独多。"在治疗方面,陈氏认为小儿发热,切须审其本元虚实,察其外邪轻重,或阴或阳,或表或里,但当彻其外邪出表,不当固邪入里。在治法上提出了解表、清热、温中三法。反对投金石脑麝,开关镇坠之药,否则千中千死。所以陈氏"三搐"之立,堪与景岳"非风之论"而先后辉映,既有裨于患者,更有功于医家。

此外,陈氏把万氏的痘麻歌赋,悉心删节润色,编入书册。这种择善而从的治学态度是难能可贵的。

明清时代的医学,从各方面来看,都是有比较显著的发展,儿科也不例外。陈氏为了纠正当时惊风存在的一些流弊,大声疾呼,提出了自己的独特见解。但陈氏所言:"盖临症四十余载,所治婴儿以万

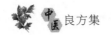

计,从不以惊风挂齿颊,亦未遇一儿之惊风"的看法,未免有点偏激。同时陈氏对"小儿阳常有余,阴常不足"之说亦持异议,我们亦不能苟同,但白玉微瑕在所难免。陈复正不愧是一位有真知灼见,富有独创精神的儿科名家。

注释:

① 见《幼幼集成·指纹切要》。

② 见《幼幼集成·指纹析义》。

③ 见《幼幼集成·胎病论》。

④ 见《幼幼集成·新立误搐类搐非搐分门别证·痢疾》。

⑤ 见《幼幼集成·新立误搐类搐非搐分门别证·咳嗽》。

⑥ 见《幼幼集成·痢疾证治》。

⑦ 见《幼幼集成·瘰疬证治》。

⑧ 见《幼幼集成·小产论》。

⑨ 见《幼幼集成·黄瘅证治》。

⑩ 见《幼幼集成·痫证》。

⑪ 见《上海中医药杂志》1956年第10期。

⑫ 见《上海中医药杂志》1957年第3期。

⑬ 见《幼幼集成·发热证治》。

⑭ 见《幼幼集成·调燮》。

⑮ 见《幼幼集成·勿轻服药》。

⑯ 见《幼幼集成·惊风辟妄》。

谈谈儿科实习中的"难"和"易"

吴康健

《浙江中医学院学报》1984年第2期

儿科古称哑科,诊治甚为困难。儿科鼻祖钱乙,有五难之说,即"医之为艺诚难矣,而治小儿为尤难。自六岁以下,黄帝不载其说,始有颅囟经以占寿夭死生之候,则小儿之病,虽黄帝犹难也,其难一也;脉法虽曰八至为和平,十至为有病,然小儿脉微难见,医为持脉,又多惊啼而不得其审,其唯二也,脉既难凭,必资外证,而其骨气未成,形声未正,悲啼喜笑,变态不常,其难三也;问而知之,医之工也,而小儿多未能言,言也未足取信,其难四也;脏腑柔弱,易虚易实,易寒易热,又所用多犀、珠、龙、麝,医苟难辨,何以已疾,余难五也。种种隐奥,其难固多,余尝致思于此"。所以,儿科给人的印象望而生畏。然而张景岳《景岳全书·小儿则》说:"小儿之病,古人谓之哑科,以其言语不能通,病情不易测,故曰:宁治十男子,莫治一妇人,宁治十妇人,莫治一小儿,此甚言小儿之难也。然以余较之,则三者之中,又唯小儿最易。何以见之?盖小儿之病,非外感风寒,则内伤饮食,以至惊风、吐泻、寒热、疳痫之类,不过数种,且脏腑清灵,随拨随应。但能确得其本而摄取之,则一药可愈。非若男妇损伤积痼痴顽者之比,余故谓其易也。"

一曰言难,一曰言易。我们认为事物都是一分为二的,世上无绝对的难,亦无绝对的易,难与易是相对的。正如《景岳全书·小儿则》中所言:"第人谓其难,谓其难辨也,余谓其易,谓其易治也。"此谓儿科之难,在于诊断之难。亦正如《幼科铁镜》所说:"小儿六脉未全,切无可切……小儿未言时,问之无问,即于能言者问之,多不以真对

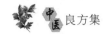

……。"所以小儿不会语言,不能陈述自己的病情;稍大儿童,虽能语言,但表达能力差,往往词不达意,语不足信,这在问诊上是为一难;其次,小儿有病,常畏医怯药,尤惧针砭,临诊时多啼哭叫扰,声色俱变,脉息难凭,且小儿臂短,难分三步九候,二十八脉,此对望、闻、切诊亦甚为难。所以宋代名医董汲谓:"襁褓之时,脏腑娇弱,脉息未辨,痒不知处,痛亦难言,只能啼叫。"尤其在新生儿方面,难度就更大。一旦患了重病,可表现为不哭、不吃、不动、体温不升。表面上似乎很安静,很"乖",其实病已入膏肓,没有经验的医师,往往要延误病情。所谓言易,谓其易治也。就是小儿病情单纯,无七情所伤,无诈病,又由于小儿生理特点,脏腑娇嫩,形气未充,生机蓬勃,发育迅速,古人称之为纯阳之体。《颅囟经》云:"凡孩子三岁以下,呼为纯阳。"好似旭日初生,草木方萌,蒸蒸日上,欣欣向荣。由于脏气清灵,随拨随应,见效快,康复亦快。

在实习中如何化难为易呢?《内经》云:"有诸于内,必形于外。"小儿有了疾病,一定要反映出来,我们可以通过现象把握本质。清代名医夏禹铸《幼科铁镜》中说:"五脏不可望,惟望苗与窍,小儿病于内,必形于外,外者内之著也,望形审窍,自知其病。"望诊就是一个钥匙,有了这个钥匙,就可打开这个"难"字的大门。《幼科铁镜》说:"凡小儿病有百端,逃不去五脏六腑气血,症纵多怪,怪不去虚实寒热风痰;病纵难知,瞒不过颜色苗窍,症即难辨,莫忽略青白红黄。面上之颜色苗窍,乃脏腑气血发出来的,颜色之红黄青白,乃寒热虚实现出来的。"故夏氏主张儿科诊治,"惟以望为主。"望诊之主要内容包括形态、神色、苗窍、指纹等内容。例如望神,王肯堂《幼科证治准绳》说:"面中有睛,睛中有神,神者目中光彩是也。"所以小孩目光炯炯,精神奕奕,表情活泼,面貌欢笑者,则是脏腑气机灵活,气血调和,多属无病,或有病亦轻。如见愁眉苦脸,目无精光,精神萎靡,表情苦闷,不言不笑者,必属有病或病势较重。又如望面色,《素问·五脏生成篇》说:"凡青如翠羽,赤如鸡冠,黄如蟹腹,白如豕膏,黑如乌羽"者,都属于有生气的表现。凡"青如草兹,黄如枳实,赤如衃血,白如枯骨,黑如戾"者,均为气败的征象,所以观察小儿的面色,无论何种颜色,总以润泽有气者为佳;如果枯槁无华者即为不良。

至于察苗窍,《灵枢·脉度篇》说:"五脏常内阅于上七窍也,五脏不和则七窍不通。"说明五脏和顺则七窍通利,功能正常,如五脏不和常从面部七窍和二阴反映出病态来,故审苗窍,可以诊视五脏六腑的病变及其气血的盛衰。例如小儿有病,开目喜见人者属阳,闭目不欲见人者属阴;两眼红赤眵多者,多为阳热之症或风热上犯;目珠发黄者,多为湿热内郁,胆液外泄;白膜遮睛者,多属疳疾,两眼上下窜动或左右斜视者,均为急慢惊风。小儿鼻头色青者,主腹中冷痛;山根青色或青脉横截山根者,多属乳食积滞;鼻翼翕动,呼吸喘促者,多属肺炎。唇红是热,唇淡是虚寒,唇青紫者多属肺炎、白喉、喉痹、哮喘等呼吸困难一类疾病。口腔舌上满布白屑,形如鹅口者称鹅口疮;口腔两颊黏膜、上腭、舌面等处发生溃烂的小泡者是口疮,若口疮糜烂融合成必片者是口糜等。此外,望舌望苔都可得到重要启发,这里就不一一赘述了。总之要四诊合参,阴阳、表里、寒热、虚实八纲分明,处方要对症下药,就可化难为易了。

兹举例说明如下:

例一:郑××,男,4岁。高热持续四天(体温39.8℃),伴有抽搐,昏迷,牙关紧闭,颈项强直,小便短赤,大便不通,舌苔白腻,脉弦数。西医诊断为"乙型脑炎"。此系暑风外袭,气营两燔,邪热郁闭,内陷心包,热极生风,治拟祛暑清热、熄风开窍。处方:银花、连翘、青蒿、知母、钩藤各10克,石决明、芦根、生冬瓜仁各12克,天竺黄6克,淡竹叶2克,鲜荷叶一角,局方至宝丹一粒(分二次化服)。一剂后,高热略退(体温38.8℃),神志稍清,抽风如故,舌苔薄白,脉弦数,原方加木通、九节菖蒲各3克。二剂后,体温下降至37.2℃,抽搐亦止,神清能言,转方二次,共服11剂而愈。

例二:倪××,男,4岁。高热三天(体温40.2℃)。昨起昏迷不醒,抽搐,痰声辘辘,呼吸困难,舌苔白腻,脉数不扬。此系暑湿阻滞,痰热内蕴,热极生风,拟清热化痰、平肝熄风开窍。处方:大豆卷、芦

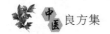

根各12克,青蒿、连翘、杏仁、钩藤、广郁金、佩兰各10克,陈胆星、姜竹茹、川贝各5克,僵蚕6克,九节菖蒲3克,鲜荷叶一角,紫雪丹1.5克(先服)。一剂后,体温下降至38.2℃,能言能坐,时有抽搐,发时昏迷,痰声减轻,苔厚微黄,治以清热息风、豁痰开窍。前方去豆卷、青蒿、姜竹茹、杏仁、佩兰、鲜荷叶,加橘红、淡竹茹各5克,地龙、天水散(荷叶包)各10克。再服一剂后,体温降至37.5℃,抽搐已止,神倦,咳痰食欲缺乏,舌苔转润,脉濡,以后共服5剂痊愈出院。

以上二例,均属惊风范畴。《幼科释谜》云:"小儿之病,最重惟惊。"惊风是儿科四大要证之一。前人将其因热而炼津为痰,因痰而窍闭作惊,因惊而致抽搐风动的病理演变,归纳为"热、痰、惊、风"四证;将其抽搐风动的临床表现,归纳为"搐、搦、掣、颤、反、引、窜、视"八候,总称为惊风"四证八候"。《幼科发挥》云:"肝主风,木也,飘骤急疾,莫甚于风;心主惊,火也,暴烈飞扬,莫甚于火……"故历代医家都把急惊风列为重笃之证,如不及时抢救,即有生命危险。上二例由于诊断明确,用药恰当,药到病除。

小儿血尿的治疗

吴康健

《浙江中医学院学报》1987年第1期

尿血又名搜溲血、溺血。临床以血随尿出,鲜红不痛为特征。《太平圣惠方》曰:"夫尿血者,是膀胱有客热,血渗于胞故也。血得热而妄行,故因热流散,渗于胞内者尿血也。"膀胱与肾为表里,心与小肠为表里,心、肾、小、肠之热,均可下移于膀胱而致尿血。祖国医学认为小便混有血液或伴有血块,夹杂而下,无疼痛之感,称为尿血。而小便频数短涩,滴沥刺痛,欲出未尽,痛及脐中,尿道不利或有血或有砂石者为淋证。淋证又有热淋、石淋、血淋等证之分。今述小儿血尿的治疗是包括尿血和淋证的一部分,以辨证与辨病相结合进行探讨,从而加深对该病的认识,求得治疗的最佳效果。

一、风热入侵

风热之邪入侵,首先侵犯肺卫。症见发热畏寒,咽红咽痛,乳蛾肿大,咳嗽。继之邪热入里,引起脏腑功能失调,热伤血络,症见浮肿、少尿、血尿,甚至头痛。这类病人多数为急性肾炎,诊断明确,治疗效果亦佳。如朱××,男,8岁。发热四天,浮肿三天,尿少,尿检蛋白(＋＋),红细胞少许,入院,经治疗好转。后因发热八天,体温38℃～39℃,尿检红细胞(＋＋),蛋白(＋),咽红咽痛,心肺无殊,青链霉素连注射八天,未见好转,改用中药治疗。中医认为,患者感染风热之邪,侵犯肺卫,热伤血络所致,拟疏风清热为先,投用银翘散加减:金银花、连翘壳、白茅根、大小蓟、旱莲草、生地炭各10克,鲜芦根30克,蚤休3克。服三剂热退,尿检红细胞0～1/HP,蛋白微量。上方

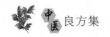

去蚤休,继服七剂,痊愈出院。

二、疮毒邪热

小孩在夏天,反复生疮.此起彼落,病情迁延,最后导致血尿。此类病人由于感受疮毒之邪,邪热入里,灼伤脉络,引起尿血。治宜清热解毒、凉血止血,投用五味消毒饮加减。药如蒲公英、野菊花、紫地丁、丹皮、车前子、大小蓟、白茅根等。如庄××,男,7岁,初诊1978年8月1日。正值夏天,反复生疮,时发时愈。近一周来,全身浮肿,小便短少,尿检红细胞、蛋白各(+),舌苔薄黄,脉细数。治拟清热解毒化湿:生地炭、大小蓟、蒲公英、连翘壳、丹皮、紫地丁、车前子、茯苓皮、白茅根各10克。7剂后浮肿消退,尿检仅红细胞3～5/HP,其他无殊,拟前方加旱莲草,连服二周而愈。

三、下焦湿热

多数病人有尿频、尿急、尿痛,或发热口干或有腰酸腰痛,小便短赤,大便秘结,舌苔黄腻,脉弦数。此系肠胃不清,湿热积聚下焦,伤及血络,迫血妄行。治宜清热化湿,投用八正散加减。药用木通、车前子、瞿麦、萹蓄、生山栀、细生地、淡竹叶、猪茯苓、甘草梢、制大黄。如陈××,男,14岁。患尿频尿急尿痛尿少,体温38℃,大便秘结,舌苔黄腻,脉细数。药用瞿麦、萹蓄、木通、滑石、黄连、车前草、黄檗、生大黄各10克。三剂后,痛势顿减,血尿好转。前方生大黄易制大黄,一周而愈。

四．砂石久蕴

湿热久蕴,尿液受其煎熬,日积月累,尿中杂质结为砂石,砂石留置肾与膀胱,损伤脉络,也可形成血尿。症见小便涩痛,刺痛窘逼,少腹绞痛,少便短赤或排尿中断,尿血伴有砂石,舌苔薄腻,脉细弦。治宜清热利湿、排石通淋,投用石苇散加减,药用石苇、冬葵子、金钱草、海金砂、瞿麦、萹蓄、生鸡金、车前子、滑石。热重便秘者加生山栀、制军。如王××,男,11岁。1979年7月1日午夜突然腰痛连至少腹,急诊就医。尿检红细胞(+++),蛋白(+),白细胞少许,拍片诊断为肾结石,经对症治疗疼痛好转。8月21日就诊中医,目前腰痛间歇发作,发时少腹腰部剧痛,伴有尿血,舌苔黄腻、脉弦。治宜清热化湿排石:金钱草、海金砂、冬葵子、飞滑石、广郁金、生鸡金、鱼脑石、威灵仙、车前子各10克。服7剂后,痛势减轻,尿血亦止,嗳气较多,舌苔薄腻,脉细,上方加姜半夏9克,砂仁3克,继服7剂。以后就诊两个月,排出绿豆样结石两枚。

五、气不摄血

久病伤脾,脾气不足,气不摄血。症见面色不华,形体消瘦,唇色淡红,胃纳不香,神疲乏力,大便溏薄,小便短数,镜检红细胞常在(+)左右,治宜补气摄血,投用参苓白术散加减,药用党参、白术、炙黄芪、怀山药、炒扁豆、生熟地、茯苓。如陈××,女,8岁,初诊1977年11月3日。患肾炎半年,面色苍白,舌质淡红,脉细软,乏力易汗出,拟健脾益气:潞党参、炒白术各10克,炒白芍6克,炒米仁30克,炒山药、茯苓各10克,熟地3克,陈皮、旱莲草各9克。前后共调理一月而愈。

六、邪热未清

此类患者,形体似乎壮实,自资无所不舒,面红纳可,就是镜检血尿常在(+)左右,半月或一月不消。此系邪热未清,迫血妄行,拟用凉血止血,投用小蓟饮子加减,药用生地炭、大小蓟、旱莲草、白茅根、藕节炭、丹皮、茯苓。如李××,女,4岁,初诊1980年11月11日。急性肾炎一月余,尿检红细胞(+),蛋白痕迹,纳可,体力尚佳,苔薄脉缓,拟小蓟饮子加减:生地炭、旱莲草、大小蓟、藕节炭、荠菜花、白茅根、车前草、连翘壳、淡豆豉各10克。7剂后尿检蛋白、红细胞均阴性。

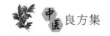

临床话肾病

吴康建

《浙江中医学院学报》1997年第1期

《景岳全书》云："水肿证以精血化为水，多属虚败。"肾病综合征正是如此。本病以虚为主，兼有外邪、水湿、瘀血等。治疗应以扶正为本，祛邪为先。具体在辨证上可分为正虚与邪实两个方面。正虚又可分为脾肾气虚、脾肾阳虚、气阴两虚、脾肾虚败等；邪实可分为外邪、水湿、瘀血等。疾病的初期以标实为主，祛除外邪；疾病的中期以虚为主，扶正培本、温阳化水；晚期以虚败为主，降浊通腑开窍。总之，在临床上要根据症状、体征、舌苔、脉象、实验室检查，进行辨证论治。

一、扶正为本

肾病的发生是由于正虚，初期属于脾虚水湿阶段，症见肢体浮肿，面色萎黄，倦怠乏力，纳少便溏，舌淡苔薄，脉象沉缓，治宜健脾利水，可选用参苓白术散合五皮饮加减，前者健脾，后者利水，达到健脾利水之目的。我的经验此阶段可用清钱镜湖的《辨证奇闻》中的决水汤（车前子10克，茯苓皮10克，王不留行25克，赤小豆9克，肉桂1克）治疗，有明显利尿作用。肾病发展到中期脾肾阳虚时，必须温阳利水，投用真武汤加减，药用附子、肉桂等温阳之品以消荫翳。临床上必须温补之品与渗湿之剂合用，可使尿量增加，水肿消退。单纯温补、单纯利尿均达不到消肿的目的。在温阳利水同时加用理气药，如木香、槟榔、厚朴、大腹皮、沉香等，以助气化。临床上要掌握温阳、利水、理气三者关系，有机地结合，才能取得满意的效果。在肾病治疗过程中，常用激素，往往有阴虚潮热的证候，面部潮红，痤疮，多汗，舌红,我在临床上选用知柏地黄丸加减,重用知母、黄檗、生地黄,有时会取得满意的效果。

二、祛邪为先

肾病的发生,往往由于外邪入侵,所以在治疗上要紧紧抓住祛邪的原则,外邪务必及时处理。外邪的入侵,使肾病反复,使本来虚弱的体质,更为虚弱,形成了虚—外邪—虚—外邪的局面,如此反复,恶性循环,使疾病进入迁延状态,给治疗带来很大困难,因此在治疗中抓住机遇,务必祛除外邪,我常用清热解毒丹来治疗,其药物有金银花、连翘、黄芩、蒲公英等。如热甚酌加柴胡、薄荷、芦根;咽痛酌加山豆根、射干、玄参;咳嗽酌加浙贝母、杏仁、旋复花;尿见红细胞＋＋～＋＋＋,加白茅根、生地黄;尿蛋白＋＋,加蝉蜕、苏叶、楤木等;尿少,加车前子、茯苓皮;疮毒引起,加重楼、半枝莲、甘草等,临床上贵在灵活运用。

三、祛瘀为佐

肾病的发生由于正邪斗争产生了瘀浊之物,阻塞脉络,产生了气滞血瘀的现象,如面色晦暗,皮肤不泽,舌有瘀点,血尿不止,脉象弦涩等,每一个病人多有气滞血瘀的症状,程度不同而已,所以在治疗中要用活血化瘀的药物。瘀血轻者可选用丹参、桃仁、红花;瘀血重者可选用三棱、莪术。由于脾肾虚败,瘀浊湿热阻滞中焦,发生呕吐、腹胀时,可选用黄连温胆汤加减以升清降浊,同时重用人参,以扶正气;再用大黄,以泄水毒。等中焦气机理顺,浊气下泄,病有转机时,再辨证论治。

我体会治疗肾病既要分型论治,又不拘泥分型,分型为纲,灵活为目,纲举目张,恰到好处。处方用药时,从病人体质、证情、病史、外邪等全面考虑,然后分轻重缓急,立方用药。

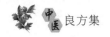

《小儿卫生总微论方》作者之小识

吴康建

《上海中医药杂志》第6期

　　传说由农人得自古墓中的《小儿卫生总微论方》（以下称《论方》），自宋至今，已八百余年。其作者谓谁，实属悬案。《论方》何大任序有曰："家藏甚久，至今六十余载，不知作者为谁，博加搜访，未尝闻此书之流播也。"可见对于本书的作者，何氏也曾做过一番"博加搜访"的寻找线索的工作，但对于本书是从何"流播"出来的，终究不得而知。从何序撰写时期"嘉定丙午"可知，此书从成本至刊行至少有60年之久。查"嘉定"年号无丙午年，当属丙子年的笔误；从丙子年（1216）上推60年，系南宋绍兴二十六年的丙子年，即1156年。由此可知，《论方》成书不会晚于1156年；由书而考作者生活年代，大约也不会晚于这一时期。复从《论方·伤寒论》得窥作者自述："予流落钱塘，就饴于亲豪苏伯正防御家，伯正以医治伤寒闻名，予常观药次"，"予尝编《伤寒论类证方》"。作者的话应是最可靠的，因为从话的内容和成书年代的背景颇可相互印证。1127年宋廷南渡，临安建立行在，1129年建都，成为江南最繁华的政治经济中心。战乱时期北人南流，大批人涌往都市寻找生活的寄托，可能就在这一时期作者也流亡到了杭州，投奔丁亲戚苏伯正医生的家。所以作者有"流落""就饴"的自况。防御可能即"大夫""医生"之谓。苏伯正既以行医为业，又以"医治伤寒闻名"，所以作者得以常随左右"常观药次（药所，行医所在）"，并参与医疗活动，最后还编写出另一著作《伤寒论类证方》——可能包含了苏伯正的治伤寒经验。

肾病论治发微

见《肾病综合征》一书 中国中医药出版社

ISBBN 7-80089-163-1/R.164 　1993.4

　　吴康健(1938～),副教授,浙江省长兴县人。现任浙江省中医管理局副局长,浙江省中医学会副秘书长,浙江中医儿科学会副主任委员,浙江省中医药杂志编委,浙江中医药大学学报编委。1965年毕业于浙江中医学院,从事临床、教学20余年,在省内外杂志发表论文20余篇,1974、1978年分别参加全国中医院校中医儿科统编教材编写工作,合编《中医儿科学》,合著《中医儿科手册》,校勘《小儿卫生总徽论方》等书,并在台湾迅雷出版社出版的《中医儿科学》中发表两篇文章。擅治肾炎、肾病、疑难杂证,理论与实践俱。

　　《景岳全书》:"水肿证以精血皆化为水,多属虚败。"肾病综合征正是如此。本病以虚败为主,兼有外邪、水湿、瘀血等方面,治疗的重点应在扶正,培补脾肾,其次在于治标。但在标证突出时,本着急者治其标的原则,先治其标,再培其本,临床上贵在灵活运用。具体在辨证上可分正虚和邪实两个方面。正虚又可分为气虚、阳虚和阴虚;邪实可分为外邪、水湿、湿热、瘀血等方面。临床辨证上可分脾虚湿困、脾肾阳虚、气阴两虚、肝肾阴虚、气滞血瘀、脾肾虚败、外邪湿热等。疾病的初期以标实为主,表现为水肿,外邪,后期以虚为主,重在扶正培本,温阳化水,晚期降逆通腑平肝开窍。总之,临床上要根据症状、体征、舌苔、脉象、实验室检查、病情轻重缓急进行辨证治疗。

脾虚湿困

　　肢体泛肿,画色萎黄,倦怠乏力,纳少便溏,小便短少,舌质淡,舌

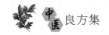

苔薄白,脉沉缓,或兼有腹胀、胸闷、四肢欠温。本证属脾气虚弱,脾虚不能运行水湿,水湿不循常道运行,而溢于肌表脏腑,故发为水肿。本证虽属脾气虚弱,不可单纯健脾,临床上应佐以渗湿之品,否则反因气滞而使肿胀加重,所以治疗宜健脾利水。方用参苓白术散合防己黄芪汤,前者健脾,后者利水,达到健脾利水之目的。参苓白术散由四君子汤加山药、扁豆、莲肉、薏苡仁、砂仁、桔梗等组成。诸药合用,补其虚,除其湿,行其滞,调其气。防己黄芪汤方中重用甘微温之黄芪,益气固表,且能利水,防己大苦大寒,祛风利水,与黄芪相配,利水力强而不伤正。若喘者配加葶苈子,开宣利水;胃中不和加白芍和胃;心悸气上冲者加桂枝;气滞者加陈皮、苏叶、枳壳;四肢欠温可加制附片;小便不利,桂枝、茯苓同用。

脾肾阳虚

全身浮肿,腹大如箕或足肿如槌,或目胞浮肿,按之没指,面色㿠白,形寒肢冷,神疲乏力,小便短少,舌质淡,苔薄白,脉沉细无力。或有恶心呕吐,或有口臭,或有皮肤瘙痒。肾为水脏,主化气行水,水液之所以能在体内敷布运行,达到"水精四布,五经并行",有赖肾的气化作用。若肾阳亏虚,气不化水,水液失于温化,可导致水气内停或水气泛溢。上述面色㿠白、形寒肢冷属脾肾阳虚。脾阳虚不能为胃运行其津液,肾阳虚不能温化水液,水液失其常道运行,泛溢肌肤脏腑,发为水肿。若水毒入侵,影响脾胃升降功能,发生恶心呕吐。临床之际还需辨别偏脾阳虚还是肾阳虚。偏脾阳虚者,食欲不振、腹胀、大便溏泄;偏肾阳虚者,畏寒肢冷、腰凉等。

偏于脾阳虚者用实脾饮,偏于肾阳虚者用真武汤。阳气不到之处,即水湿泛滥之所,用真武汤等温阳之品,以消荫翳。临床上也应温补脾肾与渗利之剂同用,可使尿量增加,水肿消退,若单纯温补脾肾对病情恢复没有帮助。此外,若在温阳利水同时加用木香、槟榔、厚朴、大腹皮、陈皮、沉香等,以助气化,也可使尿量增多。实脾饮,白术实脾胃之虚炮干姜、炮附子、炙甘草温脾胃之寒,振奋脾阳,温阳化气,茯苓、腹皮、厚朴,木香、木瓜利气导水。盖气者水之母也,土者水之防也,气行则水行,土实则水治,本方为治阴水重要方剂。若水湿过重,可加入桂枝、猪茯苓、泽泻以助膀胱之气化,而利小便。

真武汤(附子、干姜、茯苓、白术),临床加用补骨脂、仙茅、仙灵脾、葫芦巴、巴戟天、肉桂等温补肾阳。恶寒轻者用附子6g,恶寒重者用附子10g。浮肿消退后,继用益气健脾、补肾填精之中药,如炙鳖甲、鹿角胶等,有巩固疗效、防止浮肿复发的作用。

肝肾阴虚

头痛头晕,面红潮热,手足心热,舌红少苔,脉细弦数肝主藏血,肾主藏精,精血同源,血从精化,这是肝肾乙癸同源的生理关系。故肾阴不足或肾精亏损,亦可导致肝阴肝血的亏损,肝阴肝血的亏损也可导致肾阴亏损,从而形成肝肾阴虚。久病阳损及阴,真阴不足,水不济火,相火妄动,发生肝肾阴虚证候。此证多见于素体阴虚之体质或大量使用激素后水肿不消者。肾失封藏,精血亏虚,相火妄动,故见头晕目眩,面红潮热等症。治宜育阴补肾,平肝潜阳,知柏地黄丸加减,六味补肾滋阴,知母苦寒质润、滋阴降火,黄檗苦寒坚阴,专治阴虚内热诸证,得知母则滋阴泻火之力更著。酌加茯苓、猪茯苓、车前子为化湿之品。阴虚火旺者,常用滋阴清热药:生地黄、女贞子、枸杞子、地骨皮、知母、龟板、鳖甲、泽泻、玄参。兼有湿热症者,加龙胆草、山栀、石苇、金钱草、白花蛇舌草;夹瘀者,加丹参、桃仁、红花、川芎、当归、赤芍、益母草、牛膝等;阴虚热毒者,加金银花、板蓝根、黄檗等。养阴药女贞子、枸杞子等有促进淋巴细胞转化功能的作用。鳖甲、玄参、女贞子有延长抗体存在时间的作用,对某些细菌还有抑制作用。

气阴两虚

面色无华,腰膝酸软,或有浮肿,耳鸣目眩,咽干口燥,舌质稍红少苔,脉细弱。气阴两虚是指脾气虚和肾阴虚,用参芪补脾,六味补

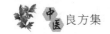

肾。临床以阴虚、水湿何者为重而治疗有别。阴虚偏重者,宜养阴为主,兼以利水;水肿较重者,无阳则阴无以化,亦可酌用桂枝,如济生肾气汤等,但桂附不宜大量,否则更伤阴液。治宜益气养阴,用参芪地黄汤。六味地黄丸为儿科鼻祖钱乙之方,有填精益髓,滋阴补血的作用。面色无华是气虚明症,故重用参芪,以恢复脾肾之气。

由于激素的撤减,患者常由阴虚转化为阴阳两虚。症见腰膝酸软,头晕耳鸣,神疲乏力,少气懒言,面色苍白,口干舌燥,舌由红少苔转为淡红,脉象由细数转为沉溺。治宜阴阳双补,在续用主要的滋阴补肾药同时,逐渐加重益气温肾药,如肉苁蓉、补骨脂、菟丝子、仙灵脾、锁阳、党参、黄芪等。在激素撤减时相应加重补阳药。实践证明,温补肾阳药有助于减少机体对激素的依赖,防止症状反跳,具有拮抗外源性激素反馈抑制,具有调节下丘脑垂体肾上腺皮质轴的功能,还能增强细胞免疫和增强抗体形成以调整免疫紊乱,同时也起到预防感染的作用。

气滞血瘀

水肿不甚明显,血尿不止,或有腰痛,面色晦暗,皮肤不泽,舌有瘀点,苔少,脉弦涩。湿为阴邪,最易阻塞气机,伤人阳气,久则阳虚寒盛,寒湿凝滞,则气血流通不畅,发生气血瘀滞。肾病由于湿邪为患,寒湿凝滞,久病伤络,导致气血瘀滞,治宜活血祛瘀、行气消滞。方用桃红四物汤加天门冬、丹参、益母草、防己、茜草、蒲黄炭、琥珀末等。瘀血重者酌加三棱、莪术,瘀血不去,新血不生。

并发症治疗

1. 并发各种感染:在有效抗生素问世以前,感染是小儿肾病死亡的常见原因。易感染的原因是营养不良、循环不良、抵抗力低下。感染常诱发肾病,并妨碍治疗,可导致死亡。常见感染有皮肤疮毒、呼吸道感染、腹膜炎等。

(1)皮肤感染:皮肤感染常因皮肤有轻微损伤引起,尤其是受压部位,如阴部、下腹部、大腿部等。起病急,局部疼痛,明显发红,但边缘隆起不明显,称之"类丹毒",青霉素有效。中医辨证属感染热毒之邪,治宜清热解毒,投用五味消毒饮(金银花、野菊花、蒲公英、紫花地丁、紫背天葵)。本方五味药以清热解毒为长,治一切痈疮要方。临床上要加蚤休、半枝莲、粉甘草,疗效尤佳。

（2）感染风邪:症见发热咳嗽,甚者气急。以银翘散加减,清热解毒,轻宜透表,宣肺祛痰。

（3）湿热腹痛:症见腹痛、呕吐、发热、腹肌紧张、反跳痛。此系湿热郁结,气滞血瘀,治宜清热解毒,行气化湿,拟用清瘟败毒饮,常用生石膏、知母、犀角、生地、丹皮、赤芍、黄连、栀子、黄芩等。此方由白虎汤、犀角地黄汤、黄连解毒汤三方加减而成,治一切气营两燔,热毒深重,非大剂清凉莫救之重症,也适用败血症。

（4）病毒感染:肾病患者易感染病毒,尤其是接受肾上腺皮质激素及免疫抑制剂治疗者。水痘、麻疹、带状疱疹、流感等往往较一般儿童为重。治疗可选用银翘散、五味消毒饮等,常用金银花、连翘、蒲公英、野菊花、大青叶、板蓝根、芦根等。

2. 胃逆呕吐:症见腹泻,精神不振,萎弱,食欲不佳,渴不欲饮,水肿加重,嗜睡,甚者惊厥。宜和胃降逆,用二陈汤加减,陈皮、茯苓、生姜、姜竹茹、代赭石、石菖蒲、僵蚕、天麻,本方配合严谨,具有健脾燥湿、理气和中之效。加竹茹、代赭石平逆止吐,石菖蒲开窍醒神,天麻平肝熄风。

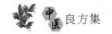

后 记

　　我出生于长兴的小山村——林城镇的周吴村。周吴村是林城镇深山沟里的一个穷山村，在一幢三开间两龙梢、三进三出的古老民宅里，居住五六十户人家，一百多口人的大宅院。大门上方前有"竹苞松茂"，后有"耕读传家"的八个大字，字体不详，大致是仿宋黑体，都出自《诗经》。

　　我的父亲患血吸虫病，肚皮很大，装着一肚子水，多次去湖州福音医院诊治，医生在他的肚皮上打个孔，插个管子，将水放出来，过不一两个月，肚子又大起来了。我看到这样的痛苦，默默地下决心，将来要做一名医生。

　　抗战前，林城镇没有学校，最多也只是个别的家族请来的"老古董"，教教"人之初"之类的东西。抗战胜利后，我勤奋好学，从小学、中学直至考上浙江中医学院（现浙江中医药大学），经过六年大学深造，在名师带教下，成为一名合格的中医师，我全心全意为病人服务。在半个多世纪的从医经历中，诊断了数以万计的病例，解决了无数疑难杂症，积累了一定的儿科内科的诊治经验。近十年来，我将毕生所学所悟所得写成《中医良方集》一书，终能成稿付梓，在我耄耋之年，完成了我的毕生心愿。

　　在此书编写过程中，得到九十高龄国医大师、长春中医药大学王烈教授，国家级名中医、浙江省名中医徐志瑛教授，杭州市中西医结合专家项宝泉，吴康雄高级教师等领导专家及家人亲朋好友的支持关心及鼓励，使我信心倍增，坚持书写直至完成。在此对各位教授领导朋友家人表示深深的感谢！

　　由于本人才学粗浅，编写过程中定有不足之处，恳请批评指正。

吴康健

乙亥年正月